中国百年百名中医临床家丛书

朱 良 春

朱良春 编著

何绍奇 朱琬华 朱建平

协助整理

中国中医药出版社

·北京·

图书在版编目（CIP）数据

朱良春 / 朱良春编著；何绍奇，朱琬华，朱建平协助整理. --北京：中国中医药出版社，2001.02（2025.11重印）

（中国百年百名中医临床家丛书）

ISBN 978-7-80156-156-5

Ⅰ.①朱… Ⅱ.①朱… ②何… ③朱… ④朱… Ⅲ.①中医学临床—经验—中国—现代 Ⅳ.①R249.7

中国版本图书馆CIP数据核字（2000）第73514号

中国中医药出版社出版

北京经济技术开发区科创十三街 31 号院二区 8 号楼

邮政编码　100176

传真　010-64405721

廊坊市佳艺印务有限公司印刷

各地新华书店经销

开本 850×1168　1/32　印张 9.875　字数 225 千字

2001年2月第1版　2025年11月第8次印刷

书号　ISBN 978-7-80156-156-5

定价 36.00元

网址　www.cptcm.com

服 务 热 线　010-64405510

购 书 热 线　010-89535836

维 权 打 假　010-64405753

微信服务号　zgzyycbs

微商城网址　https://kdt.im/LIdUGr

官 方 微 博　http://e.weibo.com/cptcm

天猫旗舰店网址　https://zgzyycbs.tmall.com

如有印装质量问题请与本社出版部联系（010-64405510）

出版者的话

祖国医学源远流长。昔岐黄、神农，医之源始；汉仲景、华佗，医之圣也。在祖国医学发展的长河中，临床名家辈出，促进了祖国医学的迅猛发展。中国中医药出版社为贯彻卫生部和国家中医药管理局关于继承发扬祖国医药学，继承不泥古、发扬不离宗的精神，在完成了《明清名医全书大成》出版的基础上，又策划了《中国百年百名中医临床家丛书》，以期反映近现代即20世纪，特别是新中国成立50年来中医药发展的历程。我们邀请卫生部张文康部长做本套丛书的主编，卫生部副部长兼国家中医药管理局局长佘靖同志、国家中医药管理局副局长李振吉同志任副主编，他们都欣然同意，并亲自组织几百名中医药专家进行整理。经过几年的艰苦努力，终于在21世纪初正式问世。

顾名思义，《中国百年百名中医临床家丛书》就是要总结在过去的100年历史中，为中医药事业做出过巨大贡献、受到广大群众爱戴的中医临床工作者的丰富经验，把他们的事业发扬光大，让他们优秀的医疗经验代代相传。百年轮回，世纪更替，今天，我们又一次站在世纪之巅，回顾历史，总结经验，为的是更好地发展，更快地创新，使中医药学这座伟大的宝库永远取之不尽、用之不竭，更好地服务于人类，服务于未来。

本套丛书第一批计划出版140种左右，所选医家均系在中医临床方面取得卓越成就，在全国享有崇高威望且具有较高学术造诣的中医临床大家，包括内、外、妇、儿、骨伤、针灸等各科的代表人物。

本套丛书以每位医家独立成册，每册按医家小传、专病论治、诊余漫话、年谱四部分进行编写。其中，医家小传简要介绍医家的生平及成才之路；专病论治意在以病统论、以论统案、以案统话，即将与某病相关的精彩医论、医案、医话加以系统整理，便于临床学习与借鉴；诊余漫话则系读书体会、札记，也可以是习医心得，等等；年谱部分则反映了名医一生中的重大事件或转折点。

本套丛书有两个特点是值得一提的：其一是文前部分，我们尽最大可能地收集了医家的照片，包括一些珍贵的生活照、诊疗照，以及医家手迹、名家题字等，这些材料具有极高的文献价值，是历史的真实反映；其二，本套丛书始终强调，必须把笔墨的重点放在医家最擅长治疗的病种上面，而且要大篇幅详细介绍，把医家在用药、用方上的特点予以详尽淋漓地展示，务求写出临床真正有效的内容，也就是说，不是医家擅长的病种大可不写，而且要写出"干货"来，不要让人感觉什么都能治，什么都治不好。

有了以上两大特点，我们相信，《中国百年百名中医临床家丛书》会受到广大中医工作者的青睐，更会对中医事业的发展起到巨大的推动作用。同时，通过对百余位中医临床医家经验的总结，也使近百年中医药学的发展历程清晰地展现在人们面前，因此，本套丛书不仅具有较高的临床参考价值和学术价值，同时还具有前所未有的文献价值，这也是我们组织编写这套丛书的初衷所在。

中国中医药出版社

2000 年 10 月 28 日

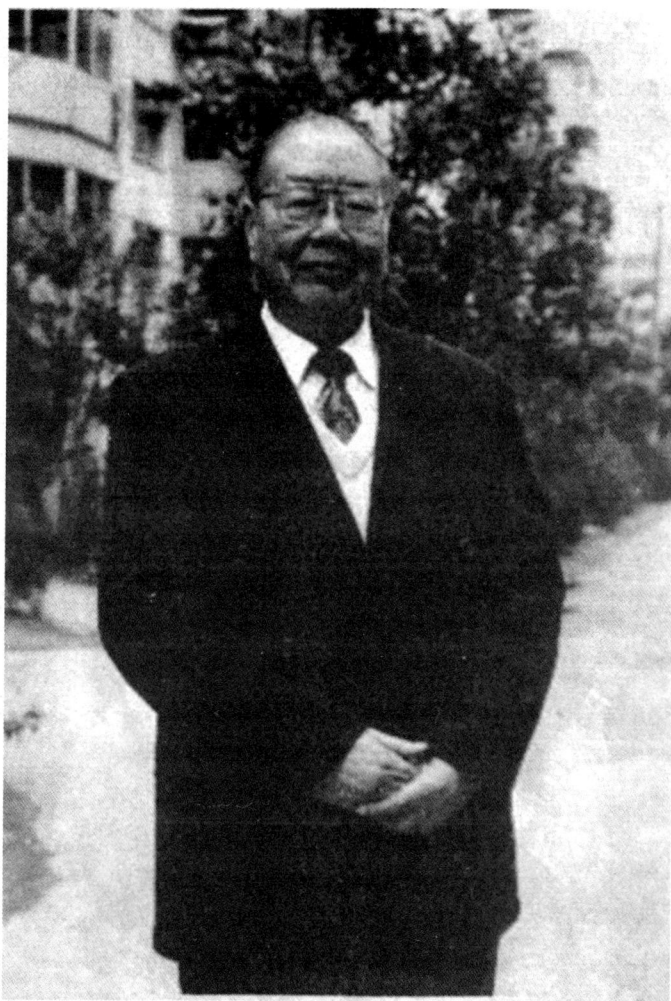

1998 年 3 月在寓所前闲眺

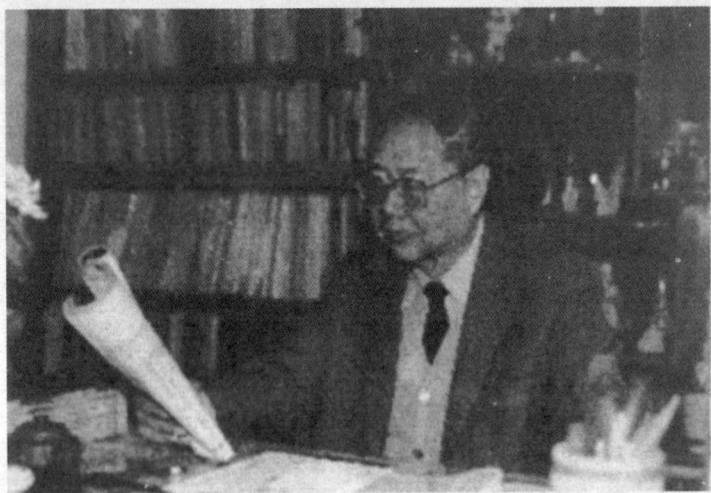

1997 年在书斋温故知新

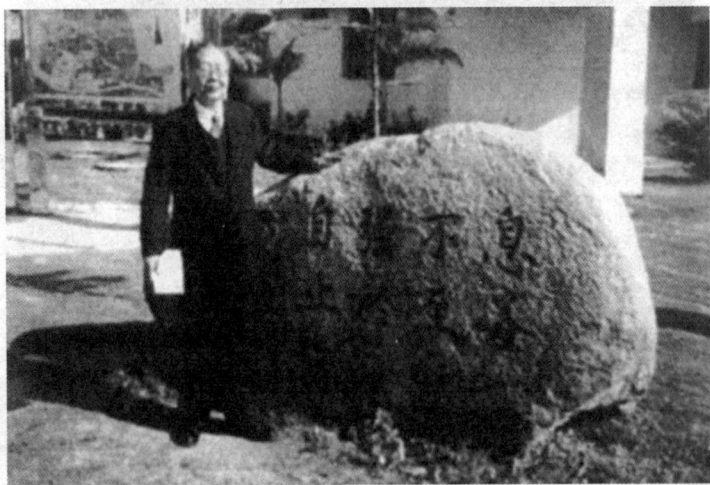

先生晚年的座右铭：自强不息，止于至善。

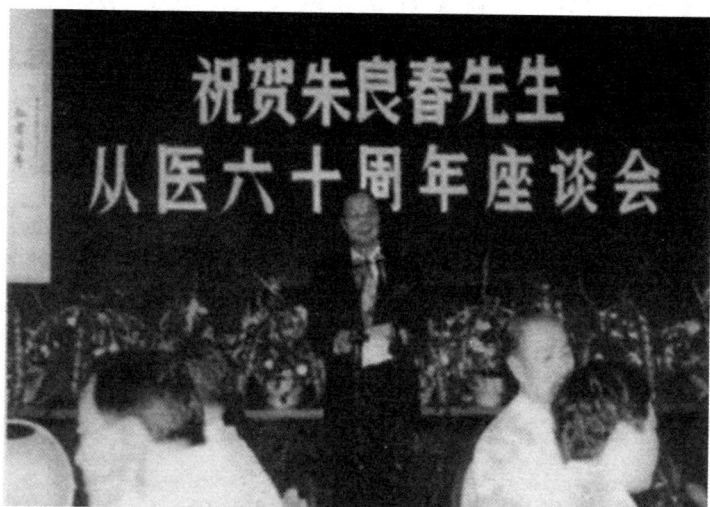

　　1997 年 9 月 3 日召开"朱良春先生从医六十周年谈会",图为在座谈会致谢词。

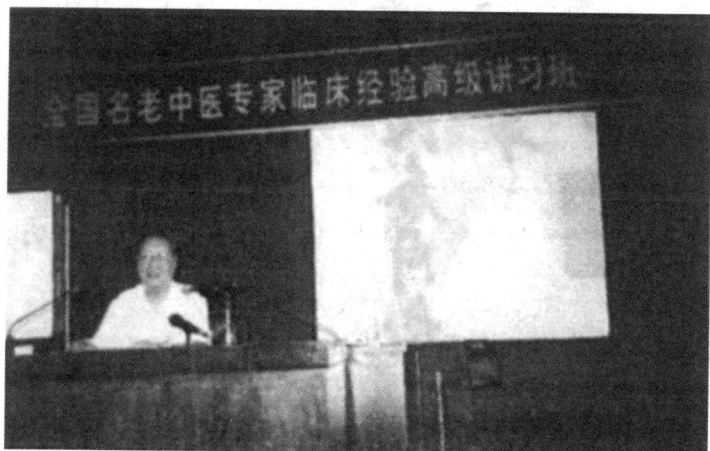

1999 年应国家中医药管理局科教司之邀在长春讲学

良醫良藥
妙術回春

衷心祝賀主任醫師良春同志
從事醫學工作六十年

盧嘉錫

全国政协卢嘉锡副主席题词

贺朱良春行医六十周年

仁者必寿
老而弥坚

张文康

一九九七年三月二日

卫生部张文康部长题词

中医之生命在于学术，学术之根底本于临床，临床水平之检阅在于疗效，所以临床疗效是迄今为止一切医学的核心问题，也是中医学继续大生命力之所在。为此，吾人必需在临床实践方面多下功夫，成为一名理论家和联系实践的临床家，而毋愧于吾人，敢共勉之！

八四叟朱良春书应邓序

朱良春先生手迹

内容提要

朱良春先生从医 60 多年，积累了丰富的临床经验，其用药独特，对虫类药悉心研究数十年，对极其难治顽缠的顽痹（如类风湿性关节炎晚期、强直性脊柱炎等）有独到的见解且疗效显著。先生提出辨证论治与辨病论治相结合的观点，对临床有重要的指导意义。该书集先生临床经验之精华，可供中医临床工作者及科研、教学工作者参阅。

目　录

医家小传

朱良春先生（1917～），江苏省丹徒县人（后移居南通）。18岁从孟河马派传人马惠卿先生学医，次年考入苏州国医专科学校，抗战开始后转学于上海中国医学院，师承乡前辈章次公先生，得其求实创新的治学精神和丰富的临床经验，学乃大进。

从医60多年来，先生坚持"每日必有一得"的座右铭，日则应诊，兼理行政事务、社会活动，夜则读书、写作，"勤求古训，博采众方"。上自《内》《难》《本经》等经典著作，下及历代名著，尤对清代叶天士、蒋宝素和近代张锡纯等名家之著述，无不用心博览。他对《伤寒论》和《金匮要略》做过深入的研究，从中领悟到辨证论治的思想和方法。而孙思邈的两部《千金方》，更使他认识到丰富的民间医药是临床取之不尽、用之不竭的源泉。是以先生很注意搜集民间有效的单方草药，并且不断地在实践中加以验证。著名的季德胜的蛇药、陈照治瘰疬的拔核药、成云龙治肺痈的铁脚将军草就是先生任南通市中医院院长时发掘出来的。

先生受老师章次公先生"发皇古义，融汇新知"思想的影响，一向重视对现代医学的学习，吸取其长处，为我所用。早在 20 世纪 50 年代后期，先生就撰文提出辨证论治与辨病论治结合的观点。先生强调中西医各有所长。辨证论治是中医临床学的特色，不但不能丢，而且要不断发扬；如再结合西医的辨病，在治疗上具有针对性，就可使疾病所在及其性质准确化，检测手段多样化，疗效标准客观化。

先生治疗急性热病，提出"先发制病"的观点，不受传统治法的约束，见微知著，发于机先，果断地采用清热通腑之法，迅速控制病情发展，从而使疗程大大缩短。如他治疗痰热腑实型肺炎，初起即用大剂量的大黄配伍宣透清热之品，多在数日内建功。

先生对虫类药悉心研究数十年，从《本经》、历代医家著作至民间单验方，靡不悉心搜罗，然后结合药物基源、药理药化和实践体会，辨伪存真，以广其用。1963—1964 年论文在《中医杂志》连载发表后，即在学术界引起极大反响；1978 年集结成书，1981 年梓行，颇得同道好评。先生认为顽痹（如类风湿性关节炎晚期、强直性脊柱炎等）系病情顽缠，精血亏虚，肾督受损，痰瘀交阻，经脉痹闭，病邪深入经隧骨骱所致，以益肾壮督治其本，蠲痹通络治其标，创制了"益肾蠲痹丸"，此方集 7 种虫类药于一方，有显著的抗炎、消肿、镇痛、调节免疫功能、修复类风湿性关节炎造成的骨质破坏等效果。1989 年通过省级鉴定，申报后获得了新药证书，并获首届国际博览会银牌奖，1991 年又获国家中医药管理局科技进步奖。同年"益肾蠲痹丸治疗顽痹的临床和实验报告"在北京国际传统医药大会上宣读，受到与会同道的赞许。诺贝尔医学奖金评选委员会原主席诺罗顿斯·强博士在中国中医研究院基础理论研究所参观时，看到该药的病理模型实验报告后，大为惊奇，赞叹说："中国传统医学真了不起，这是我看到的最杰出的奇迹，它纠正了类风湿性关节炎骨质破坏不能修复的错误认识。"

先生在实践中总结出许多新方，除益肾蠲痹丸外，如治疗慢性肝炎、早期肝硬化的"复肝丸"，治疗慢性痢疾和结肠炎之"仙桔汤"，治疗上呼吸道感染咳嗽的清肺定咳汤，治疗痛风的"痛风冲剂"，治疗萎缩性胃炎的"胃安散"，治疗慢性肾炎的"益肾化瘀补肾汤"，治疗偏头痛的"痛宁胶囊"等，皆思虑缜密，意蕴宏深，用药灵巧，打破习俗药量轻重，药味多少，皆以病情为定，故疗效显著，历用不爽，从而充分体现了先生"辨证论治与辨病论治结合"的学术思想。

先生精研药物，如谓油松节固卫生血、安神定咳，台乌药解痉排石，马钱子健胃，鬼箭羽活血降糖，天南星治骨痛等等，皆是其独到的用药经验。正如已故著名中医学家姜春华教授所说："古语'多诊识脉，屡用达药'，然此亦须有心人，留心于处方时药物之进退，观察效验之应否，又能随时总结，斯乃能臻'达药'之境，否则终日用套方套药，心中茫然，何能'达药'？"（《朱良春用药经验集序》）对于传统的十八反、十九畏，先生认为必须认真地研究，而在实践中则坚持"有斯病（证），用斯药"，当用则用，不受成说的约束。在先生处方中，海藻与甘草同用治颈淋巴结核、单纯性甲状腺肿、肿瘤；人参、党参与五灵脂同用治慢性萎缩性胃炎；海藻、甘遂与甘草同用治疗渗出性胸膜炎，效果奇佳，而无任何毒副作用。先生丰富的临床用药经验，集结成书后，深受读者欢迎。如江西中医学院张海峰教授说："本乃不传之秘，竟能公之于世，是仁人之心也。"

先生著述甚丰，60多年来，先后在国内外中医期刊发表论文160余篇，已出版的著作有《中医学入门》（合著）、《汤头歌诀详解》（合著）、《传染性肝炎综合疗法》、《章次公医案》、《现代中医临床新选》（合著）、《虫类药的应用》、《朱良春用药经验》、《医学微言》、《章次公医术经验集》等。先生还多次应国内有关机构之邀，外出讲学，足迹几遍及全国。先生以近古稀之龄，还参加江苏省智力支边团远赴云南个旧、蒙自等山区为贫困山民诊病，为基层医务人员讲课。先生先后5次应日本东洋医学国际研究财团等单位之邀，去日本东京、札幌、西尾等地讲学、会诊，载誉而归。此外，在新加坡、法国、马来西亚等国，也曾留下先生的医绩。先生在培育人才方面，付出了很多心血。他对学生循循善诱，不厌其烦，倾囊相授，毫无保留。子女胜华、建华、琬华、又春、建平、蒋熙、陈淑范，门人何绍奇、朱步先、史载祥、程聚生、张肖敏、汤叔良、姚祖培、冯蓓蕾等承其学。

先生除长期担任南通市中医院院长外，还曾任中国中医药学会第1~2届理事、江苏省中医学会副会长、中国农工民主党第9~10届中央委员、政协江苏省委会常委、南通市人大常委、南通市政协副主席、南通市科协副主席、国家中医药管理局厦门国际培训交流中心客座教授、《中医杂志》特约编审、《江苏中医杂志》常务编委等职；现任南京中医药大学兼职教授（终身）、长春中医学院客座教授、广州中医药大学第二临床医学院客座教授、中国中医内科学会委员、中国中医研究院基础理论研究所技术顾问、中国中医风湿病学会顾问、21 世纪中医药网络教育中心指导老师、新加坡中华医学会专家咨询委员、南通市慈善会名誉会长、南通市中医院技术顾问、南通市良春中医药临床研究所董事长等职。1987 年国务院批准先生为"杰出高级专家"，暂缓退休，继续从事中医研究和著述工作，同年卫生部授予先生全国卫生文明建设先进工作者称号，1991 年国务院授予其政府特殊津贴证书，同年中央两部一局定其为全国 500 名老中医学术继承指导老师，1993 年江苏省政府授予先生中医药先进工作者称号。其事迹已载入英国《国际名人词典》《中国当代名人录》等 10 多部典籍。

专病论治

痹证治疗经验

痹证是以经脉、肌肉、筋骨、关节等部位疼痛、重着、顽麻不仁、屈伸不利或关节肿大、僵直、畸形、肌肉萎缩为临床特征的一类疾病。由人体营、卫、气、血失调或气血亏损，腠理疏豁，以致风、寒、湿、热之邪乘虚袭入，壅塞经络，深入骨骱，久而为痹。相当于现代医学的骨关节疾病和部分胶原性结缔组织一类疾病。风湿热、风湿性关节炎、类风湿性关节炎、增生性脊柱炎、强直性脊柱炎、坐骨神经痛、肩关节周围炎、骨质增生等病均属本病范畴。

一、对痹证分类及病理特点的看法

历代医学对痹证的分类，从病因分类有风痹、寒痹、湿痹、热痹；从症状分类有行痹、痛痹、着痹、周痹、众痹；

从机体组织分类有皮痹、肉痹、筋痹、脉痹、骨痹（简称五体痹）；从脏腑分类有心痹、肝痹、脾痹、肺痹、肾痹（简称五脏痹）。我在临床上综合前人分型，结合个人实践体会，将痹证分为风寒湿痹、热痹及湿热痹两类，对病程长、病势重、病情复杂、久治难愈的一类疾病，则倡用"顽痹"之名以统称之。

《素问·痹论》指出："风、寒、湿三气杂至，合而为痹也。"清代林珮琴《类证治裁》曰："诸痹，良由阳气先虚，腠理不密，风寒湿乘虚内袭，正气为邪所阻，不能宣行，因而留滞，气血凝滞，久而成痹。"由此可见三气杂至仅是外因，正气亏虚，肾阳不振，才是内在的主因。我认为：痹证患者往往有阳气先虚，外邪遂乘虚而入，袭踞经隧，气血为邪所阻，壅滞经脉，留滞于内，痹痛乃作。病之初起以邪实（风、寒、湿、热）为主，病位在肌表、皮肉、经络。如失治、误治、病延日久，正虚邪恋，五脏气血衰少，气血周流不畅，湿停为痰，血停为瘀，痰瘀交阻，凝涩不通，邪正混淆，如油入面，胶着难解，呈现虚中夹实，此时病邪除风寒、湿、热外，还兼病理产物痰和瘀。如继续发展，病邪深入筋骨，损及脏腑，五体痹则可以进一步发展至五脏痹。

二、痹证三大主证的辨证用药

1. 疼痛

疼痛是痹证最主要的症状之一，如果能够迅速缓解疼痛，则患者信心增强，病情易趋缓解。根据疼痛的临床表现，可分为风痛、寒痛、湿痛、热痛、瘀痛，此五者只是各有侧重，往往多是混杂证型，难以截然分开。

（1）风痛　其疼痛多呈游走状，走注无定，因"风者善行数变"之故。所以《内经》称之为"行痹"。祛风通络以治其痛，是为正治。在辨治基础上，轻者可以加用独活，因《名医别录》谓其"治诸风，百节痛风，无问久新者"；《本草正义》称："独活为祛风通络之主药……故为风痹痿软诸大证必不可少之药。"本品确有镇痛、抗炎、镇静、催眠之作用，用量以20~30g为佳，唯阴虚血燥者慎用，或伍以养阴生津之品，如当归、生地黄、石斛等，始可缓其燥性。或用海风藤30~45g亦佳，以其善解游走性之疼痛。重证则宜选用蕲蛇，《玉楸药解》谓其"通关透节，泄湿驱风"，《本草纲目》称其"内走脏腑，外彻皮肤，无处不到也"。本品透骨搜风之力最强，乃"截风要药"；不仅善于祛风镇痛，而且具有促进营养神经的磷质产生之功，对拘挛、抽搐、麻木等症有缓解改善作用；还能增强机体免疫功能，使抗原、抗体的关系发生改变，防止组织细胞进一步受损，促使痹证病情之稳定，提高疗效。以散剂效佳，每次2g，每日2次，如入煎剂需用8~10g。

（2）寒痛 因寒邪内阻经脉而致之疼痛，临床最为多见，受寒加剧，得温稍舒。由于寒性凝泣，主收引，故其疼痛剧烈，屈伸更甚。《内经》称之为"痛痹"。治宜温经散寒，而止其痛。川乌、草乌、附子、细辛四味乃辛温大热之品，善于温经散寒，宣通痹闭，而解寒凝。川乌、草乌、附子均含乌头碱，有大毒，一般炮制后用，生者应酌减其量，并先煎1小时，以减其毒。我治痛痹，常以川、草乌配以桂枝、细辛、独活等温燥之品，川乌温经定痛作用甚强，凡寒邪重者用生川乌，寒邪较轻而体弱者用制川乌，因各人对乌头的耐受反应程度不同，故用量宜逐步增加，一般成人每日量由3~5g开始，逐步加至10~15g，且与甘草同用，既不妨碍乌头的作用，又有解毒之功。草乌治疗痹痛之功效较川乌为著，重证可同时并用。对寒痹患者用川乌、桂枝、淫羊藿等品，有降低抗"O"、血沉之效。我还常用许叔微《本事方》中之麝香丸治疗急性风湿性关节炎痛甚者，可获迅速止痛之效。方用生草乌、地龙、黑豆、麝香，研末泛丸如绿豆大，每服7~14粒，日服1~2次，黄酒送服，多在3~5日内痛止肿消。慢性顽固者，坚持服用，亦可获效。细辛可用8~15g，有人曾报道，用60~120g，未见毒副作用，可能与地域、气候、体质有关，仍宜慎重为是。

例1：陈某，男，56岁，工人。

1974年9月4日初诊：周身关节疼痛已历4年有余，在他院诊为风湿性关节炎。平素畏寒怯冷，疼痛游走不定，每遇寒冷则疼痛加剧，两腿可见红斑结节，查血沉70mm/h，抗"O"正常，舌苔薄腻，舌质偏淡，脉细，证属风寒湿痹，乃风湿活动而体质偏虚者，治宜温经通络。

处方：制川乌（先煎）10g，全当归10g，淫羊藿15g，川桂枝（后下）8g，寻骨风20g，萆草20g，徐长卿15g，生甘草5g。7剂。

9月11日：药后关节疼痛较平，红斑结节明显减少，此乃佳象，但仍觉疼痛走窜不定，舌苔白腻，脉细。效不更方，循原法治之。上方加炙蜂房10g，炙全蝎（研末分吞）2g。6剂。

9月19日：今日复查血沉已降为21mm/h，周身关节痛趋定，腿部红斑结节消失，为巩固疗效，嘱其原方再服10剂。1976年6月5日随访，患者痊愈后，未再复发，正常上班。

（3）湿痛　肢体有重着之感，肌肤麻木。由于湿性重浊，故《内经》称之为"着痹"。治当健脾化湿，参用温阳之品。湿去络通，其痛自已。生白术45g，苍术15g，熟薏苡仁30g，制附子15g，具有佳效。或用钻地风、千年健各30g，善祛风渗湿，疏通经脉，以止疼痛。

（4）热痛　多见于痹证急性发作期，或邪郁已久而化热者，其关节红肿热痛，得凉稍舒，伴见发热、口干、苔黄、脉数等一派热象。常用白虎加桂枝汤为主随证加减，热盛者加寒水石、黄芩、龙胆草；湿重者加苍术、蚕沙；痛甚者加乳香、没药、延胡索、六轴子等。六轴子为杜鹃花科植物羊踯躅的种子，苦温，有剧毒，善于祛风止痛、散瘀消肿，对风寒湿痹，历节疼痛，跌打损伤，痈疽疔毒有著效，不仅能散瘀消肿，尤长于定痛，骨伤科多喜用之。尝取其加于辨治方中，以镇咳、定痛，颇为应手，对于风寒湿痹之痛剧者，尤为合拍。但此品有剧毒，用量宜慎，煎剂成人每日用1.5~3g，加入丸、散剂，每日0.3~0.6g（小儿用成人量的1/3），体弱者忌服。在此方中配以寒水石，可加速疗效。寒水石辛咸而寒，入肾走血，历代认为功擅清热降火，利窍，消肿，主治时行热病、积热烦渴、吐泻、水肿、尿闭、齿衄、烫伤等症。今移治热痹之热盛而关节灼热肿痛者每获良效，且用后其抗"O"、血沉均趋下降，乃其善于清泄络中之热之功也。常规用药收效不著时，加用羚羊角粉0.6g，分2次吞，可以奏效。黄宫绣《本草求真》明确指出："历节掣痛，羚羊角能舒之。"用山羊角或水牛角30g亦可代用。关节红肿热痛，如仍不解者，可服用犀黄丸，当能挫解。有时加用知母20g，寒水石30g亦佳，因其不仅能清络热，并善止痛。倘同时外用芙黄散（生大黄、芙蓉叶各等分研细末），以冷茶汁调如糊状，取纱布涂敷患处，每日一换；或用鲜凤仙花茎叶（透骨草）捣烂外敷亦佳，可以加速消肿止痛，缩短疗程。

例2：周某，女，23岁，教师。

1974年10月8日：低热缠绵，两腿酸楚，关节疼痛，五心烦热，腰腿怕冷，已5个月，抗"O"833U，血沉40mm/h，诊断为风湿性关节炎。曾用青霉素治疗罔效，血沉、抗"O"仍未下降，遂由常熟来南通治疗。舌苔薄腻、质微红，脉细弦。乃湿热流注经隧，痹闭不利，治宜化湿热，通痹着。

处方：生地黄、地骨皮、葎草各15g，全当归12g，寒水石15g，徐长卿15g，酒炒桑枝30g，生石膏（先煎）20g，肥知母10g，淫羊藿10g，桂枝（后下）8g，甘草5g。5剂。

10月14日：药后症情好转，腿已温，药既奏效，原方去生石膏续服10剂。

10月24日：精神渐复，低热已平，手心仍烘热，复查血沉18mm/h，抗"O"500U。舌苔微腻，脉细弦。病情逐步缓解，湿热亦趋泄化，痹闭已获疏通，阴损尚未悉复，原方损益，以善其后。上方加银柴胡12g。继服25剂而获痊愈。

例3：何某，女，38岁，营业员。

1978年7月1日初诊：近周来发热不退，甚则体温高达39℃，关节游走性疼痛，以致行走不利，乃往某院急诊室治疗，且于3天前入院观察，查抗"O"833U，血沉38mm/h，服阿斯匹林有效，确诊为风湿热。刻下体温38℃，关节痛剧，以下肢为甚，舌苔黄腻，脉象濡数，证属湿热流注经隧，治拟清化湿热，祛风通络。

处方：葎草 20g，寒水石 15g，炙僵蚕 10g，生薏苡仁 30g，酒炒桑枝 20g，寻骨风 20g，广地龙 10g，知母 12g，六一散 10g（包）。4 剂。

7 月 7 日：药后关节疼痛显减，但脉数未静，此邪热尚未趋戢之征。体温 37℃，口干纳呆，舌苔黄腻、质红，仍守原方出入，上方加老鹳草 20g。6 剂。

7 月 15 日：服上药后关节疼痛明显缓解，且能行走，苔薄脉濡。湿热流注经络，已渐趋泄化，效不更法。原方加全当归、乌梢蛇各 12g。6 剂。

7 月 22 日：关节疼痛已止，苔薄微腻，上方又进 6 剂，后复查抗"O" 500U，血沉 12mm/h，基本痊愈。

（5）瘀痛 久痛多瘀，凡顽痹久治乏效，关节肿痛，功能障碍，缠绵不愈者，多是病邪与瘀血凝聚经隧，胶结难解，即叶天士所云"络瘀则痛"是也。常规用药，恒难奏效。必须采取透骨搜络、涤痰化瘀之品，始可搜剔深入经隧骨骱之痰瘀，以蠲肿痛。而首选药品，则以蜈蚣、全蝎、水蛭、僵蚕、土鳖虫、天南星、白芥子等最为合拍。其中虫类药之殊效已为众所周知，唯天南星之功，甚值一提：生天南星苦辛温有毒，制则毒减，能燥湿化痰，祛风定惊，消肿散结，专走经络，善止骨痛，对各种骨关节疼痛，具有佳效。《神农本草经》之"治筋痿拘缓"，《开宝本草》之"除麻痹"，均已有所启示。就类风湿性关节炎来说，其基本病变是滑膜炎，在体液免疫异常方面，滑膜组织有大量淋巴细胞、浆细胞、巨噬细胞及肥大细胞等集聚；类风湿因子 IgM、IgG、IgA，大多在关节内部产生，这些病理变化，似与痰瘀深结经隧骨骱之机理相为吻合，前贤指出南星专止骨痛，是很有深意的。其用量制南星可用 15～30g。

例4：黄某，女，25岁，工人。

1979年4月3日：关节酸痛已8个月，抗"O"一直在833U，血沉30mm/h，气交之变，寒冷季节则疼痛更甚，纳谷欠馨。舌苔薄腻，边有瘀斑，脉象细涩。此乃寒瘀交阻，经脉痹闭。治宜散寒化瘀，蠲痹通脉。

处方：川桂枝10g（后下），制川乌8g（先煎），紫丹参15g，全当归12g，炙土鳖虫10g，生黄芪12g，六轴子2g，寻骨风20g，甘草5g。6剂。

4月14日：药后舌边瘀斑稍化，由条状转为斑点状，纳食已馨；至于关节疼痛有所增剧，此乃与痹闭渐通有关，可以预示病将进入佳境。脉细。前法既效，毋庸更张。

处方：全当归10g，川桂枝（后下）8g，淫羊藿10g，鸡血藤30g，寻骨风30g，炙土鳖虫10g，制川乌（先煎）6g，甘草5g。5剂。

另：益肾蠲痹丸250g，每服6g，每日晨、晚各1次，食后服用。

6月21日：关节疼痛渐定，抗"O"625U，血沉25mm/h，舌边紫斑已渐消退，脉象细缓，仍守前方继进。

8月2日：服药共40剂后，复查抗"O"500U，血沉17mm/h，关节疼痛亦除，基本痊愈。

2. 肿胀

"湿胜则肿"，此为关节肿胀形成之主因。早期可祛湿消肿，但久则由湿而生痰，终则痰瘀交阻，肿胀僵持不消，必须在祛湿之时，参用涤痰化瘀，始可奏效。关节痛而肿者症情较重；凡见关节肿胀者定有湿邪，其肿势与湿邪之轻重则往往是相应的。如肿势不消，湿邪内停，黏着不去，致气血不畅，痰凝、血瘀，三者胶结，附着于骨，则导致关节畸形。《素问·生气通天论》所述"阳气者精则养神，柔则养筋，开阖不得，寒气从之，乃生大偻"和沈金鳌所说"久则骨节蹉跎"，均指此而言。通常而言，"伤科治肿，重在化瘀；痹证治肿，重在祛湿"。二法并用，相得益彰，可提高疗效。

肿胀早期，常用二妙、防己、泽泻、泽兰、土茯苓等。中后期则需参用化痰软坚的半夏、南星、白芥子和消瘀剔邪的全蝎、土鳖虫、乌梢蛇等。此外，七叶莲长于祛风除湿，活血行气，消肿止痛，并有壮筋骨之效。又刘寄奴、苏木、山慈菇均擅消骨肿，亦可选用。

此外，环形红斑和皮下小结节与病情轻重亦颇有关系。如环形红斑数量多者，表示邪热湿毒壅盛，少者则系病邪较轻。皮下小结的出现常为风湿严重活动的表现，不亟加控制，往往造成邪毒内陷而损及心脏的严重后果。此种结节凡存在时间较短者，多表示邪毒尚轻，存留时间较久者，则为邪毒炽盛的象征。这对用药及预后均有参考价值。

3. 僵直拘挛

僵直、拘挛乃痹病晚期之象征，不仅疼痛加剧，而且功能严重障碍，生活多不能自理，十分痛苦，所以我以"顽痹"称之。此时应着重整体调治，细辨其阴阳、气血、虚实、寒热之偏颇，而施以相应之方药。

凡关节红肿僵直，难以屈伸，久久不已者，多系毒热之邪与痰浊、瘀血，混杂胶结，在清热解毒的同时，必须加用豁痰破瘀、虫蚁搜剔之品，方可收效。药如山羊角、地龙、蜂房、蜣螂虫、水蛭、山慈菇等，能清热止痛，缓解僵挛。如肢节拘挛较甚者，还可加蕲蛇、穿山甲、僵蚕等品。如属风湿痹痛而关节拘挛者，应重用宽筋藤，一般可用30~45g。

偏寒湿者，重用川乌、草乌、桂枝、附子、鹿角片等。此外，青风藤、海风藤善于通行经络，疏利关节，有舒筋通络之功，与鸡血藤、忍冬藤等同用，不仅养血通络，且能舒挛缓痛。伴见肌肉萎缩者，重用生黄芪、生白术、熟地黄、蜂房、石楠藤，并用蕲蛇粉，每次 3g，每日 2 次，收效较佳。

以上诸症在辨治时，均需参用益肾培本之品，药如熟地黄、淫羊藿、仙茅、淡苁蓉、补骨脂、鹿角片、鹿衔草等，始可标本同治，提高疗效。"益肾壮督"乃治本的措施，配合"蠲痹通络"而治其标，既改善局部组织的血液循环，促进滑膜炎症之吸收，又增加受累神经和退行骨质的营养物质的供应，便能获得比较显著的疗效。对于顽痹之证长期服用激素者，无论是寒证、热证，在后期必用补肾之品，始可提高疗效。我据此而拟订了"益肾蠲痹丸"一方，治疗顽痹。

处方：熟地黄、当归、淫羊藿、鹿衔草、炙全蝎、炙蜈蚣、炙乌梢蛇（蕲蛇效更好，但价格较昂）、炙蜂房、炙土鳖虫、炙僵蚕、炙蜣螂虫、甘草等，共研极细末。另用生地黄、鸡血藤、老鹳草、寻骨风、虎杖，煎取浓汁，泛丸如绿豆大。每服 8g，日 2～3 次，食后服。妇女经期或妊娠忌服。

由于顽痹以阳虚者多见，故本方有普遍的适应性。但如阴虚者，宜另用生地黄、麦冬、川石斛各 10g，每日泡茶饮服，以养阴生津，而免口干咽燥之弊。阳虚甚者，可兼服阳和汤加制川草乌；血压偏高者，可用广地龙 10g，明天麻 10g 煎汤送丸；服药后有肤痒现象者，可取徐长卿、地肤子各 15g 煎服，2～3 日即可解除。我在 20 世纪 60 年代曾用此丸治疗痹证 155 例，痊愈及显效率共占 91%。80 年代进一步修订，系统观察 200 例，总有效率为 97%，其中临床痊愈占 33.5%，显效占 41%，好转占 22.5%，无效为 3%。

例 5：王某，女，47 岁，干部。

1973 年 3 月 15 日：患者腰痛 3 年，疼痛逐步加剧，脊柱渐趋弯曲，头向前倾，不能直立，呈严重驼背状，且掣及两腿疼痛，行走欠利，手指关节亦见变形。曾于 1972 年 8 月 30 日至南通医学院附院 X 线摄片（片号为 43087）提示第 4~5 腰椎唇样增生，第 5 腰椎下缘许氏结节，印象为"增生性脊椎炎"合并类风湿性关节炎，给服强的松片及局封，嘱卧硬板床，未见好转，经常服用止痛片聊减其苦，不能劳动。综合症情，属于顽痹，以其病情较重，邪已深入经隧骨骱，骨节蹉跎，非虫蚁搜剔，不克奏功。腰为肾之府，腰椎乃督脉循行之处，又应辅以益肾壮督之品，庶可标本兼顾。

处方：益肾蠲痹丸 500g，每服 6g，早、晚各 1 次，饭后服。

4 月 30 日：服丸药后腰痛大减，行走较前灵活，腰椎弯曲亦稍有好转，苔薄、质淡，脉细涩。效不更方，原方继服一料。

同年 7 月 12 日：腰痛已止，并能直立行走，能从事一般轻活，唯觉口燥而干，舌苔糙微腻、质红，脉细弦，以其有伤阴之征，宜复入养阴之品。上方加生地黄、生白芍、川石斛，如法制丸续服，以巩固疗效。1975 年 4 月 27 日南通县人民医院 X 线摄片（片号 26576）复查，未见增生骨刺。

再列举病案 2 例。

例 6：张某，男，48 岁，工人。

1985 年 3 月 12 日初诊：患类风湿性关节炎已 4 年余，经常发作，发则周身关节游走肿痛。遇寒更甚，气交之变增剧。此次发作，症情同前，但局部有灼热感，初得凉稍舒，稍久则仍以温为适，口干而苦。抗"O"为833U，血沉32mm/h。苔薄黄，舌质红，脉细弦带数。迭进温经散寒、蠲痹通络之品无效。此寒湿痹阻经隧，郁久化热伤阴之证。治宜泄化郁热，养血顾阴，佐以温经通络。

生地黄45g，肥知母12g，全当归10g，鸡血藤30g，广地龙10g，青风藤30g，制川乌8g，忍冬藤30g，土茯苓30g，虎杖20g，甘草6g，7剂。

3月20日二诊：药后自觉较适，关节热痛及口干苦减轻，苔薄舌红，脉细弦。原方续服7剂。

3月27日三诊：关节热痛趋缓，口干已释，苔薄，脉细弦。改服丸药巩固之。益肾蠲痹丸3袋，每次6g，每日2次，食后服。

4月10日四诊：症情平稳，复查血沉18mm/h，抗"O"<500U。继服丸剂以善其后。

例7：赵某，男，45岁，干部。

1984年4月3日初诊：患颈椎病3年，曾在昆明某医院摄片确诊，予口服骨刺片、蜡疗效果不著。近两月来，项背疼痛，左肩胛灼热疼痛，两手臂麻痛处遇风寒疼痛增剧，疼痛难忍。察舌质红，苔黄腻燥黄，脉滑。此乃寒湿袭于经脉，郁久化热，经脉痹闭。治宜清泄郁热，蠲痹通络。

制川乌、制草乌各10g，川桂枝8g，生地黄15g，葛根30g，片姜黄15g，寒水石20g，当归15g，土鳖虫10g，炙僵蚕10g，炙全蝎3g（研末分吞），羌活10g，甘草6g，10剂。

嘱加强功能锻炼。

4月18日二诊：服上药左肩胛灼痛减，肩臂疼痛稍缓，苔薄腻黄，脉细弦。此乃郁热有泄化之机，续当原法继进之。上方续服 10 剂。

4 月 28 日三诊：药后左肩胛灼痛已平，唯肩臂麻木疼痛未已，苔薄白，脉细弦。此乃郁热已净，痹闭尚未悉通之证。继当蠲痹通络，益肾固本，予益肾蠲痹丸每次 6g，每日 2 次，以善后之。

1987 年 3 月信访，已告痊愈。

【按】录此二例以见临床辨证论治与辨病论治相结合的重要意义。例 6 病已 4 年，初则关节游走疼痛，遇寒更甚，为风寒湿痹无疑，但后来局部有灼热感，口干而苦，苔薄黄，舌质红，脉亦弦细而数，从辨证来说就有了变化，一是郁久化热，二是有伤阴之象，所以迭进温经散寒之类无效。从辨证的角度，重用生地黄、知母养阴，虎杖、忍冬藤泄热，佐用小剂量川乌温通经络，而止痹痛。而生地黄、虎杖之用，既是辨证用药所需要的，也是辨病用药所需要的，用后症状逐渐减轻，血沉、抗"O"等指标亦得以恢复。例 7 则为颈椎病，虽同属痹证范畴，但颈椎病又存在其自身病理特点，加之寒热错杂一身，所以处方既用川草乌、桂枝及虫药蠲痹通络，生地黄、寒水石清泄郁热，又选用羌活、葛根作用于颈椎的药物。尤其颈椎病为骨之退行性病变，故得效之后，即改用有益肾壮督、蠲痹通络双重作用之益肾蠲痹丸，标本兼治而收功。

三、在痹证治疗中应解决的三个问题

在痹证治疗中，我认为还应该解决以下三个问题：

1. 治证与治病

辨证论治是中医学的临床特色。但如果仅凭辨证，不考虑辨病，在治疗中也仅仅是针对寒热、虚实、气血、表里、阴阳用药，没有针对病的用药，其结果是可能有效，也可能疗效不甚显著。我在这里谈的辨病和辨病论治，主要是强调参考现代医学的认识，即所谓"融汇新知"，也就是中医的辨证论治和现代医学有关病的认识结合起来，在辨证论治的同时，还要选择有针对性的方药，以提高疗效。这里说的有针对性的方药，一方面，需要在临床中细心观察总结；另一方面，则需要学习现代中药药理研究的成果，把它们用到临床中去。以痹证为例，痹证的范围很大，包括了现代医学几十种疾病，从辨证来说，实证无非风、寒、湿、热、顽痰、死血，虚证无非脏腑、气血、阴阳亏虚，这在很大程度上反映了不同疾病的共性，虚补实泻，也确是提纲挈领的施治大法，但不同疾病还存在特定的个性，也就是其自身的病理特点，即使辨证为同一证型，其临床特征也不尽相同，治疗用药应当有所差异。如类风湿性关节炎属自身免疫性疾病，我常用淫羊藿、露蜂房调节机体免疫功能。对血沉、抗链"O"、黏蛋白增高而呈风寒湿痹表现者，多选用川乌、桂枝，对湿热痹表现者，多选用萆草、寒水石、虎杖。验之临床，不仅可改善临床症状，且可降低这三项指标。痛风性关节炎属代谢障碍性疾病（尿酸生成过多，排泄减少），常用大剂量土茯苓、萆薢降低血尿酸指标。增生性关节炎是关节软骨退行性变性，继而引起新骨增生的一种进行性关节病变，常用骨碎补、鹿衔草、威灵仙延缓关节软骨退变，抑制新骨增生。同时，对于颈椎增生加大剂量葛根（30g），腰椎增生加用川续断，以引诸药直达病所。强直性脊柱炎，由于椎突关节狭窄，椎间盘外环纤维化，以及椎体周围韧带钙化，使脊柱强直畸形，常用鹿角、蜂房、蕲蛇，活血通督，软坚散结，除痹起废。对长期使用西药激素的患者，在逐渐减量的同时，给予补肾治疗，并常用大剂量穿山龙、萆薢。

总之，辨证论治与辨病论治密切结合，对于研究疾病与证候的关系，探索临床诊治的规律，扩大治疗思路，提高临床疗效，都是很有意义的。

2. 扶正与逐邪

痹证的治疗原则，不外寒者温之，热者清之，留者去之，虚者补之。如初起或病程不长，患者全面状况尚好者，风寒湿痹，自以温散、温通为正治，湿热痹则以清热利湿为主。久病则邪未去而正已伤，故其证多错综复杂，久病多虚，而久病亦多痰瘀、寒湿、湿热互结，且古人还有"久痛入络"之说，如此则邪正混淆，胶着难解，不易取效。对此，我认为应当通盘考虑，总之以攻不伤正，补不碍邪为基本指导思想。

张介宾说："痹证大抵因虚者多，因寒者多，惟气不足，故风寒得以入之；惟阴邪留滞，故筋脉为之不利，此痹之大端也。"我也体会到，痹证之形成，与正气亏虚密切相关，即其初起，也要充分顾护正气。我一般不用防风汤、羌活胜湿汤之类，自拟温经蠲痹汤：当归 10g，熟地黄 15g，淫羊藿 15g，川桂枝 10g，乌梢蛇 10g，鹿衔草 30g，制川乌 10g，甘草 5g。风胜者加寻骨风 20g，钻地风 20g；湿胜者加苍白术各 10g，生薏苡仁、熟薏苡仁各 15g；关节肿胀明显者加白芥子 10g，穿山甲 10g，蚕蟥 10g；寒胜者加制川乌、制草乌各 10~20g，并加制附片 10~15g；痛剧加炙全蝎 3g（研粉冲吞），或炙蜈蚣 1~2 条，刺痛者加土鳖虫 10g，三七末 3g，延胡索 20g；体虚者淫羊藿加至 20~30g，炙蜂房 10g；气血两亏者，黄芪、党参也可以用。若病久失治，阴阳气血亏损，病邪深入经隧骨骱，正气既已不足，诸邪混杂，更难剔除，筋骨损害，疼痛持续，正如金代以攻逐著称于世的张子和说："虽遇良医，亦不能善图。"我认为此际应当扶正与逐邪并重，扶正不仅着眼于气血，更要考虑督脉与肾，盖肾主骨，而督脉总督一身之阳也。常用黄芪、当归补气血；淫羊藿、蜂房补肾督；逐邪则多用全蝎、蜈蚣、土鳖虫之类虫蚁搜剔之品，配合川乌、桂枝之温经散寒；苍术、薏苡仁、萆薢之健脾除湿。俾正气充足，邪无容身之所，则阳得以运，气得以煦，血得以行，而顽疾斯愈矣。

病案举例

例8：程某，女，50岁，教师，1984年6月2日。

初诊：有关节痛宿疾，1个月来因丈夫住院，日夜陪伴，睡卧过道，不慎受寒，两腕、肘、膝关节肿胀，疼痛难忍，肤色正常，手腕活动受限，两膝行走困难，怯冷倍于常人。血检：血沉70mm/h，类风胶乳（-），黏蛋白3.2mg%，抗链"O" < 500U，白细胞4200/mm^3。两手腕、两膝关节摄片未见异常。舌苔薄白，根腻，脉细濡，此风寒湿痹痛也。既有宿根，更为顽缠。姑予温经散寒，逐湿通络。当归10g，制川、草乌各10g，六轴子2g，鹿衔草30g，土鳖虫10g，炙蜂房10g，乌梢蛇10g，炙蜈蚣3g（研，分吞），炙僵蚕10g，5剂。

二诊：关节疼痛减轻，关节肿胀如前，苔、脉如前。药既合拍，上方加白芥子10g，5剂。

三诊：药后已能行走，关节肿胀渐退，但疼痛尚未悉止，入暮为甚。舌苔薄白，舌淡，脉细。寒湿痹痛之重候，病邪深入，肾阳亏虚，续当补肾助阳，温经散寒，蠲痹通络。熟地黄15g，淫羊藿20g，鹿衔草30g，乌梢蛇12g，土鳖虫10g，蛴螬虫10g，炮山甲10g，炒延胡索20g，甘草

5g。5 剂。

四诊：腕关节疼痛明显减轻，自觉关节松适，肿胀亦退，唯膝关节肿痛未已，苔薄白，脉细小弦。原方改为电离子导入，以加强药效。

（1）上方 2 剂，浓煎成 500mL，加入 1% 尼泊金防腐。膝关节处电离子导入，每日 2 次。

（2）益肾蠲痹丸 250g，每服 8g，每日 2 次，食后服。

1984 年 7 月 10 日血检：血沉正常，白细胞 6300/mm^3。经用丸药及中药电离子导入后，膝关节肿痛大减，苔、脉正常。继配益肾蠲痹丸巩固之。

随访：1984 年 8 月恢复工作以来，一直坚持上班，关节肿痛未作。

【按】此案为风寒湿痹，初诊予温经散寒、逐湿通络方中，加当归、鹿衔草以顾护正气，继则因邪势轻减，而加重补肾助阳的成分，用熟地黄、淫羊藿，最后以益肾蠲痹丸收功。

例 9：杨某，女，28 岁，纺织工人。

初诊（1984 年 10 月 28 日）：4 年前产后，因过早下冷水操持家务，随后两腕、肘、膝关节疼痛增剧，难以忍受，而来院诊治。顷诊，面色少华，神疲乏力，两腕、肘、膝关节无红肿，遇寒疼痛加剧，得温则舒，气交之变疼痛更甚。血检：血沉 14mm/h，抗链 “O” 500U，黏蛋白 4.9mg%。苔白腻，脉细濡。此乃气血两亏，寒湿入络。治宜补益气血，散寒逐湿。制川乌 10g，川桂枝 8g（后下），生黄芪 30g，当归 12g，淫羊藿 15g，生薏苡仁 20g，苍术 12g，徐长卿 15g，炙蜂房 10g，炙全蝎 3g（研分吞），甘草 5g。5 剂。

二诊（11 月 3 日）：服上药后疼痛增剧，此非药证不符，乃痹闭欲通之佳象，苔薄白腻，脉细。前法继进之。

（1）上方5剂。

（2）取上方1剂，浓煎成250mL，加1%尼泊金防腐，电离子导入，每日1次。

三诊（11月8日）：上药加电离子导入后，关节疼痛白昼已明显减轻，唯入暮后关节仍痛，但能耐受，苔腻亦化，脉细。此气血渐通，阴阳未和之象。继当原法进之。上方5剂。

四诊（11月22日）：经治关节疼痛渐平，下冷水已不感疼痛。白细胞5600/mm³，嗜中性71%，淋巴29%。患者甚为欣喜。予益肾蠲痹丸250g，每服6g，每日2次，食后服，巩固之。

【按】病已四年，得之产后劳作，长期接触冷水，来诊时面色欠华，神疲乏力，气交之变，疼痛更甚（此亦虚象），故用芪、归、淫羊藿、蜂房等补益强壮之品以扶正，桂枝、川乌、薏苡仁、徐长卿等散寒祛湿药以逐邪。

例10：周某，男，68岁，退休工人。

1999年11月26日初诊：双侧腰腿疼痛，麻木2个月，不能行走，邀请出诊，刻见口干，便秘，舌质红，苔薄黄，脉弦。CT检查：①$L_{4~5}$椎间盘膨隆退变；②$L_{3~4}$、L_5~S_1椎间盘突出；③L_2~S_1椎管轻度狭窄；④椎体及小关节增生退变。此肾虚顽痹，予益肾壮督通络之剂。

处方：鸡血藤、豨莶草、炒延胡索、全瓜蒌各30g，生地黄、熟地黄各15g，全当归、补骨脂、骨碎补、乌梢蛇、露蜂房、土鳖虫、赤芍、白芍各10g，甘草6g。10剂。

另：益肾蠲痹丸4g×30包，每次1包，每日3次，饭后服。嘱：卧硬板床休息。

二诊（12月9日）：药后疼痛大减，能自行上下楼梯，口干、便秘亦除。舌红苔薄黄，脉细小弦。仍从上方加桑寄生、川续断各15g。14剂。

三诊（2000年元月25日）：服药后疼痛已除，活动自如，唯足趾麻木，夜间下肢痉挛，有时便秘。舌红苔黄腻，气血不畅，络脉欠利，营阴亏耗，续当调气血、和络脉、养阴液。改拟下方续治：

生白芍、豨莶草、伸筋草、全瓜蒌、鸡血藤各30g，生地黄、生薏苡仁、熟薏苡仁各20g，宣木瓜、葛根各15g，乌梢蛇、土鳖虫、炙蜂房、川石斛、全当归、桃仁、红花各10g。14剂。

四诊：诸症均除，黄腻苔亦退，予益肾蠲痹丸每次4g，每天3次，饭后服，连服3~6个月以资巩固。随访未复发。

【按】对本病治疗一般按寒湿痹或腰腿疼治疗，疗效有时不够满意。笔者于此，首先注重肾虚之内因，因肾虚局部气血不畅而致椎体及纤维环退变，椎管内骨质增生导致椎管狭窄，加之久坐，弯腰工作，更增加其病变程度；其次本病的外因多为感受寒、湿之邪使局部气血不得流通，络脉痹阻，而且骨质增生对周围组织的压迫又加重了络脉痹阻这一病理改变，此二者相互作用，使纤维环这原本血供就少的组织更加代谢减慢，退化加速，弹性日渐减退；故一旦遇负重、弯腰、蹦跳或极小的扭身等诱因，均可使纤维环破裂，髓核突出，压迫神经根或脊髓而诸症蜂起。揆其病因病机、临床表现，无疑属于骨痹、顽痹范围，以补肾、壮督为主，而用熟地黄、补骨脂、骨碎补、桑寄生、炙蜂房、川续断；同时针对病变予以祛瘀通络而除痹着，而用益肾蠲痹丸及乌梢蛇、土鳖虫、桃仁、红花、豨莶草等；疼痛甚者选用延胡索、当归、赤白芍，活血定痛；偏寒者加制川草乌；偏气血虚者加黄芪、党参以补气养血；如是辨证、辨病结合，方能达到满意的疗效。当然，有些重症患者，必须综合治疗，如配合针灸、推拿、牵引等始能获得显效。至于活血化瘀之用，即使脉、舌并无瘀证可辨，但按照本病病理改变必有瘀阻，故虫蚁之通瘀搜剔亦必不可少。

3. 通闭与解结

痹者闭也，其初起经脉即为风寒湿热之邪阻遏，症见关节疼痛、肿胀、重着、屈伸不利，所以视其征象，寒者热之，热者寒之，是为正治，此间还须突出一个"通"字，即流通经络气血之谓。风寒湿痹，祛风、散寒、逐湿，必温而通之，即使正虚，选药如地黄、当归，亦具流通之性，当归为血中气药，地黄《本经》亦言其"逐血痹"，非同一般呆补之品。热痹虽以"热者寒之"为基本原则，但痹证的病理特点是"闭"，虽为热邪入侵，亦必致气血痹阻始能发病，如仅用寒凉清热，不能流通气血，开其痹闭。是以前辈医家治热痹，多用苦辛寒方，辛即辛通也。《金匮要略》白虎加桂枝汤，除了治温疟高热、骨节疼痛之外，后也多援用于痹证发热、关节肿痛；宋代《圣济总录》热痹门五方，或以犀角、羚羊角配羌活、桂枝，或以生地黄配附子，或以乌药、玄参、麦冬配羌活、桂枝；叶天士《临证指南》治热痹，石膏配桂枝共三案，羚羊角配桂枝共六案，皆其范例。我治热痹常佐以温通之品如制川草乌、桂枝等。对风寒湿郁久化热证，曾制"乌桂知母汤"，方以川桂枝、制川草乌配生地黄、知母、寒水石，通过长期观察，久用无弊。在寒水石与石膏选用上，喜用寒水石，鲜用石膏。考寒水石与石膏，均味辛、大寒，味辛能散，大寒能清，两药均清热泻火，除烦止渴。然寒水石味咸，入肾走血，所以不但能解肌肤之热，又可清络中之热，肌肤、血络内外皆清，较石膏功效更胜一等。更以知母清阳明之热，生地黄凉血滋阴，佐以乌头、桂枝温经开痹，入营达卫，运用多年，疗效尚佳。至于温热药与清热药之药量比例，应因证制宜。如风寒湿痰瘀阻络，郁久有化热之势，症见除关节疼痛、肿胀的局部症状外，主要鉴别点为舌红、口干、苔燥或苔薄白罩黄。见上述任一表现，即在温经蠲痹汤中增加桂枝、知母用量，以防郁热萌起，桂枝用 6g，知母用 10~15g。寒湿痰瘀郁久化热时，除关节症状外，主要鉴别点为口干而苦，口干欲饮，舌红，苔黄。若上述症状中任何两点可见，即以此汤变通，予桂枝、乌头配知母或寒水石、地龙、土茯苓，剂量视寒热进退而增减，对寒象重而热象轻的，关节虽灼热，但仍以温为适者，一般制川、草乌各用 15g，川桂枝用 10~15g，清热药选用土茯苓 45g，知母 10g。如寒热并重，温药用量同前，清热药选寒水石 20g，广地龙 10g，忍冬藤 30g。对寒象轻，热象重者，制川、草乌各用 6~8g，川桂枝 6g。清热药除甘寒清热外，还加用黄柏、龙胆草、大黄以苦寒直折。如热痹兼见脾虚者，加用肉桂、干姜以温中运脾；如兼见发热，血沉、抗链"O"增高，可加萆草、虎杖、青风藤，既退热又降血沉、抗链"O"；如大便秘结，大黄可用至 15g。

医案举例

例 11：杨某，女，33 岁，工人。

1986 年 4 月 5 日初诊：去年 10 月开始周身关节疼痛，怕冷恶热，血沉 147mm/h，经常发热（37.5~38.2℃），一度怀疑为红斑狼疮，但未找到 LE 细胞，嗣查类风湿因子（+），乃确诊为类风湿性关节炎。选用抗风湿类药物无效，长期服用地塞米松（3 片／日）以缓其苦。目前关节肿痛、强硬，晨僵明显，活动困难，生活不能自理；面部潮红虚浮，足肿，腰痛，尿检蛋白（＋＋~＋＋＋），苔薄黄，舌质紫，脉细弦。郁热内蕴，经脉痹阻，肾气亏虚，精微失固。治宜清化郁热，疏通经脉，益肾固下。

生地黄 45g，赤芍、当归、土鳖虫、炙蜂房、制川乌、乌梢蛇各 10g，鸡血藤、白花蛇舌草各 30g，淫羊藿、苍耳子各 15g，甘草 3g，10 剂。

4 月 27 日二诊：药后热未再作，关节肿痛显著减轻，乃又自行继服 10 剂。目前已能行走，自觉为半年来所未有之现象。复查血沉已降为 60mm/h，尿蛋白（＋）。效不更方，激素在递减。原方生地黄改为熟地黄 30g，10 剂。益肾蠲痹丸 3 袋，每次 6g，每日 2 次，食后服。

5 月 10 日三诊：症情稳定，血沉已降为 28mm/h，类风湿因子亦已转阴。激素已撤，汤药可暂停，以丸剂持续服用巩固之。

9 月 2 日随访：关节肿痛已消失，活动自如，体重增加，已恢复轻工作。

至于解结法，则是指中晚期痹证，既见正虚，又见邪实，既有寒象，又见热象，即所谓虚实寒热错杂，尤其可虑的是，正因为正虚，所以诸邪才得以深入，留伏于关节，隐匿于经隧，以致关节僵肿变形，疼痛剧烈难已。我常用桃仁、红花、白芥子等祛痰化瘀，再用巴戟天、骨碎补、蜂房、淫羊藿、补骨脂、紫河车、当归补肾壮督。其间，虫蚁搜剔窜透之品，尤为开闭解结之良药。盖湿痰瘀浊胶固，非寻常草木药所可为功也。至其使用，一方面根据各药的性味功能特点，充分发挥其特长；另一方面根据辨证论治的原则，与其他药物密切配合，协同增效。例如：寒湿盛用乌梢蛇、晚蚕沙祛风渗湿，并配以制川乌、薏苡仁；化热者用地龙泄热通络，并配以寒水石、萆薢；夹痰者用僵蚕除风化痰，并配以胆南星或白芥子；夹瘀者用土鳖虫破瘀开结，并配以桃仁、红花；四肢关节痛甚者用全蝎或蜈蚣（研末冲服），搜风定痛，并配以延胡索或六轴子（剧毒药，入煎用2g）；背部痹痛剧烈难受而他处不痛者，用九香虫温阳理气，并配以葛根、秦艽；关节僵肿变形者，合用蜂房、僵蚕、蟊螂透节散肿，并配以泽兰、白芥子；病变在腰脊者，合用蜂房、乌梢蛇、土鳖虫行瘀通督，并配以川续断、狗脊等等。

例12：马某，女，49岁，工人。

1999年10月5日初诊：双手指关节梭形肿痛已4年，右手为甚，晨僵1.5小时。口苦咽燥，余皆正常，舌正红，苔薄黄腻，脉细弦。

辅检：RF：1:50，CRP 12.7mg/L，IgG 18.8g/L，mp 37mg/L，CIC（+），ESR 48mm/h。此顽痹之候也，予蠲痹通络，散肿止痛。

处方：穿山龙50g，生黄芪、炒延胡索、青风藤、泽兰、泽泻、鸡血藤、威灵仙各30g，炒白芥子20g，乌梢蛇、炙蜂房、炙土鳖虫、炙僵蚕、广地龙、全当归各10g，甘草6g。14剂。

另：益肾蠲痹丸4g×42包，每服4g，每日3次，饭后服用。

10月24日二诊：手指肿痛稍减轻，但服丸药后胃脘胀痛难忍，不能续服，既往有慢性胃炎史，与之攸关，参用护胃之品。

上方加生赭石、蒲公英各30g，莪术、凤凰衣各6g。

14剂。

11月19日三诊：服药后手指肿痛已不作，脘胀痛亦除，晨僵时间半小时，唯大便日2~3次，苔薄黄腻，原法继进。

上方加淫羊藿15g，去生赭石。14剂。

2000年4月27日再诊：述前药服后诸症全部消失，一如常人，自以为已愈，故自停药不再服，近一周手指肿痛复见，晨僵2小时，两膝疼痛，苔薄脉细弦。需坚持服药，以期根治。

处方：穿山龙50g，土茯苓、青风藤、鸡血藤、威灵仙各30g，独活20g，淫羊藿、徐长卿各15g，乌梢蛇、炙蜂房、炙土鳖虫、炙僵蚕、广地龙、全当归各10g，甘草6g。30剂。

【按】此例系最近诊治的病例。患者为类风湿性关节炎（顽痹），病已四年，双手指关节变形肿痛，初诊用芪归以补气血，复以五种虫药配合流通气血、泄化痰浊之品，通闭解结，二诊后肿痛即不再作，晨僵时间亦缩短。四诊时症状已完全消失，但停药后肿痛复见，说明对顽痹这样的病证即使在临床症状消失后，也还须坚持服药，以图根治。

治疗顽痹的经验

一、顽痹的含义

顽痹，是指慢性风湿性关节炎、类风湿性关节炎、强直性脊柱炎、坐骨神经痛及增生性脊柱炎等病程较长、症情顽缠、久治不愈之病例，以其症情顽缠，久治难愈，绝非一般祛风、燥湿、散寒、通络之品所能奏效。我认为顽痹具有久痛多瘀、久痛入络、久痛多虚及久必及肾的特点。同时患者先有阳气亏虚的因素，病邪遂乘虚袭踞经隧，气血为邪所阻，壅滞经脉，留滞于内，深入骨骱，胶着不去，痰瘀交阻，凝涩不通，邪正混淆，如油入面，肿痛以作。故治颇棘手，不易速效。通过长期实践，明确认识到：此症久治不愈者，既有正虚的一面，又有邪实的一面，且其病变在骨质，骨为肾所主，故确定益肾壮督以治其本，蠲痹通络以治其标。组方用药时，又根据虫类药"搜剔钻透驱邪"的特性，集中使用之，有协同加强之功。我据此而创订益肾蠲痹丸一方，经30多年临床观察，疗效尚佳。1985年曾系统观察顽痹200例，总有效率为97%，血沉、抗链"O"及类风湿因子等三项化验指标亦明显改善或转阴。

二、益肾壮督是治本之道

顽痹病变在骨，骨又为肾所主，而督脉能督司一身之脉，故"益肾壮督"是治本之道，可以增强机体免疫功能，调整骨质代谢，对根治本病起着决定性作用。因其病邪深入经隧骨骱，必须选用具有较强的钻透搜剔之功的药物，始能奏效，所以在选用药品时，侧重于虫类药物，因为虫类药不仅具有搜剔之性，而且均含有动物异体蛋白质，对机体的补益调整，有其特殊作用。特别是蛇类还能促进垂体前叶促肾上腺皮质激素的合成与释放，使血中这种激素的浓度升高，从而达到抗炎、消肿、止痛的疗效。在实践中我们体会到虫类药的使用对缩短疗程、提高疗效具有重要作用。

由于风药多燥，根据"治风先治血"的原则，故立方时重用地黄、当归、鸡血藤等养血之品，以缓其燥性，提高疗效。使用益肾蠲痹丸，平均服药1~2周后关节疼痛开始减轻，1个月后关节肿胀开始消退，活动度增大，功能得到相应的改善或恢复。如不间断地坚持服用3~6月者，可以达到病情稳定，部分临床治愈。凡间断服药，或症状缓解后过早停药者，其疗效则不稳定。对长期服用水杨酸制剂、消炎痛、激素等药物的患者，改服本丸后，可以逐步递减，直至撤除，但不可骤停。

长期服用此丸后，患者普遍反应食欲增加，精神振奋，体质增强。

三、使用益肾蠲痹丸应注意之事项

此丸服用后一般无副作用，仅少数患者服后胃脘嘈杂，嘱在饭后服用，症状即趋消除。偏阴虚者服后有口干、咽燥现象，加用沙参、麦冬、石斛各10g代茶泡服，可以改善症状。个别患者服后有肤痒或皮疹出现，乃动物异体蛋白质过敏现象，另用徐长卿15g，地肤子30g煎汤服用即可消除。如为过敏体质，反应严重者则应停用。

从使用益肾蠲痹丸的经验来看，寒湿型、痰瘀型疗效较好，阴虚型、湿热型则较差；特别是活动期的患者，关节红肿热痛，或伴发热，口干，苔黄糙，舌质红，脉弦数或滑数的湿热、热毒证者，此丸暂不宜用，应先服清泄湿热、凉血通络之汤剂，待热毒挫解，再汤、丸并进。缓解期，可以单服丸剂，以期巩固根治。所以为了提高疗效，就需要结合辨证论治，配合对证汤药，使辨病论治与辨证论治相结合。

四、病案举例

例1：倪某，女，21岁。

1999 年 11 月 6 日初诊：双骶髂关节痛半年，翻身困难，伴乏力，脊背痛，面少华、二便调，纳可，舌质淡紫，苔薄白，脉细弦。MIR：早期骶髂关节炎。HLA-B$_{27}$（＋）。有家族性强直性脊柱炎史。

此为肾虚督痹，络脉不利之肾痹也，治宜益肾壮督，蠲痹通络。

处方：（1）穿山龙 50g，生黄芪、鸡血藤、威灵仙各 30g，炒延胡索 20g，淫羊藿、熟地黄各 15g，仙茅、蕲蛇、肉苁蓉、补骨脂各 10g。30 剂。

（2）益肾蠲痹丸 4g×90 包，每服 4g，每日 3 次，饭后服。

12 月 11 日二诊：腰脊疼痛及翻身困难略有好转，无其他不适，原法续进。

处方：（1）穿山龙 50g，鸡血藤、油松节、鹿衔草各 30g，生黄芪 20g，生地黄、熟地黄各 15g，鹿角霜、乌梢蛇、蜂房、土鳖虫、当归各 10g，甘草 6g。30 剂。

（2）益肾蠲痹丸 4g×90 包，每服 4g，每日 3 次，饭后服。

2000 年 4 月 29 日三诊：药后症情好转，自按原方续服至今，现腰脊痛已定，能自由翻身，无其他不适，舌淡紫，苔薄白，脉细弦。原法加减。

（1）上方加补骨脂、肉苁蓉各 10g，淫羊藿 15g，炙守宫、凤凰衣各 8g。30 剂。

（2）益肾蠲痹丸 4g×90 包，每服 4g，每日 3 次，饭后服。

【按】患者坚持服用汤、丸，症情日趋稳定，体重有所增加，3 个月后停服汤剂，嘱丸剂需坚持服用 1 年以上，始可巩固。

例2：林某，女，34岁，农民。

患类风湿性关节炎8年余，腕踝关节肿痛僵硬，手指关节呈梭形改变，长期服用消炎痛、地塞米松，未见好转。近两年来卧床不起，生活不能自理，于1987年9月2日来初诊。患者面部虚浮，指、腕、肘、踝、膝关节疼痛，晨僵约3小时，口干怯冷，关节得温则舒，苔薄腻、舌边色紫，脉弦细。血沉54mm/h，抗"O"883U，类风湿因子（+）。寒湿外侵，痰瘀交结，深入经隧，肾虚络痹。治宜化痰消瘀，益肾蠲痹。处方：制川乌、制草乌各10g，生地黄、熟地黄各20g，淫羊藿10g，乌梢蛇10g，炮甲片10g，炙全蝎末3g（分吞），土鳖虫10g，白芥子10g，炙僵蚕10g，骨碎补10g，全当归10g，徐长卿15g，生甘草6g。另益肾蠲痹丸8g，1日3次，饭后服。

二诊：进药60剂，关节疼痛明显好转。肿痛稍退，已能翻身坐起，但行走困难。地塞米松减至每日1片。原方去白芥子、僵蚕，加炙蜂房10g，补骨脂10g，肉苁蓉10g，30剂。另益肾蠲痹丸8g，1日3次，继服。

药后已能下床行走活动，关节肿痛基本已消除。当地医院复查类风湿因子阴性，血沉23mm/h，抗"O"＜500U。地塞米松减至每日1/4片。药既奏效，处理同前，丸药继服三个月，关节活动功能恢复正常，地塞米松已停服，能骑自行车和从事家务劳动。血沉、抗"O"、类风湿因子复查均属正常。嘱再服丸药6月，以巩固疗效。

【按】治痹常法，总不外祛风、散寒、除湿、活血通络。顽痹具有久痛多瘀、久病入络、久痛多虚、久必及肾的特点，既有正虚，又有邪实，故笔者倡立益肾壮督培其本，蠲痹通络治其标，创制了益肾蠲痹丸，用之多获良效。本例因其长期使用激素，导致机体平衡失调，功能紊乱，肾水匮乏，阴阳失衡，故采用汤丸并施，以加强补肾之功效，达到调整机体之目的。

例3：王某，女，62岁。

1999年5月3日初诊：手指冷痛，握拳不固一年，手臂麻木掣痛，膝痛难以登楼，偶有手足阵发性苍白、青紫、冰冷发作，有颈椎病史，口干舌燥，二便正常，舌红苔薄。RF（＋），ESR 28mm/h。此顽痹之候，素体偏于气血亏损，治宜益气养阴，而蠲痹着。

处方：（1）生黄芪、威灵仙、豨莶草各30g，葛根20g，生地黄、熟地黄、赤芍各15g，补骨脂、全当归、石斛各10g，甘草6g。7剂。

（2）益肾蠲痹丸4g×21包，每服4g，每日3次，饭后服。

1999年6月7日二诊：手指胀痛稍减，此药力未及，前法继进。

处方：（1）生黄芪、土茯苓、豨莶草各30g，生地黄、熟地黄、炒延胡索各20g，地龙15g，炙蜂房、土鳖虫、当归、川石斛各10g，甘草6g。7剂。

（2）益肾蠲痹丸4g×21包，每服4g，每日3次，饭后服。

7月5日三诊：手指麻木胀痛好转，因经济困难，每月只服七剂药，力不及也。原法继进。

（1）上方加青风藤、首乌藤各30g，葛根20g，宣木瓜15g。7剂。

（2）益肾蠲痹丸4g×21包，每服4g，每日3次，饭后服。

8月8日五诊：全身疼痛均减，舌脉同前。守法续进。

（1）上方加伸筋草、鹿衔草各30g。7剂。

（2）益肾蠲痹丸4g×21包，每服4g，每日3次，饭后服。

8月18日五诊：右肩臂掣痛明显，余症均减，口干，苔薄，脉细弦，与颈椎病有关，嘱卧低枕头，适当锻炼。

（1）鸡血藤、葛根各30g，生地黄、炒延胡索各20g，桃仁、红花、川石斛、片姜黄各10g，赤芍、海桐皮各15g。10剂。

（2）益肾蠲痹丸4g×30包，每服4g，每日3次，饭后服。

随访：间断服用益肾蠲痹丸，配合功能锻炼，10月份已无任何不适，并能操持家务。

例4：沈某，男，48岁，教师。

2000年4月7日初诊：四肢关节游走性疼痛，右肋皮下有多个囊肿，推之活动，质软。手足小关节有紧绷感，无明显晨僵，大便溏烂，日2~3次，RF（＋），苔薄脉弦。此风湿流注，络脉不利，治宜祛风湿、和络脉。

土茯苓、生薏苡仁、寻骨风各30g，西河柳20g，红花、全当归、白芥子、川桂枝、炙蜂房、土鳖虫各10g，甘草4g。7剂。

4月17日二诊：药后疼痛减轻，皮下囊肿有所缩小，近腰腹绞痛一次，B超示：双肾小结石，治予兼顾。

上方加豨莶草、金钱草各30g。14剂。

5月6日三诊：近日关节痛已不明显，唯小便有频急涩痛感，与肾结石有关。舌正红，苔薄，脉细，前法进治之。

鸡血藤、鹿衔草、金钱草各30g，淫羊藿、海金沙各15g，全当归、土鳖虫、炙蜂房各10g，芒硝6g，分冲。14剂。

5月21日：药后有细砂石从尿道排出，小溲已爽，腰痛未再作，上方继服10剂，以善其后。

例5：朱某，女，33，打字员。

1998年12月10日初诊：全身关节疼痛，小指关节肿胀、晨僵1.5小时，发作半年，手指已变形。辅检：ASO ＜ 250U，ESR 30mm/h，RF 1 ∶ 63，CRP 3.0mg/L，IgG 19.3g/L，IgA 4.0g/L，IgM 3.65g/L，RBC 2.81×10^{12}/L，WBC 6.5×10^{9}/L。顷口干，舌红苔薄少津，脉细小弦，此顽痹之候也，治宜蠲痹通络，活血定痛。

（1）生黄芪、生地黄、鸡血藤各30g，炒延胡索20g，淫羊藿、徐长卿各15g，炙蜂房、炙土鳖虫、全当归各10g，甘草6g。7剂。

（2）益肾蠲痹丸8g×2盒，每服8g，每日3次，饭后服。

12月30日二诊：药后症无进退，舌脉如前，此非矢不中的，乃力不及鹄也，原法继进。

（1）穿山龙50g，鸡血藤、威灵仙、生黄芪、青风藤、炒延胡索各30g，炒白芥子、生地黄各15g，枸杞子、乌梢蛇、炙蜂房、土鳖虫、广地龙、炙僵蚕、全当归各10g，水蛭、甘草各6g。14剂。

（2）益肾蠲痹丸8g×2盒，每服8g，每日3次，饭后服。

1999年1月26日三诊：药后疼痛稍减，舌红苔薄，脉细弦，前法续进。

（1）上方加炮山甲、泽兰、泽泻各10g。14剂。

（2）益肾蠲痹丸8g×2盒，每服8g，每日3次，饭后服。

2月21日四诊：疼痛进一步减轻，晨僵时间缩短，手指肿仍未消，舌苔脉象同前，原法出入。

（1）生黄芪、青风藤、炒延胡索各30g，生地黄、皂角刺各20g，徐长卿、赤白芍各15g，胆南星、全当归、炙蜂房、炙僵蚕、炙土鳖虫各10g，全蝎末（分吞）3g，甘草6g。10剂。

（2）益肾蠲痹丸8g×2盒，每服8g，每日3次，饭后服。

3月13日五诊：疼痛减而未已，肿虽消而未尽，工作时手指不灵活，舌脉同前，余无所苦，原法继进之。

（1）生黄芪、鸡血藤、油松节各30g，淫羊藿、熟地黄各15g，炙蜂房、炙土鳖虫、全当归各10g，甘草6g。10剂。

（2）益肾蠲痹丸8g×2盒，每服8g，每日3次，饭后服。

3月28日六诊：疼痛以夜间为主，除关节变形未复外，已无大碍，原法巩固。

（1）上方加青风藤30g，赤白芍各15g，炙僵蚕10g，全蝎末3g（分吞）。10剂。

（2）益肾蠲痹丸8g×2盒，每服8g，每日3次，饭后服。

4月10日七诊：关节基本不痛，手指梭形变形略消，舌正红，苔薄黄，治当以恢复手指之变形为主。

（1）鸡血藤、鹿衔草各30g，泽兰、泽泻各20g，生地黄、熟地黄各 15g，皂角刺、炙蜂房、炙土鳖虫、全当归各 10g，全蝎末 3g（分吞），甘草 6g。10 剂。

（2）益肾蠲痹丸 8g×2 盒，每服 8g，每日 3 次，饭后服。

此后以此方为基础加减，继服三个月后，改以丸药巩固。随访未复发，变形之手指，亦有所恢复。

例 6：张某，女，33 岁，工人。

1997 年 6 月 6 日初诊：双手指关节肿痛，晨僵 2 小时，双膝、腕关节均肿痛，舌淡红，苔薄，脉细弦，此类风湿性关节炎之征兆也，治宜益肾蠲痹。

（1）鸡血藤、土茯苓、青风藤、鹿衔草各 30g，淫羊藿、生地黄、熟地黄各 15g，全当归、土鳖虫、炙蜂房各 10g，甘草 6g。10 剂。

（2）益肾蠲痹丸 8g×2 盒，每服 8g，每日 3 次，饭后服。

6 月 20 日二诊：药后痛减，肿消未已，有时失眠，便溏日数行，苔薄脉细。辅检：RF 弱阳性，IgG 18.58g/L，IgA 3.26g/L，IgM 1.73g/L。X 线示：右腕关节间隙狭窄，原法继进。

（1）上方加炒白术 15g，首乌藤 30g。14 剂。

（2）益肾蠲痹丸 8g×4 盒，每服 8g，每日 3 次，饭后服。

7 月 4 日三诊：关节肿痛时轻时重，晨僵已释。余无所苦，脉舌同前，前法损益。

（1）6 月 6 日方加油松节、生黄芪各 30g。14 剂。

（2）益肾蠲痹丸 8g×4 盒，每服 8g，每日 3 次，饭后服。

7月18日四诊：指腕关节时痛，汗出较多。原法出入。

（1）生黄芪、油松节、土茯苓、鹿衔草、青风藤各30g，徐长卿15g，炙蜂房、土鳖虫、桃仁、红花各10g，甘草6g。14剂。

（2）益肾蠲痹丸8g×4盒，每服8g，每日3次，饭后服。

8月8日五诊：关节疼痛呈游走性，晨僵已不明显，肿痛已较前减轻，原法继进。

（1）鸡血藤、青风藤、油松节各30g，赤芍、全当归、炙蜂房、土鳖虫各10g，甘草6g。14剂。

（2）益肾蠲痹丸8g×4盒，每服8g，每日3次，饭后服。

8月18日六诊：症状时轻时重，汗出较多，肿已全消，前法继进。

（1）生黄芪、鸡血藤、油松节、浮小麦、青风藤各30g，鹿衔草20g，炙蜂房、土鳖虫、全当归各10g。14剂。

（2）益肾蠲痹丸8g×4盒，每服8g，每日3次，饭后服。

11月24日七诊：诸症均减，脉舌同前，复检各项指标均已正常，余无所苦。

（1）上方加淫羊藿15g。14剂。

（2）益肾蠲痹丸8g×4盒，每服8g，每日3次，饭后服。

随访已愈，嘱继服益肾蠲痹丸3个月，以资巩固。

例7：王某，男，55岁，个体。

1998年5月2日初诊：两手指肿痛，晨僵2小时，已历半年，呈梭状变形，两足底疼痛，行走、上下楼梯亦困难，局部得温则舒，手背灼热，痛如针刺。辅检：RF 1：80，ESR 33mm/h，ANA（－），CIC（＋），GRP 27μg/mL，mp 251mg/L，IgG 19.2g/L，IgM 2.68g/L，IgA 3.01g/L。舌红，苔黄腻，脉细小弦，此为顽痹，痰瘀阻络，经脉痹闭。治宜宣化痰瘀，蠲痹通络。

处方：（1）穿山龙50g，鸡血藤、威灵仙、青风藤、忍冬藤各30g，生地黄20g，羌活、独活、白芥子、皂角刺各15g，胆南星、制川乌、乌梢蛇、炙蜂房、土鳖虫、广地龙、炙僵蚕、全当归各10g，甘草6g，制马钱子1.5g。14剂。

（2）益肾蠲痹丸4g×42包，每服4g，每日3次，饭后服。

（3）蝎蚣胶囊0.3×210粒，每服5粒，每日3次，饭后服。

5月18日二诊：药后症情时轻时重，关节红肿灼热口干，苔薄黄腻，脉细弦。有化热之征，宜参以清泄。

（1）上方加金银花、赤芍各15g，知母、桂枝各10g。14剂。

（2）益肾蠲痹丸4g×42包，每服4g，每日3次，饭后服。

（3）蝎蚣胶囊0.3×210粒，每服5粒，每日3次，饭后服。

6月1日三诊：肿退痛止，手能握拳，舌苔黄腻，质红，脉细弦，前法巩固。

（1）上方30剂。

（2）益肾蠲痹丸4g×90包，每服4g，每日3次，饭后服。

（3）蝎蚣胶囊0.3×420粒，每服5粒，每日3次，饭后服。

随访已愈，嘱继服益肾蠲痹丸 3 个月，巩固疗效。

【按】"蝎蚣胶囊"由全蝎、蜈蚣等组成，善于搜风通络、消肿定痛、散瘀破结，解痉止颤，用治各类痹痛、癫痫、顽固性头痛等疾患。

例8：顾某，女，8岁。

1999 年 4 月 1 日初诊：周身关节疼痛伴发热 2 年。曾于上海儿童医院住院两次，确诊为 Still's 病，并采用免疫抑制冲击疗法。药用：强的松 20mg/d，MTX 7.5mg/m^2，每周 1 次，CTX 0.3mg/m^2，每 3 个月 1 次。3 月 6 日进入第二疗程，刻下 T 37.8℃，满月脸，汗毛浓密，两手指、腕关节肿痛；右踝亦疼痛，行走不利，纳呆，二便正常，苔白腻，脉细数，气血亏虚，热毒内蕴，经脉痹阻，邪正交争，症情顽缠，不易速解。治宜益肾蠲痹，泄化热毒，徐图效机。

处方：（1）水牛角、寒水石、萆草、生地黄、鱼腥草、土茯苓各 20g，生麦芽 15g，广地龙、白薇各 12g，赤芍、银柴胡各 8g，川桂枝、炒知母各 6g，甘草 4g。14 剂。

（2）金龙胶囊 2 瓶，每次 1 粒，每日 2 次，饭后服。

（3）消炎痛栓 10 粒，痛剧时用半粒塞入肛内，每日 1 次。

4 月 10 日二诊：每日上午发热，午后体温降至 37～37.7℃，1 周内 T 37～39℃波动。药后大便日行 1～3 次，仍神疲乏力，纳呆，苔薄白，微燥，脉细数。前法继进。

（1）上方加忍冬藤 30g，怀山药 20g，谷芽 15g，砂仁 2g，去寒水石。14 剂。

（2）金龙胶囊 2 瓶，每次 1 粒，每日 2 次，饭后服。

（3）消炎痛栓 10 粒，痛剧时用半粒塞入肛内。

4月24日三诊：近外感咳嗽，咯痰不爽，鼻塞，大便日1～3次，服泰诺退热药后T 37.3℃左右，神疲，苔薄白，质红，脉细数。前法进治之。

辅检：血常规WBC 2.73×10^9/L，N 80%，L 20%，RBC 3.82×10^{12}/L，PC 74.5×10^9/L。

处方：（1）金荞麦30g，水牛角、葎草、生地黄、土茯苓、忍冬藤、赤芍、怀山药各20g，生谷麦芽、广地龙、生石膏、白薇各12g，金银花、连翘、炙僵蚕、杏仁泥、银柴胡各10g，知母6g，炙麻黄、甘草、川桂枝各4g。14剂。

（2）金龙胶囊2瓶，每次1粒，每日2次，饭后服。

（3）消炎痛栓10粒，痛剧时用半粒塞入肛内。

5月8日四诊：大便每天1～3次，不成形，纳谷渐馨，苔薄白腻，脉细小弦，体温已正常3天。辅检：ESR 79mm/h，RF（-），CRP 232mg/L，血常规：RBC 3.82×10^{12}/L，Hb 9.4g/L，PC 71.0×10^9/L，WBC 2.43×10^9/L，N 77%，L 21%，M 11.6%。上方加水蛭3g。14剂。

5月22日复检：ESR 24mm/h，血常规：RBC 3.15×10^{12}/L，Hb 9g/L，PC 89×10^9/L，WBC 4.3×10^9/L，T 36.7～37.3℃。咳嗽渐平，大便日3次，质溏，腹痛，便后痛减，苔薄白腻，质衬紫，脉细弦，续当原法。

（1）上方去水蛭、生地黄，生谷麦芽改成炒谷麦芽。14剂。

（2）金龙胶囊2瓶，每次1粒，每日2次，饭后服。

（3）消炎痛栓10粒，痛剧时用半粒塞入肛内。

6月5日：5月23日强的松减至17.5mg后，体温复升至37.4～38.5℃，至6月3日又恢复正常，6月3日停用CTX，今复查：ESR 35mm/h，EKG：窦性心律不齐，

X 片示：两肺纹理增多，右侧胸膜影略宽，有少许胸膜改变。血常规：WBC 14.8×10^9/L，N 62%，L 36%，M 2%，RBC 4.02×10^{12}A，Hb 10g，PC 36.5×10^9/L。纳可，精神面色均好转，大便正常，苔薄白根腻，脉细。效不更方，可继进之。

（1）上方 30 剂。

（2）金龙胶囊 2 瓶，每次 1 粒，每日 2 次，饭后服。

（3）消炎痛栓 10 粒，痛剧时用半粒塞入肛内。

7 月 3 日：每次用 MTX 后体温均上升，29 日将强的松改成 20mg，清晨顿服后，入暮 T 40℃，然后将强的松改成 10mg，每日 2 次，体温恢复正常，大便日二行，苔薄中根白腻，脉细数。症情顽缠，原方继服。

（1）上方续服 15 剂。

（2）金龙胶囊 2 瓶，每次 1 粒，每日 2 次，饭后服。

（3）消炎痛栓 10 粒，痛剧时用半粒塞入肛内。

7 月 24 日：将 MTX 改成每 10 天肌注 1 次，T 37.1~37.6℃波动，胸片示：右下肺见小片状阴影，密度较淡，侧位片见于下叶内基质段，精神尚可，大便日 2 次，纳佳，苔薄白腻，脉细小数，前法损益。

处方：（1）穿山龙、金荞麦各 30g，水牛角、忍冬藤各 20g，青风藤、蚕沙、生地黄各 15g，杏仁泥、生石膏、白薇、银柴胡各 12g，金银花、连翘、炙僵蚕各 10g，赤芍 8g，白芥子 6g，炙麻黄、甘草、桂枝各 4g，水蛭 3g。14 剂。

（2）金龙胶囊 2 瓶，每次 1 粒，每日 2 次，饭后服。

（3）消炎痛栓 10 粒，痛剧时用半粒塞入肛内。

8 月 7 日：关节疼痛已不明显，唯指腕踝肿胀未消，大便日 1~2 次，纳可，上月 27 日 T 38℃，近 10 天体温正常。

苔薄白，脉细。原法进治之。

（1）上方加泽兰、泽泻各 15g。14 剂。

（2）金龙胶囊 2 瓶，每次 1 粒，每日 2 次，饭后服。

（3）消炎痛栓 10 粒，痛剧时用半粒塞入肛内。

8 月 27 日：24 日体温忽升至 38.8℃～39.1℃，服"泰诺"后体温恢复正常，精神尚好，唯两腕关节滑膜仍肿，复查：ESR 49mm/h，血常规：WBC $18.1×10^9$/L，N 67%，L 31%。脉舌同前。症情仍不稳定。

（1）上方加苍白术、姜半夏各 6g，白豆蔻 3g。14 剂。

（2）金龙胶囊 2 瓶，每次 1 粒，每日 2 次，饭后服。

（3）消炎痛栓 10 粒，痛剧时用半粒塞入肛内。

9 月 10 日询诊：T 37.3℃左右，症情稳定。

（1）上方 14 剂。

（2）金龙胶囊 2 瓶，每次 1 粒，每日 2 次，饭后服。

（3）消炎痛栓 10 粒，痛剧时用半粒塞入肛内。

9 月 25 日复查：ESR 50mm/h，PC $120×10^9$/L，RBC $3.5×10^{12}$/L，Hb 1g/L，WBC $11.2×10^9$/L，N 78%，L 22%。T 38℃。近服药后泛恶，胃脘疼痛，晨起腹痛，大便夹血丝，苔薄白腻，脉细数，此与长期使用激素，胃肠黏膜受损有关。续予蠲痹通络，佐以养胃、清肠、护膜。

处方：（1）穿山龙、仙鹤草、怀山药各 20g，生麦芽 15g，白槿花、白薇各 10g，炒白术、白及各 8g，苏藿梗、桔梗、姜半夏各 5g，凤凰衣、广木香、甘草各 4g。14 剂。

（2）金龙胶囊 2 瓶，每次 1 粒，每日 2 次，饭后服。

10 月 16 日：半月间有 3 天 T 38℃～38.4℃，余皆正常。两手滑膜肿胀渐消，苔薄脉细。

（1）上方去藿苏梗，加鹿衔草、泽兰、泽泻各 15g。14 剂。

（2）金龙胶囊2瓶，每次1粒，每日2次，饭后服。

10月30日：半月内有二天发热 T 38.4~38.9℃，刻下背脊疼痛，关节肿痛、口干、盗汗、鼻衄、纳减、大便正常，苔尖剥，质红，脉细。此气阴两亏，复入益气养阴。

处方：（1）穿山龙、浮小麦各30g，糯稻根、忍冬藤、水牛角各20g，生黄芪、炒延胡索、生地黄、葎草各15g，白薇、泽兰、泽泻、石斛、银柴胡各10g，枸杞子、白芥子各8g，全当归、凤凰衣各6g，桂枝、穿山甲各3g。20剂。

（2）金龙胶囊2瓶，每次1粒，每日2次，饭后服。

11月20日：近20天 T 36.6~37.1℃，精神佳，3~4天前曾言胸部疼痛，余无所苦。

（1）上方加紫丹参6g。14剂。

（2）金龙胶囊2瓶，每次1粒，每日2次，饭后服。

12月3日：强的松减至17.5mg/d，已两周，无不适。T 36.4~37℃，苔薄白脉细。

（1）上方14剂。

（2）金龙胶囊2瓶，每次1粒，每日2次，饭后服。

12月18日：16日外感伴发热，一天后稍解，咳呛，纳呆，苔薄燥，强的松减至15mg/d。

（1）上方加一枝黄花、炙僵蚕各15g，杏仁泥8g，浙贝母6g，蝉蜕、白豆蔻各4g。21剂。

（2）金龙胶囊2瓶，每次1粒，每日2次，饭后服。

2000年1月8日：强的松减至12.5mg/d，体温正常，纳呆，苔白腻，脉细弦。

（1）10月30日方加怀山药12g，丹参、苍术、白术各6g，姜半夏、白豆蔻各3g。21剂。

（2）金龙胶囊2瓶，每次1粒，每日2次，饭后服。

1月28日：强的松减至7.5mg/d，昨晚微发热，面部有小红疹，苔薄质微红。

（1）10月30日方加蝉蜕4g，白鲜皮10g。14剂。

（2）金龙胶囊2瓶，每次1粒，每日2次，饭后服。

2月12日：近日无低热，症稳定，苔薄，脉弦细，面部小红疹未消，瘙痒，头发脱屑较多，嘱强的松继续减量。

处方：（1）穿山龙30g，忍冬藤20g，地肤子、白鲜皮、萆薢各15g，赤白芍各10g，白薇、白蒺藜各8g，银柴胡、蝉蜕、乌梢蛇各6g，甘草3g。21剂。

（2）金龙胶囊2瓶，每次1粒，每日2次，饭后服。

3月4日：2月25日强的松减至5mg/d，面部有小红疹，瘙痒不已，苔薄白中微腻，脉细小弦，复检：FSR 28mm/h，RBC 2.8×10^{12}/L，Hb 8g%，PC 8.9×10^9/L，WBC 4.1×10^9/L。症情逐步稳定，前方继服，并注意防寒保暖。

（1）上方加水牛角、忍冬藤、生黄芪各20g，枸杞子、白芥子各8g，桂枝、莪术各4g。间日服1剂。

（2）金龙胶囊2瓶，每次1粒，每日2次，饭后服。

6月随访：汤药间断服用，金龙胶囊仍在服用。体重增加，面有红润，情绪不似过去之苦闷，呆滞，喜活动游戏，症情已趋稳定，停服金龙胶囊，改为益肾蠲痹浓缩丸，每次2g，一日2次，继服巩固之。

【按】录此数案以见本病辨病治疗与辨证治疗结合之重要。例3因兼有颈椎病而加葛根，例4因兼病石淋而加金钱草、海金沙，是处理兼证，随证用药之法。

虽然兵分两路，贵在一方之中权衡主次、缓急，统一协调。例5病属顽痹（类风湿性关节炎），但口干舌红少津，脉细小弦，为阴虚之象，治疗上一面坚持用益肾蠲痹丸治病，一面用生地黄、当归养阴血，既以照顾体质，又可避免虫类药物温燥耗津。例6与例5病相同，而体质上则偏于脾虚气弱，所以用黄芪、炒白术，健脾益气。例7虽亦为顽痹，用益肾蠲痹丸，但为痰瘀互结，故兼用白芥子、胆南星等。方中用制马钱子1.5g入汤剂，此药有通络、蠲痹、止痛之长，入汤剂后毒力大减，为笔者多年经验，不过须指出：加入丸散剂，则绝对不可用这样的剂量。例8为较少见的幼儿顽痹，病属热毒内蕴，经脉阻痹，故其治以泄化热毒为主。

金龙胶囊，是中国癌症研究基金会北京鲜药研制中心主任李建生研究员以鲜动物药整体为原料，运用超低温冷冻干燥和生化技术等现代科技手段精制而成的，对多种癌症和免疫功能失衡引起的疑难重症具有显著功效的胶囊制剂。

金龙胶囊中分子量在1万以下的物质占98%以上，含有19种游离氨基酸、18种水解氨基酸及多肽、核苷酸、核苷、多种维生素和多种对人体有益的微量元素，还含有少量的精氨酸酯酶。上述生物活性成分含量为传统中药制剂的数倍或十数倍。金龙胶囊由于组成物质分子量小，所以容易被机体吸收，药性平和。主要成分：鲜活守宫、鲜活金钱白花蛇等。

功能与主治：扶正荡邪，补肾培元，健脾益气，解毒消肿，解郁通络，理气止痛，活血化瘀，破瘀散结。具有增强免疫功能，促进新陈代谢，抑制多种肿瘤，改善体质，延缓衰老等作用。对肝、胃、肠、骨、乳腺等多种癌症以及自身免疫性疾病等多种疑难重症，疗效显著。1998年4月16日，中华人民共和国卫生部为金龙胶囊正式核发了新药证书，并批准生产。这是我国审批的第一例鲜动物药制剂。

我在临床上除应用于肿瘤患者外，凡自身免疫性疾病病情严重，体质亏虚者，均参用之，颇有助益。

至于益肾蠲痹丸的服量，清江、华南两制药厂生产的为每服 8g，一日 3 次。我们后来改进的浓缩丸，则为每服 4g，一日 3 次。

治疗痛风的经验

一、痛风病名之商榷

痛风之名，始于李东垣、朱丹溪，但中医之痛风是广义的历节病，而西医学之痛风，则系指嘌呤代谢紊乱引起的高尿酸血症的"痛风性关节炎"及其继发症，所以病名虽同，概念则异。从临床观察，有其特征，如多以中老年，形体丰腴，或有饮酒史，喜进膏粱肥甘之人为多；关节疼痛以夜半为甚，且有结节，或溃流脂液。从病因来看，受寒受湿虽是诱因之一，但不是主因，湿浊瘀滞内阻，才是其主要病机，且此湿浊之邪，不受之于外，而生之于内。因为患者多为形体丰腴之痰湿之体，并有嗜酒、喜啖之好，导致脏腑功能失调，升清降浊无权，因之痰湿滞阻于血脉之中，难以泄化，与血相结而为浊瘀，滞留于经脉，则骨节肿痛，结节畸形，甚则溃破，渗溢脂膏。或郁闭化热，聚而成毒，损及脾肾，初则腰痛、尿血，久则壅塞三焦，而呈"关格"危候，即"痛风性肾炎"而致肾功能衰竭之症。凡此悉皆浊瘀内阻使然，实非风邪作祟，故我称之为"浊瘀痹"，似较契合病机。

二、主要治则是泄化浊瘀

由于痛风之发生，是浊瘀为患，故应坚守"泄化浊瘀"这一法则，审证加减，浊瘀即可逐渐泄化，而血尿酸亦将随之下降，从而使分清泌浊之功能恢复，而趋健复。这也说明：痛风虽然也属于痹证范围，具有关节疼痛、肿胀等痹证的共同表现，但浊瘀滞留经脉，乃其特点，若不注意及此，以通套治痹方药笼统施治，则难以取效。

三、辨证辨病，灵活用药

我治痛风常用的处方用药：土茯苓、萆薢、薏苡仁、威灵仙、泽兰、泽泻、秦艽是泄浊解毒之良药，伍以赤芍、土鳖虫、桃仁、地龙等活血化瘀之品，则可促进湿浊泄化，溶解瘀结，推陈致新，增强疗效，能明显改善症状，降低血尿酸浓度。曾取以上药物制成"痛风冲剂"，经六年来系统观察，大多数病例在服药 2~3 天后，症状有显著改善，继续服用，可以获愈。经中国中医研究院基础理论研究所实验证明，用痛风冲剂对因微结晶尿钠所致大鼠实验性痛风观察，给药组 2 小时后大鼠的足跖肿胀的消退，显然比模型组要快，与秋水仙碱组比较，在消肿方面，痛风冲剂并不逊于秋水仙碱组。毒性试验证明：痛风冲剂对人体是安全可靠的。目前正在作 2 期临床观察，以便申报新药。至于蕴遏化热者，可加清泄利络之葎草、虎杖、三妙丸等；痛甚者伍以全蝎、蜈蚣、延胡索、五灵脂以开瘀定痛；漫肿较甚者，加僵蚕、白芥子、陈胆星等化痰药，可加速消肿缓痛；如关节僵肿，结节坚硬者，加炮甲、蟅螂、蜂房等可破结开瘀，既可软坚消肿，亦利于降低血尿酸指标。如在急性发作期，宜加重土茯苓、萆薢之用量，并依据证候之偏热、偏寒之不同，而配用生地黄、寒水石、知母、水牛角等以清热通络；或加制川乌、制草乌、川桂枝、细辛、淫羊藿、鹿角霜等以温经散寒，可收消肿定痛、控制发作之效。体虚者，又应选用熟地黄、补骨脂、骨碎补、生黄芪等以补肾壮骨。至于腰痛血尿时，可加通淋化石之品，如金钱草、海金沙、芒硝、小蓟、白茅根等。

四、病案举例

例1：夏某，男，55岁，干部，1988年3月14日就诊。

主诉：手指、足趾小关节经常肿痛，以夜间为剧，已经5年，右手食指中节僵肿破溃，亦已两年余。

病史：5年前因经常出差，频频饮酒，屡进膏粱厚味，兼之旅途劳顿，感受风寒，时感手指、足趾肿痛，因工作较忙，未曾介意。以后每于饮酒或劳累、受寒之后，即疼痛增剧，右手食指中节及左足踇趾内侧肿痛尤甚，以夜间为剧，即去医院就诊，作风湿性关节炎处理，曾服炎痛喜康、布洛芬等药，疼痛有所缓解，时轻时剧，终未根治。两年前右手食指中节僵肿处破溃，流出白色脂膏，查血尿酸高达918μmol/L升，确诊为"痛风"，即服用别嘌呤醇、丙磺酸等药，症情有所好转，但因胃痛不适而停服，因之肿痛又增剧，乃断续服用，病情缠绵，迄今未愈。

检查：形体丰腴，右手食指中节肿痛破溃，左足大趾内侧亦肿痛较甚，入暮为剧，血尿酸714μmol/L，口苦，苔黄腻，质衬紫，脉弦数。右耳翼摸到二枚痛风石结节，左侧亦有一枚。

诊断：浊瘀痹（痛风）。

治疗：泄化浊瘀，蠲痹通络。

处方：土茯苓60g，生薏苡仁、威灵仙、萆草、虎杖各30g，萆薢20g，秦艽、泽兰、泽泻、桃仁、地龙、赤芍各15g，土鳖虫12g，三妙丸10g（包煎）。10剂。

3月25日二诊：药后浊瘀泄化，疼痛显减，破溃处之分泌物有所减少，足趾之肿痛亦缓，苔薄，质衬紫稍化，脉细弦。此佳象也，药既奏效，毋庸更改，继进之。上方去三妙丸，加炙僵蚕12g，炙蜂房10g。15剂。

4月10日三诊：破溃处分泌已少，僵肿渐消，有敛愈之征；苔薄，衬紫已化，脉小弦。血尿酸已接近正常，前法续进，并复入补肾之品以善其后。

上方土茯苓减为30g，去赤芍、萆草，加熟地黄15g，补骨脂、骨碎补各10g。15剂。

10月5日随访：手足指、趾之肿痛，迄未再作。

例2：郭某，男，57岁，农民。

2000年1月7日初诊：确诊痛风及类风湿性关节炎均已多年。双手十指变形，左手小指有痛风结石，全身关节酸痛，近日足趾突发红肿热痛，故来就诊。纳可，便调，舌红绛、苔黄浊，脉弦，此浊瘀阻络，有化热伤阴之征，治宜泄化浊瘀，养阴清热，通络定痛。

处方：（1）青风藤、土茯苓、泽兰、泽泻、稀莶草、炒延胡索各30g，生地黄20g，没药、赤白芍各15g，炙蜂房、炙土鳖虫各10g。14剂。

（2）痛风冲剂9包×4袋，每服1包，每日3次，饭后服。

（3）益肾蠲痹丸4g×42包，每服4g，每日3次，饭后服。

2月8日二诊：既往曾用激素未相告，用中药后擅自将强的松突然停服，故痛反剧，肿不消，口干、痰多，二便正常，苔中白腻，舌红，脉弦。前法损益。

处方：（1）穿山龙50g，土茯苓、豨莶草、青风藤、泽兰、泽泻、金荞麦、炒延胡索各30g，徐长卿、没药、地龙、赤芍、炙僵蚕各15g，皂刺、土鳖虫、当归各10g，甘草6g。14剂。

（2）痛风冲剂9包×4袋，每服1包，每日3次，饭后服。

（3）益肾蠲痹丸4g×42包，每服4g，每日3次，饭后服。

3月14日三诊：药后肿痛缓解，舌红，苔白腻，脉弦滑。激素已撤除，原法出入。

处方：（1）穿山龙50g，鸡血藤、土茯苓、威灵仙、金荞麦各30g，徐长卿15g，制川乌、乌梢蛇、炙蜂房、土鳖虫、广地龙、炙僵蚕、全当归各10g，凤凰衣8g。30剂。

（2）痛风冲剂9包×4袋，每服1包，每日3次，饭后服。

（3）益肾蠲痹丸4g×42包，每服4g，每日3次，饭后服。

随访已趋缓解，嘱忌食含嘌呤类食物如各种豆类、海鱼、动物内脏、菠菜等及酒，多饮水，仍每日服益肾蠲痹丸2包，以期巩固。

【按】长期使用激素者，在改服中药的过程中均需递减，不可骤停。方中用穿山龙，且所用剂量较大，据笔者使用体会，似有替代激素的作用，而无激素的副作用；金荞麦则为良好的祛痰化瘀、清热消炎药。

例3：张某，男，70岁。

1999年11月10日初诊：双手指关节肿痛月余，伴晨僵1小时，左手中指关节严重红肿热痛，犹如胡萝卜，活动受限，二便调，纳可。查：UA 666mmol/L，ENA 总抗体（+），WBC 3.67×10^9/L，ESR 56mm/h，Cr 1379μmol/L。舌红，苔薄白中裂，脉细小弦。此类风湿性关节炎合并痛风，不易速解。治宜蠲痹通络，佐以泄化浊瘀。

处方：（1）穿山龙、鸡血藤、威灵仙、生黄芪、青风藤、泽兰、泽泻、土茯苓各30g，生地黄20g，乌梢蛇、炙蜂房、土鳖虫、广地龙、炙僵蚕、全当归各10g，凤凰衣、甘草各6g。7剂。

（2）益肾蠲痹丸4g×21包，每服4g，每日3次，饭后服。

（3）痛风冲剂9包×3袋，每服1包，每日3次，饭后服。

11月20日二诊：药后关节肿痛减轻，口干，二便正常，但遇寒痛剧，舌脉同前。复检：血尿酸540mmol/L，原法续进。

（1）穿山龙、豨莶草、鸡血藤、土茯苓、威灵仙各30g，制川乌、乌梢蛇、炙蜂房、土鳖虫、广地龙、炙僵蚕、全当归各10g。7剂。

（2）痛风冲剂9包×4袋，每服1包，每日3次，饭后服。

（3）益肾蠲痹丸4g×42包，每服4g，每日3次，饭后服。

11月27日三诊：近有低热T 37.8℃左右，便溏，神疲，心悸，夜寐不安，ESR 28mm/h，脉细涩。此症顽固，常有反复，原法续进。

处方：（1）穿山龙、鸡血藤、威灵仙、鹿衔草、葎草、土茯苓、怀山药各30g，白薇、地骨皮各20g，乌梢蛇、炙蜂房、土鳖虫、广地龙、炙僵蚕、全当归各10g，甘草6g。14剂。

（2）痛风冲剂9包×4袋，每服1包，每日3次，饭后服。

（3）益肾蠲痹丸4g×42包，每服4g，每日3次，饭后服。

12月11日四诊：低热渐除，神疲，纳可，寐不实，舌苔白腻，脉细小数，原法续进。

（1）上方加炒薏苡仁、首乌藤各30g。14剂。

（2）痛风冲剂9包×4袋，每服1包，每日3次，饭后服。

（3）益肾蠲痹丸4g×42包，每服4g，每日3次，饭后服。

12月25日五诊：肿痛已消除，唯神疲、低热未已，需耐心服药，方能痊愈。

（1）上方30剂。

（2）痛风冲剂9包×10袋，每服1包，每日3次，饭后服。

（3）益肾蠲痹丸4g×90包，每服4g，每日3次，饭后服。

随访已愈。

【按】此案亦是类风湿性关节炎并发痛风，二者都是顽缠难愈的疾病，发生在一人身上，就更显得难以措手，前人著作中也鲜有可资借鉴的成例。笔者初诊用乌梢蛇、蜂房、土鳖虫、地龙、僵蚕等蠲痹通络为主，佐以泽兰、泽泻、威灵仙、土茯苓、穿山龙泄浊化瘀。二诊因受寒而痛，加川乌；三诊因发热加葎草、白薇、地骨皮；四诊因寐不实而加首乌藤，都是因证而施，而蠲痹通络，泄化浊瘀的主导方针不动，且汤丸并进，意在加强作用，并鼓励患者耐心服药，结果在五诊时即收肿痛尽消之效。

心痹（风心病）证治经验

心痹相似于风湿性心脏病，系风寒湿之邪内舍于心，致使心体残损，心脉痹闭而出现的一种病证。《素问·痹论》云："心痹者，脉不通，烦则心下鼓，暴上气而喘，嗌干善噫，厥气上则恐。""脉不通"是明确指出心脉痹闭，而心脉瘀阻，脉道不利。"烦"是心烦不宁。"心下鼓"是形容心悸怔忡较剧，如擂鼓之振动。心气上冲，与肺气相触，以致"暴上气而喘"，难以平卧。由于手少阴心之脉上夹咽喉，同时，因为张口喘促，故常见"嗌干"。《素问·宣明五气》曰："五气所病，心为噫。"由于胸中气结，故每借长太息以伸出之，而善噫也。至于"厥气上则恐"，马莳注释为"逆气上乘于心，神气不足，神弱则惧凌，故为恐也"。这具体地提示了它的主要病机是心脉瘀阻，是"风心病"而出现心力衰竭的生动描述。此证之临床表现较为复杂，可从痹痛、心悸、怔忡、喘咳、肿胀诸门中找到有关资料。兹就此病常见的咳喘、咯血、心悸、痹痛、水肿等证候的诊治，略陈管见。

一、咳喘

心肺同居上焦，心痹之咳喘，则系心脉瘀阻，气血运行不畅，上焦壅遏，导致肺脏郁血，宣肃失职，痰瘀夹水气逗留，致肺无以朝百脉而使然。《素问·平人气象论》说："颈脉动，喘疾咳，曰水。"王冰注释："水气上溢，则肺被热蒸，阳气上逆，故颈脉盛鼓而咳喘也。颈脉谓耳下及结喉旁人迎脉者也。"即颈动脉也。心痹之咳逆喘促，虽表现为肺金之失肃，实系心体伤残，正气虚损，心气怫逆之故。《景岳全书》说："虚喘者，慌张气怯，声低息短，惶惶然若气欲断，提之若不能升，吞之若不能及，劳动则甚"，是风心病咳喘的生动写照。故其证治拘泥常法则不效，必须益心通脉，参用宣通肺络，泄化痰瘀之品，始可奏效。考其对证方药，则以《三因极一病证方论·喘脉证治》所列之杏参散较为合拍。该方"治上气喘满，倚息不能卧"，由杏仁、桃仁、桑白皮、人参组成。立方之妙，在于人参配桃仁，益气通脉；杏仁配桃仁，宣肺行瘀；杏仁配桑白皮，下气平喘，兼能利水，实为匡正祛邪，标本兼顾之良方。我用此方，颇为应手。若药后气仍未纳，喘仍未平者，宜酌加紫石英、远志、紫河车、补骨脂、胡桃肉等通心肾、填下元之品；剧者更加蛤蚧粉2g分吞，以增强温肾纳气之功，可获效机。曾治一张姓女，35岁，农民。患心痹已8载，近年来，咳喘屡发而不愈，迭进中西镇咳平喘药无效。顷诊咳喘，动则尤甚，咯痰不多，心慌气短，下肢轻度浮肿，口唇紫绀，脉细弦而结代，舌上有紫气，苔薄。良由心气亏虚，痰瘀阻于肺络，是以金令不降，气不归源，而成此咳喘之疾。当益心肾以纳气，化痰瘀而肃肺。处方：人参6g（另煎兑服），杏仁泥、桃仁泥、炙紫菀各10g，桑白皮、山萸肉各12g，紫石英15g，五味子5g。连进5剂，咳喘已减，原方稍事出入，共进30余剂，咳喘即平，下肢浮肿趋消，心慌气短显见减轻，逐步稳定。

二、咯血

风心病咳喘之甚者，易并发咯血。《外台秘要》指出："心咳，咳而吐血。"其量或多或少，其色或紫或红，多伴见心悸、胸痛、气短等症状，甚者因出血过多，而大汗如洗，致有虚脱之虑。风心病之咯血，一方面是气虚不能帅血归经，一方面是瘀阻而新血难守，虚实错杂，殊难措手。若见血止血，妄用收涩之品，诚非探源之治也，亦难以收到预期之效果。我治此证，恒采用益气以固本，消瘀以宁络之治法，尚能应手。选用唐容川《血证论》治"瘀血乘肺，咳逆喘促"之"参苏散"（人参、苏木），加花蕊石为主方，随证佐药。如治一王姓男，46岁，患风心已10余载，近1周来，始则咳嗽喘促，继则咯血，曾用抗感染、强心、止血等药，出血尚未控制，其色或红或紫，胸痛气急，心悸怔忡。舌上有瘀斑，苔薄，脉弦结代。心体受损，宿瘀内停，复因咳喘震损肺络，咯血以作。治予益气培本、消瘀宁络之剂。处方：人参9g（另煎兑服），苏木、茜草根、郁金各10g，煅花蕊石15g（研分2次吞服），丹参15g，鲜韭菜捣取汁约2小杯（分冲）。药服2剂，咯血逐渐减少，服4剂而咯血遂止。

三、心悸

心痹由于心体受损，心脉不通，故心悸一证最为常见，甚则怔忡不宁。对风心病心悸的治疗，首先必须辨识是属于阳虚、阴虚，还是阴阳两虚，施治方可中的。其辨证的关键，又在于识脉。一般而论：凡阳虚者，脉多见濡细、迟缓或结代；阴虚者，脉多见细数或促；阴阳两虚者，脉多见濡细、迟缓或结代。治疗此证，除需根据阴阳之偏颇，采用补而兼温，或补而兼清的治则外，还要注意参用通脉之品，方可提高疗效。凡阳虚，通脉可选用桂枝、鹿角霜、鹿角片等；阴虚，须重用柏子仁、麦冬、玉竹等。而炙甘草之补中兼通，无论阴虚、阳虚均应重用。我治阳虚心悸，常用参附汤合桂枝加龙骨牡蛎汤；阴虚心悸，常用生脉散加味；阴阳两虚之心悸，用炙甘草汤化裁。曾治卢姓女，29岁，风心病已起年余，南京某医院诊为风心病二尖瓣狭窄，心电图提示心房纤颤，伴室内差异性转移。近觉心悸怔忡，稍劳即气促，两颧紫红。苔薄尖红，脉细数而促。此心痹之候，心体残损，气阴亏损，心气逆乱。治予益气阴，补心体，畅心脉。处方：太子参30g，麦冬、丹参、合欢皮、生黄芪、茯苓各15g，玉竹、炙甘草各20g。进10剂后，心悸气短减轻。又予原方续进6剂，两颧紫红已消，活动后亦无所觉，脉数转缓，仍予原方间日一剂巩固之。

四、痹痛

"风心病"之痹痛，系风寒湿之邪深伏，导致心脉痹闭，经脉不通，血行不畅之故，其身痛殊为顽缠。对于"风心病"痹痛之治疗，必须从心体残损，心脉不通这一病理特点出发，区别其阴阳之偏衰，病邪寒热之属性，采用养营通脉，兼祛风湿，或温阳通脉，兼祛风湿之剂，方可奏效。凡阴虚而风湿逗留者，往往可见低热，关节屈伸不利，舌质偏红，脉细数等症，我常用《金匮要略》之防己地黄汤（木防己、地黄、桂枝、防风、甘草）为主方，其中地黄常重用至60g，取其既可养血，又能除血痹，伍以防风，祛风通络，桂枝、甘草通心脉，防己舒筋化湿。并加虎杖30g以化瘀宣痹，凉血解毒。其他如豨莶草、晚蚕沙、广地龙、桑枝等均可随症加入。阳虚而风湿相搏者，常可见关节疼痛、肢末不温、舌质淡、脉浮虚而涩等症，常用黄芪桂枝五物汤加附子、淫羊藿、桃仁、红花、油松节、桑寄生等。曾治顾姓女，43岁，风心病已起3载，形体羸瘦，面浮足肿；近来周身关节疼痛，低热缠绵，胸闷不适，心悸不宁，口干口苦，其舌质偏红，苔薄黄，脉细微数。心营素虚，脉涩不利，风湿逗留，郁结作痛，予养营通脉，祛风和络为治。处方：生地黄、忍冬藤各60g，虎杖、桑枝、生薏苡仁各30g，桂枝、防风各8g，木防己12g，知母10g，甘草6g。连进5剂，身痛稍缓，低热亦退。仍从原意进退，共服20余剂，身痛遂除，病情趋于稳定。

五、水肿

风心病之水肿，大致有下述两个因素：一是因为心阳不足，不能温煦脾土，或下焦寒水之气上逆，郁于心下，或土不制水泛溢肌肤；二是因为心血瘀阻，气化不行，上焦壅塞，肺失宣降，不能通调水道，下输膀胱，因而外溢为肿，所谓"血不利则为水"。这两种因素常相因为患。所以对风心水肿之治疗，以温阳益气、活血利水为大法，凡水肿甚者，我常用陈修园消水圣愈汤。此方系桂甘姜枣麻辛附子汤加知母而成。方中麻黄能通心气，发舒心阳，破坚积，并有利尿作用；桂枝通阳利水；附子强心；细辛散陈寒；加知母育阴化气，遂成阴阳既济之功。若心气不足，心脉瘀阻，心下痞坚，唇绀足肿者，可选用心痹汤。生黄芪、党参、炒白术、茯苓各15g，当归尾、丹参、桃仁、红花各9g，水蛭粉1.5g（胶囊装，分吞），虻虫1.5g，炙甘草10g。水蛭粉治此证效著，盖化瘀即所以利水也，配合益气扶正之品，遂无耗伤气血之弊。若心肾阳虚，下肢浮肿，久久不退者，乃心力衰竭严重之征象，宜选用济生肾气丸出入，并加用万年青根30g以强心利尿，对心力衰竭有较好疗效，但万年青根有一定毒性，少数患者服后往往出现恶心、呕吐、腹泻，剂量过大甚至可出现期外收缩及完全性传导阻滞。我曾用治一例风心病心衰者，服后一刻钟左右，即房颤加剧，隔日继续观察一次，仍然如前，因此应慎重使用。或改用茶树根（风湿性、高血压性及肺源性心脏病之心悸、气短、失眠等症状可见明显改善，尿量增多，浮肿消退，部分心脏阴影亦有明显缩小或改善，每次用30~60g）。亦可用葶苈子，因其有强心甙之作用，能使心肌收缩加强，心率减缓，对衰竭的心脏，可增加输出量，降低静脉压。每次用葶苈子末4g，一日3次，饭后服，一般在服后3~4日，尿量增加，浮肿逐渐消退。证之临床实际，病情多错综复杂，变化无定。或以心悸、怔忡为主，或以咳喘、咯血为主，或以水肿为主，或数者合并出现，并常伴痹痛，在审证之际，必须辨明主次，既治本，又治标，始可达到预期之效果。兹举近案一则：

陈某，女，36岁，工人，1987年9月16日初诊。

主诉：咳喘、怔忡、足肿已经六年余，迭治未愈。

病史：宿有风湿性关节炎，经常发作，六年前自觉心悸气短，活动后更甚，其势日益加剧，胸闷如窒，有时刺痛，咳喘，有时痰中带血。入暮足肿，翌晨稍退。乃去医院检查，确诊为风湿性心脏病，二尖瓣狭窄。因之近数年来，经常服药休息，改调轻工作仍不能坚持正常上班。

检查：两颧紫红，呼吸较促，活动后则加剧。听诊：心尖搏动向左下移位，心尖区典型舒张期隆隆样杂音，EKG：二尖瓣型 P 波增宽 > 0.11s，左心室肥厚及劳损。ESR 28mm/h，ASO > 800U。脉细数结代，苔薄腻、质紫暗，舌下瘀筋粗黑。

诊断：心痹（风湿性心脏病，二尖瓣狭窄合并二尖瓣关闭不全）。

治疗：养心通脉，温阳利水，泄化痰瘀。

生黄芪 30g，炒白术、紫丹参、炙桑白皮、茯苓各 15g，苏木、花蕊石各 20g，桃杏仁各 10g，制附片 8g，炙甘草 6g，红参 6g（另炖兑服）。7 剂。

9 月 24 日二诊：药后胸闷较舒，咳喘减缓，痰红已止，心悸怔忡趋定，足肿略消，舌质紫暗见化，脉细，偶见结代。此佳象也，效不更方，继进之。上方去花蕊石。7 剂。

10 月 2 日三诊：诸象续有好转，唯口微干，苔薄质衬紫，脉细，阳虚渐复，阴血暗耗，治宜兼顾之。

上方去制附片，加麦冬、玉竹各 10g，柏子仁 15g。7 剂。

10 月 10 日四诊：口干已润，喘咳心悸趋定，精神渐振，足肿全消，舌质衬紫稍淡，脉细。症情已见稳定，续守前法巩固之。

上方间日服一剂。14 剂。

1988 年 9 月随访：近半年来，颇感畅适，血沉、ASO正常，能坚持正常工作。

嘱：切勿过劳，防寒保暖，以期巩固。

【按】本案患者，既有心体受损，心脉不通的器质性病变，又有痰、瘀、水交阻的病理产物滞留，同时体质偏于阳虚，所以见证亦颇为复杂，上述风心病五大证（咳喘、怔忡、足肿、咯血、痹痛）尽皆具备，故治以人参、黄芪益气；丹参、桃仁、苏木活血化瘀；杏仁、桑白皮定咳降气；附片、白术、茯苓温阳利水；花蕊石既能化瘀，更善止血；炙甘草宁心。而人参配桃仁，益气通脉；杏仁配桃仁，宣肺行瘀；杏仁配桑白皮，下气平喘，兼能利水；人参配苏木、花蕊石，对瘀血乘肺之咳喘、咯血尤为合拍。诸药合和，相辅相成，故收效较佳。

通利疗法在温热病中的应用

一、通利疗法在温热病中的重要作用

温热病是多种热性病的总称，许多急性传染性热性病都概括在内。也包括了具有卫、气、营、血见证，而又不属于急性传染病的感染性疾病，如败血症等。早在《内经》中，对热性病的治疗总则即已提得很明白。迨至汉代张仲景，对传染性热性病，不仅用六经来归纳分析证候，辨识其性质与转归，而且具体提出汗、清、吐、下 4 种排泄毒素的疗法，从理论和实践上发展了热病治则，对后世的启迪很大。金元四大家中刘河间对热病初起，打破了"先表后里"的治疗常规，主张采用辛凉法以表里双解，这是温病学发展过程中的一个重大转折点；张子和继承了张仲景的大法，特别强调下法的医疗作用，均有新的发展。张氏认为下药用之得当，可以起到补药的作用："大积大聚，大病大秘，大涸大坚，下药乃补药也。"明代吴又可认为温病与温疫均是感受天地之厉气，邪自口鼻而入。并在《温疫论》中提出了一整套治疗温疫的理、法、方、药，指出："温疫以祛邪为急，逐邪不拘结粪。"戴北山说："时疫不论表邪罢与不罢，但见里症即下。"所谓"温病下不嫌早"之说，即由此而来，对后世医家治疗温疫病具有重要的指导意义。

二、运用通利疗法的几个原则

温热病之应用下法，主要目的是逐邪热，下燥屎、除积滞还在其次。吴又可又说："应下之证，见下无结粪，以为下之早，或以为不应下而误投下药，殊不知承气本为逐邪，而非为结粪设也。如必俟其粪结，血液为热所搏，变证迭起，是犹养虎遗患，医之过也。况多有结粪失下，但蒸作极臭如败酱，或如藕泥，临死不结者，但得秽恶一去，邪毒从此而消，证脉从此而退，岂徒孜孜粪结而后行哉？！要知因邪热致燥结，非燥结而致邪热也……总之，邪为本，热为标，结粪为标中之标。能早去其邪，何患燥结乎？"这对温热病用下法的重要性和必要性说得如何晓畅！但是，也不能妄用、滥用下法，不仅要下得其时，还要下得其法，根据缓急、虚实斟酌适度，才能发挥下法特有的作用。

本文仅就个人通过临床实践，并结合先进经验，简略地谈一谈使用"通利疗法"（下法）处理部分急性传染性热性病的点滴体会。

我认为吴又可所说的"大凡客邪贵乎早逐，乘人气血未乱，肌肉未消，津液未耗，患者不致危殆，投剂不致掣肘，愈后亦易平复。欲为万全之策者，不过知邪之所在，早拔病根为要。但要量人虚实，度邪轻重，察病情缓急，揣邪气多寡，然后药不空投，投药无太过不及之弊，勿拘于下不嫌迟之说"，确是可贵的经验之谈。因为温邪在气分不从外解，必致里结阳明，邪热蕴结，最易化燥伤阴，所以及早应用下法，最为合拍。通下岂止夺实，更重在存阴保津。柳宝诒对此作了中肯的评述，他说："胃为五脏六腑之海，位居中土，最善容纳，邪热入胃，则不复它传，故温热病热结胃腑，得攻下而解者，十居六七。"充分说明通利疗法在温热病治疗上占有重要的位置。

通利疗法是在于迅速排泄邪热毒素，促使机体早日康复，可以缩短疗程，提高疗效。这是清热祛邪的一个重要途径，无论邪之在气、在营，或表里之间，只要体气壮实，或无脾虚溏泄之象，或有可下之症，或热极生风，躁狂痉厥者，均可通下逐秽，泄热解毒，选用承气、升降散之类，或于辨证论治方中加用硝、黄，这就不是扬汤止沸，而是釜底抽薪。既能泄无形之邪热，又能除有形之秽滞，一举两得，诚治本之道。但纯属卫分表证，恶寒较著而热势不甚，或年老体弱、孕妇或妇女经期，则宜慎用。

三、应用举例

1. 乙脑

乙脑与暑温、暑痉、暑厥类似，起病急骤，传变迅速，卫分症状，殊难觉察，就诊时多见气营相兼，或气血两燔之候。只要没有明显的表证，而温邪已渐入里，出现高热神昏，躁狂风动，或有腹满便结者，均宜采用通利法，"急下存阴"，使邪有出路，秽滞既去，邪热可以迅速挫降。这是直接关系到预后好坏的关键问题。上海市传染病院中医科报道治疗70例乙脑，44例用过下法，未见不良反应，认为不仅预后较佳，后遗症亦少。湖北中医学院附院也认为，使用下法的目的在于驱逐热邪，保存阴液，故并非必用于便秘者，但有热极似火，或热盛动风证候，即可应用下法。下后往往体温渐退，抽搐减轻，神志转清。这进一步明确了通利疗法的使用范围，颇堪参证。个人在治疗乙脑过程中，也屡以通利疗法而获效。这种防微杜渐、先发制病的治法，可以缩短疗程，防止脑水肿、脑疝的形成。

温病治疗学的治未病思想，除了防患于未然外，尤重视已病防变，即掌握疾病的传变规律，采取积极措施，以防止其发展和深入。例如脑水肿未形成前，早期即可见到球结膜轻度水肿，舌有时胀大，立即服用"降利汤"，就可防止其出现。这种已病防变，并预为之图的观点与做法，是富有积极性，且有指导意义的。姜春华教授提出"截断、扭转"的论点，已故名医严苍山氏认为："善治温病者，必须见微防渐，护于未然"，从而提出治温三护法（护脑、护津、护肠），并主张"在卫兼清气，在气须顾凉血，以杜传变为上工"。这是他们治疗温病的高见。这种截断、扭转和防患于未然的观点，无疑是颇有积极意义的。证之临床实践，大部分温病是可以杜绝其传变，终止发展而转向痊愈的。

例1：陈某，男，8岁。患乙脑入院已旬日，高热昏迷，项强痉厥，谵妄搐搦，近四日来加剧，腑垢一周未行，腹硬满，蒸蒸但头汗出，苔微黄而厚腻，脉沉实而数。暑邪夹湿与食滞互结，蕴蒸阳明胃腑，熏灼心包而神昏窍闭。亟当通泄邪热积滞，佐以化湿辟秽，平肝息风，以冀腑通滞泄，热挫窍开。

生大黄9g（后下），芒硝6g（另冲），炙全蝎1.5g（研吞），钩藤（后下）、青蒿各15g，葛根、僵蚕、佩兰、石菖蒲各9g，甘草3g。2剂，1日分4次服完。

翌晨腑通，排臭秽焦黄宿垢4次，神志渐清，诸证悉减。原方减硝、黄续进，以靖余氛。3日后症情稳定，自动出院。

【按】此为外地会诊病例。原已服大剂白虎汤及注射抗痉厥、解热等药，症情日剧，嗣后予以通利为主之剂。一剂而腑通神清，三日渐复，此通利排毒，使邪有出路之捷效也。此例神昏系阳明热盛所致，盖胃络通心故也。病在气而不在营，应予鉴别。

在乙脑极期，往往出现痰浊阻塞气机，蒙蔽心窍，高热稽缠，神昏惊厥，痰鸣如嘶，舌苔厚腻，便秘或便通而不泄泻者，均可使用夺痰定惊散，药后往往一泄而解，痰消神清，热亦下挫。

例2：王某，女，6岁。乙脑第5日，高热神糊，抽搐痰壅，吸痰时易引起气管痉挛而窒息，颇感棘手，嗣后予验方夺痰定惊散0.7g，鼻饲后4小时许，泻出黑色粪便，杂有黄白色黏液甚多，痰消神清，热挫痉解，调理而愈。

【按】此散化痰、泄热、定痉通腑之功甚著，4岁以上者用0.7g，1~3岁者，只用0.3g即可，得效即勿再服。并可用于肺炎、流脑、中毒性菌痢、百日咳脑病等疾患之痰热交阻，而痰涎壅盛如曳锯者，收效亦佳。

［附］夺痰定惊散

炙全蝎 30 只，巴豆霜 0.45g，犀黄 0.6g，硼砂 1.5g，雄精 2g，胆南星 6g，川贝母、天竺黄各 3g，麝香 0.3g（后下）。共研极细末，瓶装密贮备用。

2. 正、副伤寒

正、副伤寒隶于湿温范畴。由于吴鞠通有"湿温……下之则洞泄"之说，后亦有人认为用下剂有促使肠出血之弊，因此，伤寒能否运用下法，长期以来争鸣不休。通过复习文献和临床实践，我完全同意"正、副伤寒不仅能下，而且应以下法为主"的见解。《温疫论》说："凡表里分传之证，务宜承气，先通其里，里气通，不待发散，多有自能汗解者。"叶天士说："三焦不得从外解，必致成里结，里结于何？在阳明胃与肠也，亦须用下法。"《温证指归》说："温邪如火，人身如釜，津液如油，煎熬脏腑，势不焦枯不已，若不急抽其薪，徒事扬汤止沸，实与养痈无异。"吴又可还明确指出："得大黄促之而下，实为开门祛贼之法。"又说："承气本为逐邪而设。"事实证明，伤寒的发病，虽然主要是感受温邪而起，但大多夹食、夹湿，所以在伤寒早期，及时予以疏通积滞，清泄解毒，温邪就不致内传阳明，蕴蒸化火，下逼肠络，就可能防止或减少肠出血，缩短疗程。因此，下法是直达邪热巢穴，追逐邪热外泄的积极疗法，而且要"急早凉下"，不要等待舌苔转黄，才敢议下。"若泥伤寒之说，必俟邪入腑、苔转黄者方可攻下，恐病温者，肠胃腐烂，早赴九泉矣"（《温证指归》）。这说得如何恳切明确。当然，伤寒之用下法，要"轻法频下"（章虚谷语），不可过于猛峻，汤剂用大黄一般在 6~15g 之间，芒硝在 6~12g 之间，用凉膈散在 30~45g 之间。一般连用 3 天，以后视体质强弱，邪热盛衰，连日或间日应用下法。杨寿元氏用下法治疗 44 例伤寒，用下法 3 剂以下者仅 5 例，用下法 20 次以上者有 3 例，平均应用 8.8 次（大部分通利与清凉药同用，疗程更加缩短）。无 1 例并发肠出血者，值得我们学习参考。

个人采用聂氏以杨栗山《寒温条辨》之"升降散"（生大黄、僵蚕、蝉蜕、姜黄）为主而制订的"表里和解丹"和"葛苦三黄丹"治疗伤寒、流感等温热病，收效较著，疗程多在 3～10 天之间，剂量小，服用便，无任何副作用。

表里和解丹：适用于流感、伤寒等温热病初起而见有表里症者，或病起已三五日，尚有表证存在者，服后常一泄而脉静身凉，或显见顿挫，续服 2～4 次可瘥。因其功能疏表泄热，清肠解毒，达到表里双解，缩短疗程的目的。不论成人、小儿，除正气亏虚或脾虚便溏，或发热极轻，恶寒较甚者外，均可服之。处方：生大黄 135g，炙僵蚕 45g，蝉蜕、甘草各 30g，皂角、广姜黄、乌梅炭各 15g，滑石 180g，上研极细末，以鲜藿香汁、鲜薄荷汁各 30g，鲜萝卜汁 240g，泛丸如绿豆大。成人每服 4～6g，妇女或体弱者酌减；小儿 10 岁左右服 2.0～2.3g，6～8 岁者服 1.2～1.5g，2～5 岁服 0.5～0.75g。每日 1 次，未更衣者可续服 1 次，连服 1～3 日，热退即勿再服。

葛苦三黄丹：湿温等温热病，服上方 3 日，热势未挫者，可续服本丸。这是通利泄邪与清热解毒、燥湿化浊并用之剂，一般连服 5～10 日多能奏效。处方：飞滑石 600g，生大黄 90g，蝉蜕 15g。以上 3 味研末，另用苦参 150g，葛根、黄芩各 90g，天花粉、茵陈、青蒿各 60g，黄连、甘草、白豆蔻各 30g，蝉蜕、姜黄、川郁金、苍术各 15g，煎取浓汁，再以鲜荷叶、鲜藿香各 150g，鲜苏叶 180g，鲜茅根 240g，生萝卜子 60g，以上 5 味研磨加上药汤绞汁 2 次，并加鲜萝卜汁90g，将药汤汁拌入3味药末泛丸，湿重6g（无鲜药时用干药半量，研细，用药汤放凉泡透榨汁，榨后须加凉开水再榨一次，以免药汤损失）。每服2粒，每日1次，体弱或儿童酌减，虽有溏泄，尽可服之。服后一般每日微泻一两次，热势逐步递减而愈。

例3：赵某，男，28岁，工人。4日前以头痛体痹，形寒发热开始，曾服A.P.C得汗而热不挫解，入暮为甚，体温39.2℃，口微渴而黏腻不爽，二日未更衣。苔白，中后微腻，脉浮数。此风热外袭，湿滞内蕴之候。治宜两解，予表里和解丹12g，分作2包，每日1包，开水送下。药后5小时即得畅便一次，入暮热势挫降至37.6℃，次日续服，发热已退至常温，诸苦若失，唯觉神疲乏力，饮食调理休息二日即愈。

例4：孙某，女，43岁，工人。违和旬余，初起头痛肢楚，恶寒发热，胸痞困顿，服药得汗，恶寒已解，热势稽留，朝轻暮重（38~39.8℃）之间，口苦而黏，午夜有时烦躁不宁，间见谵语，颈胸白痦遍布，大便溏黏如酱，臭秽异常，苔黄糙腻，脉濡数。白细胞偏低。肥达反应：H1：240，O1：100。诊为伤寒。即予葛苦三黄丹，每日2粒，开水化服。服后7小时许，大便畅泄二行，自觉较适，入暮烦热略平，次日续服，热度下降至37.5~38℃左右，连服4日，热已趋平，改予汤剂善后。

3. 肺炎

肺炎之运用下法，主要是在辨证论治的方药里加用大黄，古人有"病在脏，治其腑"之说，肠腑疏通，上焦壅遏之邪热、痰浊自有出路，且大黄本身有良好的抗菌作用。

南京中医学院一附院与江苏省中医研究所对麻疹肺炎患

儿，重点观察了用大剂量清热解毒药和重用大黄的疗效比较，共 125 例，发现重用大黄组的疗效较好，其大黄用量，突破常规，并未发现任何副作用，这个经验，值得学习。

治法用药分组：

甲组：大青叶、蒲公英各 30g，金银花、紫草各 9~15g，加入麻杏石甘汤中，以煎剂为主。痰多者加葶苈子、天竺黄，每日 1 剂，本组共 68 例。

乙组：在甲组用药的基础上，再加生大黄煎服。大黄用量随年龄而增加，1~2 岁者用 9~15g，2~3 岁者用 15~30g，3~5 岁者用 30~45g，每日 1 剂，本组共 57 例。

两组病例均从入院当天起分别服药，连续 3 天以上。

疗效对比：虽然两组患儿均全部治愈，但其退热天数、咳嗽消失、啰音消失和 X 线征象消失天数，乙组（重用大黄组）均少于甲组。从住院平均天数来看亦如此，经统计学处理，概率 P 均小于 0.025，相差显著，故乙组的疗效优于甲组。其疗效短则 3 天，长者 12 天，多数为 5~7 天。

大黄具有清热化湿及泄血分实热功用。现代药理学实验研究证明大黄不但用以缓下、健胃、利胆，而且具有较强的抗菌作用，如对甲乙型链球菌、肺炎球菌、金黄色葡萄球菌及伤寒、副伤寒、痢疾、白喉、炭疽杆菌等有较强的抑菌作用，对流感病毒亦有抑制作用。故以大黄治疗麻疹肺炎是值得重视和研究的。他们在总结大剂清热解毒药物的基础上，对曾用多种抗生素及中医辨证治疗未获效果的麻疹肺炎患儿 20 例，改服乙组方药，也取得了较为满意的疗效。还以大黄为主药试用于尿路感染、胆道感染、菌痢、伤寒、金葡败血症、口腔炎、疖肿等少数病例，亦均获治愈。对病毒性肺炎亦有一定的疗效。这都充分证明了通利疗法的卓越效能。

通过实践，个人也有同样的体会：大黄的清热泻火、解毒抗菌的作用，殊为显著，只要用之得当，没有任何副作用。但如此大剂量的使用，是突破老框框的创新，值得学习。

例5：倪某，女，59岁，退休。1977年1月27日来诊：违和三日，头痛肢楚，形寒发热，微汗不畅，鼻塞咳呛，口干欲饮，呼吸较促，便难，苔薄黄，脉浮数。T 39.6℃。听诊右上肺有少许细啰音。白细胞11200，中性95%，淋巴5%。胸透：右上肺野中外见絮状阴影，边缘欠清，两肺纹理增多。诊为右上肺炎。此风寒外束，痰热内蕴之风温重症。治宜宣肺通泄，清热解毒，予麻杏石甘汤加味：生麻黄6g、生石膏、白花蛇舌草各30g，鱼腥草24g，生大黄、生黄芩、杏仁泥各10g，天花粉12g，甘草5g。2剂，水煎服。

1月29日二诊：药后汗出较畅，便难已爽，热退咳减，T 37℃，苔薄微黄，脉平，表里两解，邪热趋戢，再为善后。生石膏15g，杏仁、桔梗、前胡各10g，鱼腥草、忍冬藤各30g，陈皮、甘草各5g。2剂，水煎服。

1月31日：症情平稳，胸透炎症已吸收，可以勿药。

4.菌痢

中医之"赤白痢"类似于"急性菌痢""疫痢""疫毒痢"似属"暴发型痢疾"。本病致病因素，一为外感暑湿疫毒之气，蓄积肠胃而致；一为饮食不洁，或过食生冷停积于中宫，使脾胃运化之功能受阻，大肠传导失常，气血凝滞，湿热郁蒸，损伤肠道血络，而痢下脓血。凡痢疾初起，因宿有积滞，里热较甚，前人早有"痢无止法""痢疾当头泻"之说，通利疗法对痢疾初起最为适用，可缩短疗程，提高疗效。

个人过去常用以生、熟大黄为主药的"痢泻散"治疗痢疾及泄泻，服用方便，价格低廉，奏效显著，可以推广应用。

痢泻散：生大黄、熟大黄（炒）各 30g，苍术（米泔水浸）90g，杏仁（去皮尖与油）、羌活（炒）各 60g，川乌（去皮，面包煨透）、甘草（炒）45g。上药共研极细末，瓶贮备用。成人，赤白痢疾每服 3~4g，但赤痢宜用灯心草 1 尺煎汤调服；白痢宜用生姜 3 片煎汤调服；赤白兼见者，并用灯心草、生姜煎汤调服；泄泻每服 2g，以米汤调服。小儿剂量减半，4 岁以下者用 1/4，幼儿再减，每日 2 次。

本方有泄热通滞、健脾燥湿、温里散寒、止痛安中之功，对菌痢及急、慢性泄泻，均有显效。痢疾与泄泻，新起多属热、属实，久病则为寒、为虚。热实者宜清泄导滞，虚寒者则应温中培调。本方主要用于热实型泻痢，但虚寒型体质不太虚弱者，亦可应用。大黄生用苦寒，专于下行，能入血分，泄热通肠，荡涤积垢；熟则性缓，能导湿热从前阴而出，并有收敛止涩的功用。川乌辛热，温养脏腑，破除积滞，散寒止痛，与大黄配合，一温一寒，相须相使，不但可治热实之证，并可用于寒实之证，是本方中的主药。此外，杏仁降气润燥，有利消积；羌活搜风祛湿解表，协同川乌，增强止痛作用。至于甘草，则功在协调诸药，解毒缓急。所以各型痢、泻均可使用。唯疫毒痢必须配合清肠解毒之品，或中西医结合始妥；久痢下稀淡血水者忌用。

例 6：沈某，男，36 岁，农民。恶寒发热 3 日，T 38.8℃，头痛肢楚，泛泛欲呕，腹痛阵作，下利不爽，里急后重，杂有红白黏冻，日十余行，经粪检有红白细胞、脓细胞及黏液。苔微黄腻，脉数。暑湿热毒之邪内侵，食滞壅阻肠间，蕴蒸胃肠，气血凝滞，痢疾以作。治予"痢泻散"，每服 4g，日 2 次。服后 2 小时腹痛稍缓，痢下较畅，入暮热势渐挫，翌日续服之，即趋瘥解。

以上仅是略举 4 种温热病应用"通利疗法"的疗效作为例证，来说明通利疗法在温热病的治疗中占有重要的位置，具有卓越的作用。当然，通利疗法也不是万灵丹，我们还要掌握辨证论治的原则，不能认为通利疗法就是万能疗法，而否定其他治疗方法。

个人认为温热病是急性热性传染病，其来势既猛，传变也速，必须根据疾病的发展规律，要有预见性地防微杜渐，采取果断的、有力的、相应的措施，先发制病，不可因循等待，只要不是"表寒""表虚"之证，或年老体衰之躯，均可早用通利疗法。因为这是清热祛邪的一个重要途径，保存阴津，防止恶化的具体措施，从而达到缩短疗程，提高疗效的目的，发挥中医中药治疗急性热性病的应有作用。

慢性肝炎治疗经验

慢性肝炎由于湿热之邪留恋，肝脾久病而致气虚血亏，或气滞血瘀，迁延不愈，演变而来。因为病程较长，肝功能长期损害，正虚邪恋，不易骤效，其病理变化，因禀赋有强弱，感邪有轻重，而各有不同。约言之，有伤阴、伤阳之异，在气、在血之分。必须把握病机，知常达变，方能提高疗效，缩短疗程。

一、疏肝与养肝

肝病之证治，头绪纷繁。清代著名医家王旭高曾总结出治肝三十法。笔者认为疏肝与养肝是治疗肝脏自病的基本大法。

肝为藏血之脏，其体柔，主疏泄，性喜条达，对人体气机的运行有着重要的调节作用。但其为病则显露出刚强之性，故古人曰"木曰曲直"。肝属厥阴，但中寄相火，易于化火动风，所以前人用"体阴用阳"来概括它的生理功能。肝脏的疏泄功能是与肝体密切相关的，肝血充沛，肝体不燥，则疏泄有度；肝血不足，肝气有余，则易于横逆致变。"肝体愈虚，肝用愈强"，前人的这一论点是精确的。

疏肝法是理肝"用"的一种方法，凡肝脏"曲"而不"直"者宜之。养肝法是濡养肝"体"的一种方法，凡肝脏"直"而不"曲"者宜之。"疏"与"养是中医治疗学动静观的体现。

历代典籍的治肝方剂，纯用疏肝药或养肝药是少见的，疏养结合则是普遍规律。如四逆散，是疏泄厥阴的代表方，既用柴胡疏肝理气，枳实宣通结滞，复用白芍柔肝敛阴，甘草和中缓急，以疏理为主，柔养次之，并行不悖，开合有度，在疏泄中不忘柔养。一贯煎是柔养肝体之要方，于柔养中不忘疏泄，方取沙参、麦冬、生地黄、枸杞子大补滋阴养血之品，假使没有当归之辛润活血，川楝子之疏肝，则全方不免失之呆滞，就不符合肝喜疏泄之特性。值得注意的是，柴胡与川楝子虽同为疏肝药，但柴胡其性升疏，川楝子功在泄降，一般肝气郁结，阴伤未著者，取柴胡；若肝郁化热，肝阴已伤，取川楝子，取其清肝止痛。在仲景年代，疏肝多取柴胡，至清代叶天士、魏玉璜等医家又认识到柴胡疏肝有升动肝阳之弊端，常取用川楝子。历代医家就是通过不断实践，丰富了肝病证治的经验。当然，肝阴已伤，肝郁较甚者，柴胡不是绝对不能用，如清代高鼓峰，就有柴胡与生地黄并用的方法。可见中医学既有规律可循，又没有一成不变的模式。

慢性肝炎症见情怀悒郁，胸闷不舒，欲嗳不爽，两胁胀痛，食欲不振，舌苔薄腻，或上有垢浊，脉弦或濡滑，为肝失疏泄，影响脾胃运化功能，湿浊内阻，气机不畅。其治疗必须遵照古人"疏肝毋忘和胃"之说，以疏肝为主，参用健脾和胃之品，可选柴胡疏肝散（四逆散加制香附、川芎）化裁，加蚕沙以泄浊，薏苡仁、茯苓、半夏、豆卷化湿和中。若郁久化热，小溲色黄者，去川芎，加栀子、蒲公英清泄之。若久病伤阴，症见烘热体倦，口干思饮，两胁疼痛，情绪易于激动，大便干结，舌红，苔少而干，脉弦略数，当以柔养为主。因肝肾同源，肝阴受损日久，势必下汲肾阴，故此类证候之特点是伴见肾阴亏虚。笔者认为养肝需参益肾，方能提高疗效，常取高鼓峰疏肝益肾汤化裁。此方是六味地黄汤加柴胡、白芍而成，既可养肝益肾，又能达肝郁，泄湿热。唯方中山萸肉有温助肝阳之弊，常去之，加女贞子、墨旱莲清滋之品。若阴虚不耐柴胡升疏者，可用川楝子、生麦芽、白蒺藜代之。

二、补虚与泻邪

慢性肝炎多由急性肝炎演变而来，而湿热疫毒又是导致急性肝炎之主因，所以驱邪仍是慢肝治疗中的重要环节。但不可把驱邪机械地理解为清热解毒，一味追求降低肝功指标则是片面的。按照中医学的观点，"邪之所凑，其气必虚"，"至虚之处，便是容邪之所"，慢肝的病理变化，同样离不开邪正之纷争。治疗也必须正确地运用扶正驱邪，或在驱邪中不忘扶正的指导思想。慢肝多属虚实夹杂，正虚多由实邪留连日久而来，而只有肝气得疏，脾胃才能健运；瘀血得去，新血才能化生，故应攻补兼施，权衡适度，始收佳效。

慢性肝炎用补法，必须在明确病位的基础上，区别其为阴虚，抑或为阳虚，方能对症下药。凡阴虚者，宜补而兼清；凡阳虚者，宜补而兼温。病由肝而起，传脾而盛，传肾更剧。从肝、脾、肾损伤之程度，可以测知病情之轻重。

凡肝脾阴伤，症见爪甲少华，口干溲黄，烘热肢软，纳谷不馨，食后胀闷不适，大便干结，两胁胀痛，舌红苔少，脉细略数者，当以养肝濡脾为主，参以和中助运之品。此症不宜用参、芪温补，用之反觉胀闷不舒。可取大剂黄精为主（一般用30g），配合枸杞子、沙参、山药、何首乌、鸡血藤等，佐以川楝子、木瓜、生麦芽等为基本方，随症化裁。气阴两伤，可重加太子参。方中黄精滋养生津，平补肝脾肾；木瓜酸能生津，又可利肝，且能入脾消胀，为阴伤而木横之良药，均值得选用。

慢肝伤阴最多，但亦有伤及肝阳者。阳虚气弱，则肝用不及。其主要临床表现为疏泄无力，症见面色灰滞，气短乏力，不耐疲劳，稍劳则精神倦怠，纳谷乏味，食后腹胀，大便干溏不一，小溲时黄，脉弦细，舌质淡，苔白。阳虚往往有怯冷之表现，临床不难辨识。对肝气虚的治疗，近贤张锡纯提出黄芪是补肝气的良药。笔者治肝气虚者，亦喜重用黄芪（30~60g），配合当归、桂枝、白芍、甘草、杜仲、川芎、生姜、大枣为基本方（当归补血汤合桂枝汤加味）。若阳虚怯冷，则加鹿角胶、附子、淫羊藿。临床上还可见到一种情况，患者既有肝阳虚衰的一面，又有疫毒深藏的一面，除上述见症外，伴见口苦、溲赤。此时，不妨温阳与解毒并进。温阳药能振奋机能，提高机体抗病能力；而解毒药则有直接针对病原之意图。可在上方基础上，加用板蓝根、黄柏、牡丹皮、白花蛇舌草等。

慢肝进一步发展，还会出现肝肾精血亏损，癥块癖积的见证。患者面色晦暗，肌肤甲错，胁肋刺痛，肝脾肿大，质较坚硬，伴见肝掌、蜘蛛痣，舌见紫色或瘀斑，脉细弦。妇女则月经量少或闭经。检查肝功能可见白蛋白/球蛋白比例倒置，TTT、TFT、ZnTT 阳性，免疫功能低下。此时单纯使用扶正或攻坚破积一法，都不能吻合病机。多年来，笔者使用自拟之"复肝丸"，尚称应手。1963 年，此丸之临床应用在《中医杂志》披露后，各地重复验证，证明其对慢肝之癥块癖积及早期肝硬化，确有改善症状与体征，促进肝功能好转之疗效。处方：红参须、参三七各 40g，土鳖虫、紫河车、穿山甲、姜黄、郁金、鸡内金各 100g，研极细末；另用虎杖、石见穿、糯稻根各 250g，煎取浓汁，与上药粉泛丸如绿豆大。每服 3g，每日 2 次，食前服。1 个月为一疗程，一般服 2~3 疗程，可获稳定或基本治愈。本方取紫河车大补精血，红参须益气通络，二味用以扶正；三七活血止血，散瘀定痛；土鳖虫破瘀消癥，和营通络；更加郁金、姜黄疏利肝胆，理气活血；鸡内金、炮山甲磨积消滞，软坚散结，故补不雍中，攻不伤正，小量常服，确有使癥积潜移默消，肝实质改善与恢复之功。但是，对于肝胆湿热壅遏，转氨酶明显增高者，此丸不宜早用，必须待湿去热清，方可斟酌用之。

三、在气与在血

对慢肝之各种证候，区别是在气分或在血分，有利于把握病理层次，故不容不辨。

所谓在气，指慢肝因气机失调所导致的一系列病理变化，如肝气郁滞，湿热壅遏；或脾虚气弱，湿浊不化等。对前者，可选小柴胡汤加枳壳、瓜蒌皮、郁金（宜大量，一般用 30g，可使转氨酶迅速下降并有利于肝脏之回缩），宣通气机，薏苡仁、茯苓、滑石淡渗利湿；对后者，当取补中益气汤为主方。方中妙用升麻、柴胡二味，柴胡除升阳外，亦有疏肝作用，升麻宜生用，意在兼以解毒。

所谓在血，是指病邪由气入血所产生的一系列病理变化，或气滞以致血瘀，或热毒入血而耗血动血。而病程已久，正气不足，湿热病邪混处于血络之中，亦属于血分之证治范围。

慢肝以肝脾虚损为本，血瘀为标。其血瘀之表现，主要有气虚血瘀和阴虚血瘀之不同。笔者对气虚血瘀，喜用黄芪配莪术，山药配鸡内金两个药对，其中黄芪、山药均需重用到 30~60g，随症加用丹参、石见穿、参三七、郁金等。阴虚血瘀，当养阴化瘀，软坚散结，可用一贯煎加丹参、泽兰、牡蛎、茺蔚子等。热毒入血，有出血倾向者，往往鼻衄、齿衄时见，口干口苦，或伴见午后低热，夜有盗汗，或大便干结难解，舌质红，苔薄黄，脉弦带数。亟当清营解毒，可取犀角地黄汤为主方，其中犀角可用水牛角代之，用量 30~60g，其效始显。随证加用大小蓟、贯众、白薇、枸杞子、女贞子、墨旱莲、鳖甲等。若热毒耗灼真阴，大便干结，可暂加大黄泄热通腑。

久痛入络。其特点是肝区疼痛，牵及背部，舌质有紫气，苔薄腻，脉弦涩，肝功能长期不正常。可用《金匮要略》旋覆花汤为主方，以茜草代新绛。药选旋覆花、茜草、丹参、泽兰、柏子仁、紫草、菝葜、路路通、参三七等。不效，需参用虫类药。笔者常用九香虫、全蝎、参三七各等分，研细末，胶囊装盛，每服5粒，每日3次，收效尚佳。虫类药对慢肝之治疗，大有前途，值得进一步加以研究与应用。

四、病案举例

例1：李某，男，25岁，工人。

乙肝已起半年，经住院治疗，一度好转。顷GPT升至128U。肝区疼痛，便溏，苔薄腻，质紫红，脉细弦，乃肝经疫毒互结，脾气偏虚之症，治宜解疫毒，健中州。

炒白术15g，广郁金20g，蒲公英30g，半枝莲30g，怀山药20g，熟薏苡仁30g，土茯苓30g，甘草6g。14剂。

二诊：肝区疼痛稍有减轻，便溏，乏力，苔薄，质紫红，脉细软，前法续进之。

上方白术改为20g，加白花蛇舌草30g，贯众12g，党参15g，宣木瓜15g。14剂。

三诊：药后复查肝功，SG 20U，GPT 72U，余正常，肝区仍有不适感，大便每日2次，身烘，胃脘怕冷，苔薄，质偏红，脉细弦，原法出入。

茵陈20g，柴胡10g，广郁金15g，蒲公英30g，土茯苓30g，怀山药30g，党参12g，贯众15g，炒白术15g，甘草6g。14剂。

四诊：药后口干，肝区不适，大便成形，偶有恶心，苔薄，质偏红，脉细弦，原法损益。

上方加姜半夏 6g，白花蛇舌草 30g，北沙参 10g，川楝子 15g。14 剂。

【按】此案系慢性活动性肝炎，用白术、山药、熟薏苡仁健脾以扶正；蒲公英、半枝莲、土茯苓、茵陈、贯众清肝解毒；柴胡、川楝子、郁金疏利肝胆。苔腻渐退后始加用党参益气，大便成形后始加用沙参养阴。

例 2：宋某，女，31 岁，技术员。

一诊：慢性肝病已起 4 年余，形体消瘦，脘胁隐痛，有坠胀感，以往有胃下垂史，苔薄腻，脉细数，此肝脾不调，体气偏虚，治宜疏肝运脾，佐以益气。

柴胡 10g，生黄芪 30g，广郁金 15g，徐长卿 15g，土鳖虫 10g，橘荔核各 10g，佛手片 10g，广木香 8g，甘草 6g，娑罗子 12g。7 剂。

二诊：药后脘腹隐痛较缓，仍系胃下垂之咎。苔少，质微红，脉细弦，前法续进之。

生黄芪 30g，怀山药 30g，生白术 15g，广木香 6g，升麻 8g，徐长卿 15g，沉香曲 10g，甘草 6g，绿萼梅 10g。7 剂。

三诊：腹部作胀，嗳气矢气，排气后稍舒，纳谷一般，排便欠爽，苔薄，舌偏红，前法出入续进。

太子参 15g，鸡内金 8g，怀山药 30g，广木香 8g，炒白术 15g，全瓜蒌 15g，甘草 6g，徐长卿 15g。7 剂。

四诊：腹胀稍减，嗳气则舒，夜间腹部膨大，二便正常，舌苔薄，脉细弦，前法损益之。

太子参 15g，徐长卿 15g，橘荔核各 10g，怀山药 30g，广木香 8g，沉香曲 10g，青陈皮各 8g，佛手片 10g，炒枳壳 4g，甘草 4g。7 剂。

五诊：腹胀好转，大便偏烂，有嗳气、恶心感，胃纳不佳，舌苔薄，脉细弦，原法增益。

上方加姜半夏6g，生白术15g，生麦芽15g。7剂。

六诊：腹胀不甚，夜寐盗汗亦减，大便烂，苔薄，脉细弦，前法续进之。

怀山药30g，川百合15g，糯稻根30g，徐长卿15g，谷麦芽各15g，蒲公英30g，地骨皮15g，太子参15g，甘草6g，枸杞子12g。7剂。并予复肝丸巩固善后。

【按】此肝脾同病，疏肝与健脾同进之法，用药注意到疏而勿过，否则因理气而耗气；补而勿壅，否则因呆钝而碍运。六诊以后，更考虑到久用健脾运中，疏肝行气而伤阴的问题，兼用养阴。慢性肝病本来调治非易，此案更兼有其他慢性病，更为顽缠。这就需要医者既须坚持基本治法，有方有守，又要心思灵动，药随证转。

例3：徐某，女，43岁，住院号：73308-3。

慢性肝炎已久，肝功能反复不正常，经常发热，口干而苦，脘腹痞闷，肝区胀痛，纳差，苔薄，舌质红，边衬紫，脉弦细。反复给予疏肝理气，健脾培中或养益肝阴，清化湿热之剂，病情时剧时缓，迁延不愈。目前因发热，乃又神疲，食欲显减，身目黄染。肝功能检查：黄疸指数51U，胆红质5.5mg%，锌浊18U，麝浊18U，谷丙转氨酶284U。疫毒伤肝，湿热逗留，蕴阻脾胃则运化无权，熏蒸肝胆则疏泄失常，缠绵反复，诸象迭起。此次因外邪引动宿疾，病情加剧，经治发热已除，湿热疫毒之邪，缠稽不解。"久病多瘀"，除清化湿热，调理脾胃肝胆外，应着重活血化瘀，以去其瘀结所在。

豨莶草45g，田基黄30g，丹参18g，芒硝3g（分冲），石见穿 30g，生麦芽 30g，麸炒枳壳 8g，糯稻根 30g，生甘草 4.5g。10 剂。药服 10 剂后，黄疸消退，症状缓解，食欲增加；又自服 10 剂，病情明显好转。肝功复查：黄疸指数 10U，锌浊 12U，麝浊 10.7U，谷丙转氨酶 72U。一般情况均好，基本稳定，继续调理巩固。随访，已早恢复工作。

又南通市传染病院一女性患者陈某，患慢性肝炎，反复出现黄疸，不思饮食，神疲乏力，肝功能反复不正常，苔腻舌质暗红，脉弦细，迭经中西药物治疗，收效不著。邀约会诊，给予以豨莶草为主的汤药服之，病情有所缓解，一周后复诊，一般情况良好，黄疸已渐消退，腻苔趋化，纳食亦增。又守方续服，症情逐趋稳定（保肝之西药，仍同时并用）。

【按】慢性肝炎活动期，乃由湿热疫毒蕴结肝胆，肝郁气滞，脾胃运化失健而致。治疗一般采用清热利湿和疏肝运脾的大法。凡迭治不愈者，多与血瘀有关，故有"久病多瘀"之说。常于辨证用药的基础上，重用豨莶草等，临床上恒获比较满意的效果。

根据实践体会，豨莶草用于急性黄疸型肝炎与慢性肝炎活动期，对改善临床症状，降低黄疸指数、转氨酶及各项絮状试验，有显著而稳定的效果。

豨莶草有祛风湿、平肝阳之作用，用于治疗风湿痹痛、肝阳上亢等证，为众所周知。至于用治肝炎，则甚少论及。由于其性味苦寒入肝、脾、肾三经，《唐本草》谓其"主热，烦满不能食"。《本草图经》曰："服之补虚，安五脏，生毛发。"《本草经疏》曰："祛风除湿，兼活血之要药。"《分类草药性》曰："明目，黑发，滋阴养血。"《中国医学大辞典》更明确指出它"秉少阳升发之气，能升能降，祛风湿，活血化瘀"。是则本品不仅能祛风除湿，还有清热活血，补虚安中，调节肝胆功能之效。移治肝炎，宜其获效。因为既然病邪为湿热，其基本病理变化为湿热蕴结，肝郁气滞，脾运失健，血瘀凝结，重用本品是符合辨治原则的，是治疗黄疸比较理想的药物之一。我治急慢性肝炎常以此为主药，随证配伍，每收佳效。

石见穿化瘀消肿，配合养胃健脾之糯稻根，是治疗急慢性肝炎的单方。田基黄原名地耳草，具有清热利湿、活血破瘀、消肿解毒之功，是一味治疗急慢性肝炎、早期肝硬化的理想中药。麦芽、枳壳善于疏肝行气，健胃宽中；芒硝利胆退黄。以上诸药，集中一方，故奏效较显。

湿热蕴遏较甚，而体质不太虚弱者，可加生大黄以泄利和血，则收效更速。

如为急性肝炎黄疸型，则应侧重清利湿热，以茵陈蒿汤加蒲公英、甘露消毒丹等为主。倘为暴发型的急性或亚急性肝细胞坏死型肝炎，古称"瘟黄"或"急黄"，多由热毒炽盛，伤及营血，内陷心包所致，转变极速。必须中西医结合，积极抢救，或可挽回。这些均属阳黄的范畴。如病久体虚，脾阳衰微，湿从寒化，中焦郁滞，胆汁不循常道外泄而致者，则属于"阴黄"。治疗应着重健脾运中，温化寒湿，可选用茵陈附子干姜汤或茵陈理中汤，与阳黄治疗迥然有异，不可混淆。

肝硬化治疗经验

肝硬化是一种由各种慢性肝病延续发展而来的，具有广泛肝细胞损害及结缔组织增生的慢性进行性疾病。根据临床症状和体征，早期肝硬化属癥积、痞块范畴；晚期肝硬化出现腹水者，则属臌胀、单腹胀范畴。

肝硬化的病理改变，是肝实质的损害，以气血郁滞、瘀凝脉络为主要矛盾。由于瘀结日久，肝脾损伤，其临床表现多呈本虚标实，治疗较为棘手。我曾于1959—1962年，拟订"复肝散"，治疗早期肝硬化肝功损害的患者60余例，对于改善症状和体征，促使肝功能好转，取得一定的疗效。处方在《中医杂志》1963年第8期发表以后，先后收到来自全国各地的许多来信，肯定了此方的疗效。以后更在原方基础上加以修改，制成丸剂，定名为"复肝丸"，并结合辨证用药，疗效有所提高。现又改为胶囊，服用更为方便。

处方：紫河车、红参须各20g，炙土鳖虫、炮甲片、广郁金各24g，参三七12g，生鸡内金、广姜黄各18g。共研为极细末。另用虎杖、石见穿、蒲公英、糯稻根各120g，煎取浓汁泛为丸。每服3g，1日3次，食后开水送下，或以汤药送服。1个月为一疗程。

适应范围：早期肝硬化肝功能损害，肝脾肿大，或仅肝肿大，胁痛定点不移，伴见脘闷腹胀，消瘦乏力，面色晦滞，红丝血缕（蜘蛛痣）或朱砂掌（肝掌），舌暗红或有瘀斑，脉象弦涩或弦细等症。

肝硬化虽病由肝起，却是一种影响全身的错综复杂的慢性病变，在整个病情演变过程中，多影响到脏腑之间的功能紊乱，表现出虚实交错的病机。根据临床所见，除以肝郁血滞，瘀结为癥癖的基本证型外，另分下列4种证型施治。

一、肝郁脾虚：重在疏肝益脾，扶正消癥

肝失疏泄，气血痹阻，脾运不健，生化乏源。其症肝脾肿大或仅有肝肿大，质地Ⅱ度，按之则痛，胃纳减少，腹胀便溏，四肢倦怠乏力，面浮而色晦黄，入暮足胫微肿，舌色暗红不泽，舌体较胖或边有齿印，脉象虚弦，重按无力。治用疏肝益脾，活血消癥。复肝丸配合逍遥散、异功散、当归补血汤加减。常用药物如柴胡、当归、白芍、党参、黄芪、白术、丹参、炙甘草、广郁金、广陈皮、茯苓等。

例1：顾某，男，67岁，退休职工。

于5年前患急性黄疸型肝炎后，肝功能长期损害，血清白蛋白/球蛋白比例倒置，检查确诊为早期肝硬化，迭经中西药物治疗，效不显著。顷来院门诊。主诉胁痛纳差，脘腹膜胀，肢乏便溏。视其面色晦滞，苔腻，舌质衬紫，颈左侧有蜘蛛痣1枚，肝掌明显，脉细弦。触诊肝肋下1.5cm，剑突下4cm，质地Ⅱ度，脾大肋下1cm，质软，表面润滑。肝功检查：麝浊度10U，锌浊度14U，谷丙转氨酶正常，胆红质1.2mg%，碱性磷酸酶18U，白蛋白2.8g%，球蛋白3g%。证属邪毒久羁，肝郁脾虚，气血痹阻，瘀结为癥癖。拟用复肝丸，每服3g，每日2次。煎剂处方：生黄芪30g，当归10g，潞党参12g，炒白术10g，软柴胡6g，炒白芍10g，炙甘草6g，生鸡内金10g，麸炒枳壳6g，生麦芽30g，石见穿20g，糯稻根30g，每日1剂。服药半月，诸恙减轻，精神

较振，仍予原法出入为方。调治3个月，复查肝功能已在正常范围：血清蛋白总数7.2g%，白蛋白4.2g%，球蛋白3g%。停煎剂，继服复肝丸半年，自觉症状消失，面色转荣。随访4年，未见复发。

【按】肝藏血，主疏泄；脾统血，主健运。血之运行上下，有赖于脾气之升降；脾之生化气血，又依靠于肝气之疏泄。一旦肝脾两病，疏泄运化失司，则肝气郁而血滞成瘀，脾气虚而生化乏源。本例先病在肝，后病及脾，血滞为实，气怯为虚。故以疏肝益脾、补气和血之剂，配合复肝丸标本兼施，以达扶正消癥之目的。

二、肝胆湿热：急当清肝利胆，通腑泄浊

湿遏中焦，邪从热化，肝失疏泄，移热于胆。其症肝脾俱肿，胁痛脘痞，头眩口苦，纳减腹胀，心烦易怒，溺短而黄，大便秘结或溏滞不爽，并可出现黄疸，苔黄厚腻，脉多弦数。治宜清肝利胆，泄热渗湿。以龙胆泻肝汤、茵陈蒿汤加减。常用药物如龙胆草、茵陈、柴胡、山栀、当归、黄芩、大黄、玄参、白花蛇舌草、虎杖、金钱草、车前草等。不宜早用复肝丸。

例2：王某，男，30岁，干部。

于3年前罹乙型肝炎，肝功能长期不正常，纳减，倦怠无力，病情不见好转，形体日趋消瘦。曾在南京、上海等地医院检查，确诊为早期肝硬化，乃来南通诊治。主诉：胁痛纳差，口苦溲黄，齿龈渗血，夜寐梦多。诊脉弦大，苔黄腻，舌质殷红，面色晦滞。触诊肝大肋下1.5cm，剑突下5cm，质地Ⅱ度，脾可触及，压痛（+）。责之湿热蕴结，肝胆疏泄失司，迁延日久，进而气滞血瘀，络脉痹阻。先宜清

泄肝胆湿热，以治其标。药用龙胆草、茵陈、苦参、柴胡、生大黄、山栀、黄芩、当归、生地黄、地骨皮、甘草、虎杖、金钱草、白茅根等出入为方，服药2周，诸症减轻，苔腻已化，脉象弦细，复查肝功基本正常。改投复肝丸，每服3g，每日3次。间或伍以疏肝养肝、化湿和脾方药。治疗半年，面色红润，诸恙蠲除。检查肝大肋下1cm，剑下3cm，质地Ⅱ度，肝功亦在正常范围。恢复工作，迄今一切良好。

【按】肝郁脾湿，久结不解，正气尚实，邪从火化，出现以胁痛、口苦、尿黄为主的肝胆湿热证。其病理机转是肝胆湿热而影响脾胃壅滞。吴氏《医方考》云："肝为至阴，胆无别窍，怒之则气无所泄，郁之则火无所越……故病则气血俱病。"治宜苦寒直折肝胆之火，通利脾胃壅滞之邪。本案病程虽长，癖积已成，但体气未虚，祛邪为急，故以龙胆泻肝汤加减。两周而湿热之邪得泄，继用复肝丸以治其本，获得肝肿缩小之良效。

三、脾肾阳虚：法宜温补脾肾，益气化瘀

气血瘀滞，肝脾久伤，由脾及肾，损及肾阳。其症脾肿大较肝肿大为甚，恶寒怯冷，腰膝酸软，面黄无华，精神委顿，饮食少思，腹胀便溏，舌淡胖嫩或淡紫，脉多沉弦而细。治用温补脾肾、益气化瘀。以复肝丸为主，配合景岳右归丸、当归补血汤加减。常用药物如熟附片、肉桂、鹿角胶（或鹿角片）、菟丝子、淫羊藿、黄芪、当归、党参、白术、茯苓、甘草等。

例3：刘某，女，54岁，职工。

患病毒性肝炎，迁延2年不愈。在某医院确诊为早期肝硬化，迭经中西药物治疗，效不显著。症情日趋严重，顷来

所门诊。主诉：胁痛纳减，腹胀溲少，便溏不实，精神委顿。诊脉沉弦而细，苔白腻，舌质衬紫。触诊腹膨而软，肝脾未满意扪及，两下肢轻度压陷性水肿。肝功检查：麝浊度11U，锌浊度18U，谷丙转氨酶56卡门氏单位，白蛋白2.3g%，球蛋白2.8g%，黄疸指数9U。超声波：密集微小波，并见分隔波，有可疑腹水平段。证属湿毒久羁，气血瘀滞，肝脾损伤，肾阳虚衰。拟方温补脾肾，益气化瘀。药用生黄芪30g，当归10g，熟附片6g，茯苓12g，淡干姜2g，生白术10g，大熟地黄15g，菴闾子15g。另用益母草100g，泽兰叶30g煎汤代水煎上药。连服5剂，小溲畅行，腹胀已松，足肿消退，眠食俱安。继用原方去益母草、泽兰叶，加炙鳖甲、怀山药等，配合复肝丸。治疗2个月，患者食欲增加，自觉症状不著，复查肝功正常，白蛋白3.8g%，球蛋白3g%。停服煎剂，续予复肝丸巩固疗效。半年后恢复工作，随访至今，一切正常。

【按】肝病日久，疏泄不及，出现食少腹胀，倦怠便溏等症。虽是脾虚表现，实系命火不足。盖肾为先天之本，藏真阴而寓元阳，脾胃之健运、肝胆之疏泄，均有赖于肾气之鼓动、肾阳之温煦。肝病损及脾肾，三脏阳气偏衰，互相影响，互为因果。本案病由肝起，累及脾肾，气血瘀滞，臌证已成。故重用黄芪升补肝脾之气，桂、附、干姜温煦脾肾之阳，又以大量益母草、泽兰叶活血化瘀而利水通淋，更加白术健脾，熟地黄益肾。药后小便畅行，胀消肿退，终以复肝丸扶正消瘕而获根治。

四、肝肾阴虚：治应滋养肝肾，凉营宁络

邪毒久羁，肝血亏耗，肾阴损伤，热郁脉络。其症脾肿

明显，肝大不著，面色黧晦，红丝缕缕，胁痛腰酸，鼻衄或齿龈渗血，咽喉干燥，夜寐梦多，舌红绛少苔，或苔腻中剥，脉象弦细而数。治用滋肾柔肝，养阴和络，以一贯煎加减。常用药物如北沙参、生地黄、枸杞子、天冬、麦冬、生白芍、川楝子、绿萼梅、女贞子、墨旱莲、玄参、甘草等。兼心阴虚而心悸心烦者，加西洋参、龟甲、酸枣仁之类。阴虚阳亢，热伤阳络，出血较甚者，加阿胶、水牛角、牡丹皮之属。齿衄不止，可用鲜地骨皮60g煎汤含漱，有止血之效。

例4：李某，女，39岁，工人。

患慢性迁延性肝炎已经3年，症情时轻时剧，肝功能检查反复波动。于一年前发现脾肿大。肝扫描：肝显影尚规则，左叶稍大，放射性分布尚均匀，未见稀疏及缺损区，脾脏显影符合早期肝硬化图像。乃来我院诊治。主诉：肝区刺痛，腰膝酸软，口燥咽干，夜寐梦多，齿龈渗血，偶见鼻衄。脉弦细，舌红绛。责之肝肾阴虚，郁热瘀阻。拟方清滋肝肾，柔阴宁络。药用北沙参15g，生白芍10g，大生地黄15g，枸杞子12g，地骨皮12g，京玄参15g，生鳖甲30g，天麦冬各10g，清阿胶10g（烊和），参三七3g（研冲），白茅根30g，服药10剂。齿龈出血已止，胁痛腰酸亦减，仍感倦乏少力，口干少寐。原方去阿胶、地骨皮，加黄芪、当归等治疗2个月，诸恙轻减，精神亦振，苔腻白，舌红转淡，脉弦已平。仍予原法加减，配合复肝丸，每服3g，1日2次。调治半年，3次检查肝功均在正常范围，触诊肝大肋下1.5cm，脾大3cm，恢复工作，至今病情稳定。

【按】肝肾精血，相互资生，所谓"乙癸同源"，故肝血不足或肾阴亏耗，均可出现肝肾两虚之见症。肝郁化火，肝火亢盛，耗伤肝阴，日久必损及肾阴。但肝硬化的形成，基于肝郁血滞，所以肝肾阴虚，尤多夹瘀而络损血溢。本案即是肝肾阴虚、郁热瘀阻之典型。初投清滋宁络，继用扶正化瘀，得获佳效。临床所见之阴虚夹瘀证型，其机制颇为复杂，往往是趋向恶化之征兆，必须提高警惕，随证施治，阻断病势之发展。

现代医学认为肝硬化的病理特点是，肝细胞变性坏死后，出现纤维组织增生、肝细胞结节状再生、假小叶形成，三种改变交错进行。由于结缔组织增生和小叶结构的改变，使肝血管的分布发生一系列的变化，即肝内血管网减少和血管网发生异常吻合。这种变化常是肝功能不全和门静脉高压的发生基础。这与中医肝郁血滞、瘀凝络脉的病机颇为一致。近年来，由于免疫学的迅速发展，发现慢性肝炎和某些肝硬化的形成均与自体免疫有关，在病程中均有细胞与体液免疫功能异常的表现，而活血化瘀法，不仅有能扩张肝内的血管，改善肝细胞供血，提高肝细胞耐氧能力，对损伤之肝细胞有修复作用；同时还具有抑制纤维母细胞的形成，减少胶原物质的分泌，抑制肝纤维组织增生，促进正常免疫功能和抑制异常免疫反应的作用。从中医辨证角度来说，肝郁血瘀的产生，和人体正气的强弱是有密切关系的，因此，针对肝硬化虚中夹实的病机，采用扶正祛邪的治则，拟订复肝丸益气活血、化瘀消癥。方取紫河车大补精血，红参须大补元气，两味用以扶正；参三七活血止血、散瘀定痛；土鳖虫活血消癥，和营通络；更加郁金、姜黄疏利肝胆，理气活血；生鸡内金、炮甲片磨积消滞，软坚散结。全方着眼于肝血郁滞、瘀凝脉络的主要病机，着手于扶正祛邪、消补兼施的治疗原则，又以丸药小剂量常服之法，补不壅中，攻不伤正，以冀癥积潜移默消，促使肝脾病变的改善和恢复。

早期肝硬化肝脾肿大，肝功能表现为麝浊度和锌浊度增高、血清蛋白改变者，一般以肝郁脾虚证最为多见，用复肝丸配合益脾疏肝方药，多数患者在1~2个疗程后，可以改善症状和体征，肝功能亦随之好转。脾肾阳虚型，以温补脾肾方药与复肝丸同时并进，对于增强机体免疫功能，促使肝脾病变的改善，有相得益彰之妙。但疗程较长，不能急于求功。肝肾阴虚型，除阴虚阳亢，营热伤络，临床表现郁、热并著者，治宜养阴解郁、凉营宁络为主，暂时停服复肝丸外，一般可以配合滋阴柔肝解郁煎剂，汤、丸并进，对于控制"脾亢"、纠正血清蛋白的倒置有一定作用，而未见助阳伤阴、攻邪伤正之弊。至于肝胆湿热证型，谷丙转氨酶明显增高时，复肝丸则不宜早用，否则，往往出现烦热不寐的反应，如复查肝功，转氨酶亦可继见上升，故必待湿热去而后用之。

五、对晚期肝硬化腹水的几点体会

晚期肝硬化以腹水为主要临床表现者，我有以下一些认识：

1. 瘀血为本，水湿为标

本有病本、共本之分，此说见于明代张介宾氏，所谓病本，即指起病之因；所谓共本，即人体阳气、阴精（血）与脾胃。肝硬化腹水先有肝脾肿大，而后有腹水，肝脾肿大为瘀血痰浊、湿热阻滞肝络，瘀血、痰浊、湿热即为病本，故宜化瘀消积治其本，利水宽胀治其标。

2. 正虚为本，邪实为标

肝硬化病起病缓慢，病程长，正邪长期相持，则虚实夹杂，往往是邪实未去，正已难支。此际攻邪则伤正，纯补则助邪，只能攻补兼施，尤其要惓惓以肝、脾、肾三脏为念，盖腹水之作，正是病起于肝，影响及于肝肾所致也。若见腹水之盈，胀急痞满，便一味峻攻，则邪未去而正愈伤矣。

我的用药经验，对肝硬化腹水：①补脾：常用山药、白术、茯苓、赤小豆，脾阳不足者用干姜；②补肝：常用黄芪（采用张锡纯之说）、当归；③补肾：常用淫羊藿、紫河车、楮实子，肾阳不足者用桂、附；④消积：常用干蟾皮、莪荗子、鸡内金、鳖甲；⑤活血：常用益母草、丹参、泽兰、姜黄、郁金、土鳖虫；⑥行水消胀：常用葫芦瓢、连皮茯苓、玉米须、鲤鱼赤豆汤。

例5：季某，男，48岁，干部。

患乙型肝炎，肝功能长期损害持续3年，迭经中西药物治疗，效不显著。曾在某医院检查诊断为"早期肝硬化"。顷诊：面色晦滞，胁痛纳差，便溏不实，精神委顿，脉弦细，苔白腻，舌衬紫。触诊腹膨而软，肝脾扪及不满意，两下肢轻压迹。肝功能：麝浊度10U，锌浊度14U，转氨酶58U，白蛋白2.3g%，球蛋白2.8g%，B超：肝脾肿大，可疑腹水。湿毒久羁，气血瘀滞，肝脾损伤，肾阳虚衰。治宜温补脾肾，益气化瘀，佐以利水。处方：生黄芪30g，当归10g，制附片6g，茯苓15g，淡干姜2g，生白术15g，莪荗子15g，淫羊藿10g，紫丹参15g。另用益母草100g，泽兰叶30g，煎汤代水煎药。

连服10剂，小便量多，腹部已松，足肿消退，纳眠俱佳，继用原方去益母草、泽兰叶，加炙鳖甲30g，怀山药20g，配合服用复肝丸3g，一日两次。连续治疗3个月后，自觉无不适，肝功能恢复正常，白蛋白4g%，球蛋白3g%，停服煎剂，续予复肝丸巩固疗效。随访三年，一切正常。

【按】对早期肝硬化的治疗，当区别虚实，不可妄行攻逐。本案由肝病日久，疏泄不及，损及脾肾，以致命火不足，臌症已成。慢性肝病、早期肝硬化等，凡证属肾阳不足者均以温肾培本为主，选用桂、附、干姜、淫羊藿温煦脾肾之阳，重用黄芪升补肝脾之气，配以大量益母草、泽兰叶化瘀利尿，使小便畅行，腹胀消退。又经复肝丸扶正消癥，而获痊愈。

例6：张某，女，32岁，农民。

臌症已久，面色晦滞，因妊娠而未发觉，顷分娩六日，腹仍臌大如箕，呼吸短促，胸闷纳呆，足肿溲短，苔薄质红，边有瘀斑，脉弦细。血臌隐伏已久，因妊娠未能及时发觉与治疗，致恙势增剧，气阴两伤，血瘀癖积，水湿凝聚，正虚邪实。补正则壅中，攻邪则伤正。为今之计，攻补兼施，徐图效机。

（1）怀山药30g，炒白术15g，楮实子30g，菴闾子15g，干蟾皮3g，茯苓15g，葫芦瓢30g，赤小豆30g（5剂）。

（2）鲤鱼一斤（去肠杂），赤小豆二两，煨食佐膳。

二诊：药后尿量增多，腹膨足肿，显著消退，胃纳亦增，精神较振，此佳象也。来人叙述病情如上，原法继进之。

上方加生黄芪、潞党参各15g（5剂）。

三诊：腹臌已消，自觉颇安，可予复肝丸巩固善后之。

【按】患者于就诊前3日在他院检查：腿肿3个月，产后腹膨更著，近20日来尿量减少。既往无肝炎及血吸虫病史，不嗜酒；血压130/100mmHg，律齐，$A_2 > P_2$，两肺界上升，叩清，呼吸音较低，腹膨显著；呈球形，腹壁静脉略显，有腹水，肝脾扪不满意，两下肢高度浮肿。肝功：麝浊11U，麝絮（＋＋＋），锌浊28U，谷丙转氨酶100U。超声波检查：肝见分隔波，进波（＋＋＋），出波良好；脾肋下3cm，诊断为肝硬化。因该院暂无病床，病势严重，乃来我院诊治。

血臌已久，又值产后，体气亏虚殊甚，纯补无益，峻攻不宜，乃攻补兼施，在补脾的基础上，以化瘀消积治其本，利水宽胀治其标，冀能应手。方中山药、白术补脾健中；蟾皮消积；菴闾子能"化五脏瘀血，行腹中水气"，治疗肝硬化腹水最为合拍；楮实子益气利水，而不伤阴；茯苓、葫芦瓢、赤小豆均能利水消胀。而千金鲤鱼赤小豆汤，既能补正利水，又可醒胃，是以药后小溲畅行，而臌胀显消，药进十剂，即趋稳定。续予复肝散调理而愈。因复肝散寓攻于补，能补养气血，化瘀软坚，推陈致新，增强体质，对慢性肝炎及肝硬化（无腹水者），不仅能制止胁痛，缩小肝脾肿大，改善肝质，并能促使肝功能好转，升高血浆蛋白总量，纠正白球蛋白倒置，从而使机体由弱转强，食欲健旺，精神振爽。迨后，其爱人来函，谓自服药以后，病已痊愈，肝功正常，已参加劳动。此例乃对虚证而言，如属实证，又应化瘀逐水，或攻补兼施，徐图效机。

萎缩性胃炎治疗经验

一、病因病机

慢性萎缩性胃炎近代多以胃痞称之，其病机错综复杂，既有胃失和降、脾胃湿热、胃阴不足之征象；又有脾胃虚寒、脾失健运，或脾不升清、肝气郁滞的征候。目前国内有关报道，在分型上大致有以下 5 种：①肝胃气滞（肝胃不和）型；②脾胃阳虚（脾胃虚寒）型；③胃阴不足（肝胃阴虚）型；④脾胃湿热型；⑤血瘀热郁（气滞血瘀）型。

在治疗方面，当前各地报道多按证型审定处方。但由于对证型有不同看法，故在治疗上遂各有侧重。

二、分型论治

个人对此病略有体会，并根据临床实际，分作以下 3 型，分别主以益气消瘀，养胃制肝，温脾化湿三法，并拟定了基本药物（表 1）。

表 1　萎缩性胃炎分型论治

证治分型	症状	治法	基本药物
脾虚夹瘀	形体消瘦，面晦少华，纳呆脘胀，刺痛掣及两胁，便溏，苔薄腻，舌衬紫，脉细弦	益气消瘀	黄芪、莪术、鸡内金、三七、玉蝴蝶、凤凰衣、甘松、徐长卿、白术等
阴虚木横	神疲乏力，脘腹胀痛，时感灼痛，嗳气稍舒，纳呆，口干欲饮，偶感嘈杂，便干结，苔薄，舌边红，脉细弦	养胃制肝	北沙参、麦冬、芍药、天花粉、乌梅、枸杞子、柿霜饼、绿萼梅、佛手
阴虚夹湿	神疲气怯，胃脘胀痛，其势隐隐，食后更甚，得按稍舒，纳谷不馨，便溏，苔白质淡，脉细软	温脾化湿	黄芪、苍术、太子参、良附丸、升麻、鸡内金、萆薢、徐长卿、熟薏苡仁等

以上 3 型，临床较为常见，所列基本药物，是按型分别施治，各有侧重。结合病理切片报告，见有肠上皮化生或不

典型增生者，均加用刺猬皮、炮山甲，以软坚散结，消息肉，化瘀滞；舌质红，脉弦者，可再加白花蛇舌草、白英、石斛等。疼痛甚者，加用活血化瘀、散结止痛之失笑散，因其不仅善于止痛，而且有改善微循环，调节代谢失调和神经血管营养，从而促使肠上皮化生和增生性病变的转化和吸收。脘胀甚者，徐长卿必不可少，以其善于行气消胀，缓急止痛。至于凤凰衣、玉蝴蝶二药，功擅养阴清肺，通常均用于久咳、咽痛、音哑，还能补虚、宽中，消除慢性炎症及促进食欲。黄芪配莪术，有益气化瘀之功。均为我常用之药。

三、经验方"胃安散"

在症情基本稳定后，改用"胃安散"，坚持服用，可获根治，其组成如下：

生黄芪 90g，莪术 50g，潞党参、怀山药、蒲公英、枸杞子各 90g，鸡内金、刺猬皮、生蒲黄、五灵脂、徐长卿各 60g，炮山甲、玉蝴蝶、凤凰衣各 45g，甘草 30g。此为基本方，偏阴虚者加北沙参、麦冬各 60g，生白芍 90g；偏阳虚者加高良姜、炒白术各 60g，荜茇 30g。共研极细末，每服 4g，每日 3 次，食前半小时服。

慢性萎缩性胃炎在整个病程中是错综复杂的，有时较单一，有时诸多症情同时出现，辨治是贵在辨证明确，切中病机，切忌见病治病，就事论事。我在选方用药时，以"久病多虚""久病多瘀"为根据，各有侧重，虚实兼顾，力求补而不滞，滋而不腻，温而不燥，祛邪而不伤正，理气而不耗阴。一旦药中肯綮，则需坚持服药，不宜轻易更方。如药后病情已获好转，即予散剂吞服，一则服用方便，患者易于坚持，以巩固疗效；二则有利于药物充分吸收。此外，尚应注意饮食，调节情志，避免忧怒，以利于胃体之康复，疗效之巩固。

四、病案举例

例1：郁某，女，37岁，商场职员。

1999年10月23日初诊：胃脘胀十年余，时轻时重，纳差，偶有胃脘部隐痛，大便稍溏，近一年疼痛加剧，食后胀甚，于1999年4月20日在南通一院胃镜检查（990544号）示：①胆汁反流；②胃窦黏膜红白相间，以白为主，黏膜萎缩性改变，分泌物少；③胃体黏膜红白相间；④十二指肠冠部黏膜充血。9月16日胃镜复查，病理（9901582号）示中度浅表萎缩性胃窦炎，肠上皮化生，伴腺体增生，HP-Ab（＋）。X片示胃下垂。夜寐不安，舌质暗红，苔薄白，脉细弦，此中虚气滞之胃痞也，治宜益气健脾、和中安胃。

（1）生黄芪、蒲公英、半枝莲各30g，炒枣仁20g，太子参、徐长卿各15g，沉香曲10g，刺猬皮、莪术、凤凰衣、玉蝴蝶各8g，砂仁3g，甘草6g。14剂。

（2）胃安散1/2料，每服1匙，每日3次，饭前半小时开水冲服。

11月4日二诊：服药后胀痛缓解，但又因服肚肺汤后加重，舌脉无著变，原法继进。

（1）上方加白花蛇舌草30g。14剂。

（2）胃安散服用同前。嘱慎饮食。

11月18日三诊：脘腹胀减，纳谷稍振，余症亦平，脉舌如前，前法损益。

（1）上方加生白芍15g。14剂。

（2）胃安散服用同前。

12月18日四诊：胃胀显减，偶有嘈杂感，前法继进。

（1）上方加瓦楞子30g。14剂。

（2）胃安散服用同前。

2000年元月22日五诊：药后精神、饮食均有好转，已无所苦，于1月14日在市虹桥医院胃镜复查（3752号）示：胃体皱襞平；胃底色泽橘红色，血管未见，分泌物适中；胃角红白相间，红相为主，皱襞平展，红白相间明显，血管未见，分泌物适中，蠕动活跃；幽门圆，开闭良好；十二指肠球部（－），HP（－）。病理（200074）慢性浅表性胃炎，轻度。苔薄白，质衬紫，脉细小弦，前法损益。

上方加炙蜂房、炙僵蚕各10g，青陈皮各6g。14剂。

随访诸症稳定，嘱其继服胃安散一料，以善后巩固之。

例2：徐某，男，30岁，工人。

1984年1月6日初诊：素患胃疾，屡治未愈，形体消瘦，面晦无华，纳呆脘胀而痛，犹如针刺，掣及胸膺，二便尚调。舌紫暗，苔薄白，脉细弦。1983年10月29日在南通医学院附属医院经用X_{3-4}型纤维内窥镜检查（胃镜号12930，病理号835725），诊断为慢性浅表性胃炎、胃窦部萎缩性胃炎、十二指肠球部炎症、食道炎。本病中虚已久，瘀阻胃络，气机不利。治宜培中土、化瘀滞、调气机。处方：生黄芪30g，参三七末（分吞）2g，玉蝴蝶、莪术、凤凰衣各6g，甘松、鸡内金、徐长卿各10g，6剂。

二诊：药后脘痛显减，胀感亦松，偶觉口干，舌脉同前。原方既效，不必更方，上方加川石斛12g，10剂。

三诊：经服上方益气化瘀之品，神疲渐复，胃痛已减，纳谷显增，舌有紫气、苔薄白，脉细。前药合拍，毋庸更章，续予散剂以善其后。处方：生黄芪80g，玉蝴蝶、凤凰衣各40g，鸡内金、甘松各50g，生白术、生白芍各60g，莪术、炙甘草各30g。上药研极细末，一日3次，每次3g，饭前服。配两料。

服散剂月余，体重明显增加，面色较前大有好转，胃痛未作，纳谷大增，已能正常上班，于同年4月16日在当地再做胃镜复查，诊断为：轻度慢性浅表性胃炎。苔薄白，脉细。续予以上散剂一料。服毕，纳谷正常，体重续增，能坚持全日工作。嘱其再服一料散剂以巩固之。

【按】此证胃痛已久，揆度脉症，乃中虚夹瘀之候。故予黄芪配莪术为主，随症佐药。方中甘松、徐长卿，甘温理气；鸡内金配生白术，补脾胃，助消化，化痰涎，逐瘀滞，对本病有较好的疗效，二者均以生用为妙。至于玉蝴蝶、凤凰衣，素有养阴清肺之功，除善治久咳、咽痛、音哑外，更有补虚、宽中、促进食欲之效；芍药配甘草缓中止痛，临床应用，屡屡奏效。至于胀痛较甚，镜检中见有肠上皮增生者，则加刺猬皮、炮山甲以软坚散结，消息肉、化瘀积。

例3：区某，女，49岁，干部。

1983年9月24日初诊：自幼即患胃病，近半年来形体消瘦，脘痛加剧。曾于去年10月经当地医院纤维胃镜检查（胃镜号7864，病理号95725），诊断为慢性萎缩性胃炎（中度）。刻诊：神疲乏力，脘腹膨胀，时感灼痛，嗳气稍舒，纳谷不馨，口干欲饮，偶感嘈杂，大便干结，2~3日一行。舌边尖红，苔薄，脉细弦。乃由胃阴亏耗，肝郁气滞所致，拟益气养阴，疏肝和胃法。处方：太子参、决明子、徐长卿、北沙参各15g，麦冬12g，炒白芍20g，炙甘草、凤凰衣各5g，乌梅肉6g，失笑散、鸡内金各10g。七剂。

二诊：药后脘胀，胸闷嗳气，嘈杂皆减，大便已调，纳谷渐增，自觉甚适，苔脉同前，仍予上方略事增损。进40剂后，诸症均除，予散剂巩固之。处方：潞党参、甘松、北沙参、炙黄芪、鸡内金、麦冬各90g，炒白芍60g，乌梅肉50g，参三七20g，怀山药120g，徐长卿、炙甘草、玉蝴蝶、凤凰衣各40g，配一料。上药共研极细末，每日3次，每次3g，食前半小时服。

于1984年4月9日在当地医院胃镜复检，诊断为浅表性胃炎。

【按】此症乃胃之气阴两伤、肝郁不疏之候，方中之沙参、麦冬、白芍、甘草，养胃制肝，鸡内金有健脾开胃，消化食积之功。现代药理研究：口服鸡内金后，胃液的分泌量、酸度及消化力三者均见增高。慢性萎缩性胃炎的病理改变，除胃黏膜腺体萎缩外，还有黏膜变薄，肠上皮增生或黏膜非典型增生等症，故在清养胃阴剂中增入失笑散，取其有活血行瘀、散结止痛之效。这对慢性萎缩性胃炎，尤其是对有肠上皮增生者，有一定的作用。

例4：徐某，男，45岁，工人。

1983年11月2日初诊：慢性萎缩性胃炎确诊已三载余，屡治罔效，于当年7月在当地医院曾再次做纤维胃镜检查（胃镜号57991，病理号375729），诊断为慢性萎缩性胃炎（中度）。刻诊：神疲气怯，胃脘胀痛隐隐，食后更甚，得按稍舒，间或嗳气，纳谷不馨，便溏年余，日行三四次。舌淡苔薄腻，脉细弦。此系中阳不振、气滞夹湿之症。予温运中阳，流气化湿治之。处方：高良姜、鸡内金、制香附、荜茇各10g，生黄芪、炒白术各20g，炙升麻、炙甘草各6g，徐长卿15g，5剂。

二诊：药后脘胀显松，纳谷见增，大便由溏转实。苔脉同前，前法获效，上方续服七剂。

三诊：症情已趋平复，自觉甚适，腻苔已化，质亦转淡红，脉细较有力，乃中阳宣展，胃气得调，此佳象也。改予散剂，以善其后。处方：炙黄芪、炒白术各80g，高良姜、凤凰衣、制香附、鸡内金、荜茇、徐长卿各40g，炙升麻30g，炙甘草20g。共研细末，每服3g，日3次，食前服。

翌年4月患者来信说：症状基本告愈，自觉甚适，每日纳食一斤左右，体力大增，已能全日工作。三月底复检胃镜：未见异常。

【按】《本事方》云："脾土也，恶湿，而水则流湿，莫若燥脾以胜湿，崇土以填科臼，则疾当去矣。"方以芪、术补脾气，香附、良姜散寒镇痛，并常伍以芳香化浊、淡渗利湿之藿香、佩兰、苏梗、苍术等，取升麻升清阳，获得良获。可见治胃补虚，必兼宣化湿浊，才能达到健脾运中之目的。

久泻治疗经验

慢性泄泻是临床常见的疾病，往往病程迁延缠绵，反复发作。我治疗久泻，恒遵《内经》"有者求之，无者求之"，"治病必求于本"之旨，"有""无"，是指邪气之"有"或"无"而言。无邪者求之脾肾，有邪者即须兼顾其邪。而"治病必求于本"之"本"，非泛指阴精、阳气，而是察其起病之因，即张介宾所谓之"病本"也。

一、脾肾为本，重在益火补土

泄泻论治，一般以暴泻、久泻为纲。暴泻责之湿盛，久泻咎于脾虚，因此久泻多从脾论治。盖"脾虚则健运无权，湿浊内生，泄泻以成"。久之则脾病及肾，命火式微。釜底无薪，火不暖土，脾肾同病，恒以久泻不止，水谷不化，肠鸣腹胀，腹部隐痛，甚则五更泄泻，舌淡苔薄，脉象沉细作为辨证的依据。"脾旺不受邪"，"脾肾为本，重在益火补土"，故治疗上多健脾运中为主，佐以温肾益火。用药党参、白术、茯苓、山药量宜加大，旨在脾旺方能磨谷。泻久体虚配用芪、升、柴益气升清，鼓舞脾气。泻下滑脱不固，酌加诃子肉、石榴皮收敛止泻。至于益火之品肉桂、附子用量宜小，因久泻不仅伤阳，亦且伤阴。且体弱多有不耐桂、附刚愎之剂者，须从督脉着眼，督脉总督一身之阳，督脉之气，是敷布命火的动力，通补督脉则阳回，常用淫羊藿、鹿角霜、菟丝子、补骨脂、赤石脂等温肾壮督之品，以振奋肾阳，温壮督脉，往往获验。1986年2月曾治教师王某，泄泻反复发作3年，迭经中西药对症、抗炎常规治疗，收效甚微。诊得：大便溏泻，完谷不化，纳呆腹胀，腰酸畏寒，脉沉而细，察舌淡苔薄，一派脾肾两虚，阳微阴凝之象。拟健脾温肾法，药用：

潞党参18g，生黄芪20g，炒白术18g，炒山药30g，广木香6g，砂仁3g，淫羊藿15g，补骨脂10g，赤石脂20g，熟附子5g，甘草6g。

五剂药后，便次显减，调治半月痊愈。

二、虚实夹杂，贵在补泻并施

慢性泄泻，迭治不愈，缠绵难解者，辨证往往既有脾虚气弱的一面，又有湿热滞留的存在，呈现虚实夹杂的征象，所以在治疗上，既要补脾敛阴，又需清化湿热，才能取得效果，余之仙桔汤即据此而设，主治脾虚湿热型慢性泄泻。适用于久泄便溏，夹有黏冻，纳呆肠鸣，腹胀乏力，苔腻舌尖红，脉象细濡等症，包括过敏性结肠炎、溃疡性结肠炎、慢性痢疾急性发作者。方剂组成：

仙鹤草30g，桔梗6g，乌梅6g，白槿花10g，炒白术10g，广木香6g，白芍10g，白头翁10g，炒槟榔2g，甘草5g。

其中仙鹤草除善止血外，并有治痢、强壮之功。《滇南本草》载"治赤白痢"。个人体会本品不仅可治痢，还能促进肠吸收功能的恢复，而对脾虚湿热型慢性泄泻最为有益，可谓一药数效。桔梗《别录》载"利五脏肠胃，补血气……温中消谷"；《大明》载"养血排脓"；《本草备要》载治"下痢腹痛"。久泻用其排脓治痢，凡大便溏泻夹有黏冻者，用桔梗甚效。白术、木香健脾调气；白芍、乌梅、甘草酸甘敛阴，善治泄泻而兼腹痛者，腹痛甚者可加重白芍、甘草之用量，白芍用至15~30g。白槿花甘、平，清热利湿，凉血，对下焦湿热能迅速改善症状。槟榔本是散结破滞，下滞杀虫之药，小量则善于行气消胀，对泄泻而腹胀较甚者，芩、连宜少用、暂用。因苦寒之味，过则伤脾，损阳耗阴，久泻脾虚尤需注意。白头翁配白槿花，可增强清泄湿热之效，而无弊端。脾虚湿热之久泻，处理不当，往往顾此失彼。甘味健脾之品，过则助湿生热；苦寒燥湿之属，重则伤阳损阴。仙桔汤补泻并施，有健脾敛阴、清泄湿热之功，对虚实夹杂之症，既不壅塞恋邪，亦无攻伐伤正之弊。本方桔梗伍槟榔，升清降浊；槟榔伍乌梅炭，通塞互用；木香伍白芍，气营兼调。方中无参、芪之峻补，无芩、连之苦降，无硝、黄之峻猛，盖肠道屈曲盘旋，久痢正虚邪伏，湿热逗留，一时不易廓清，进补则碍邪，攻下则损正，故宜消补兼行，寓通于补，始于病机吻合。1989年3月曾治溃疡性结肠炎患者葛某，起病二载，形瘦神疲，纳呆腹胀，有时泄泻一日多达10余次，伴有黏冻，甚则失禁不固，脉细，苔腻，舌尖红。证属脾虚不运，湿热逗留，予健脾运中，渗化湿热。处方：仙桔汤去槟榔，服药4剂，大便软溏，日行一次，黏冻消失，精神明显好转。服药20剂，大便正常，改用健脾助运之剂善后，诸病均瘥，肠镜检查，炎症、溃疡均已消失。

三、从证求因，端在详察明辨

治疗久泻，须顾及病者的素质，平日的嗜好，旧有的宿疾，以及饮食、居住、药敏等情况，结合久泻的性质和轻重而论治，强调因人制宜，审证探因。素体丰腴者，多见气弱湿滞，须注意气化的流畅；形质瘦削者，常伴阴液暗耗，当顾及气阴的生化。凡久泻者，不可概以脾肾虚寒论治，临证中，非因虚致泻的因素，屡见不鲜，如情志不遂，肝木乘土的泄泻；水土不服，肠胃功能紊乱的泄泻；食物（药物）异体蛋白过敏的泄泻等，全在详察明辨，不可忽视。如1987年9月诊治季某泄泻案，彼系福建人，因调动工作来南通4个月，泄泻几无间断，肠鸣辘辘，食欲不振，大便稀薄，倦怠乏力，苔薄白，脉细，就诊前曾服参苓白术散、附子理中汤等，未能收效。追问病史，乃得之水土不服所致，投以四君加徐长卿、炙乌梅肉、宣木瓜、广木香、苏叶梗，四剂即瘥。

培补肾阳法治疗慢性杂病

中医所称的慢性久病包括多种病程较长、体气偏虚的疾患。这些疾病在辨证论治上虽涉及的脏腑较多，但在久治不愈，缠绵难复的情况下，有不少患者每多出现肾阳虚衰的征象，经采用"培补肾阳"法后，往往取得较为显著的效果。通过长期临床观察，进一步证实了此法在慢性久病治疗中有着广泛的应用价值。

一、"肾中真阳"是人体生命活动的基本动力

"肾中真阳"就是先天真火，亦即命门之火，它是人身生化之源，是人体生命活动的基本动力。根据"阳生阴长"的规律，命门真火盛衰，对机体发病、疗愈及生殖、发育、老衰等过程，都具有重要的作用与密切的关系。"命门学说"在中医理论体系中成为一个重要的组成部分，也就基因于此。

命门之名，始见《内经》曰："命门者，目也。"与后世所说之命门，不是同一个概念。其学说始于《难经》，而完善于明代。《难经·三十六难》谓："命门者，谓精神之所舍，原气之所系也；男子以藏精，女子以系胞。"基本上指出命门的作用及其重要性。迨至明代，名医辈出，对命门学说大加阐发，如赵养葵认为是"人身真宰"；张景岳以斯

"为元阳、元阴所自出";孙一奎指为"造化之枢纽",都强调了命门的重要作用。清·陈士铎《石室秘录》更具体指出:"命门者,先天之火也,心得命门而神有主,始可应物;肝得命门而谋虑;胆得命门而决断;胃得命门而能受纳;脾得命门而能转输;肺得命门而治节;大肠得命门而传导;小肠得命门而布化;肾得命门而作强;三焦得命门而决渎;膀胱得命门而收藏;无不借命门之火以温养之。"由此可以看出命门的真阳,是人体一切机能活动的动力,五脏六腑的功能得以正常运转,都有赖于命门真阳的温养煦绌;倘若一旦命门火衰,真阳不振,不仅将出现一系列阳虚征象,而且还会影响整体病变。因此,"肾中真阳"是人身生化之源,机体生命的根本动力,对生命和健康的维护是非常重要的。现代研究初步表明:它与现代医学的肾上腺、性腺、肾脏和其他一些内分泌器官等的功能有关。对于肾阳虚的患者,采用培补肾阳的药物,不仅有调整肾上腺皮质代谢的作用,同时也有调整能量代谢的作用,从而说明它是有一定的物质基础的,不是抽象的假设,中西医学理论是有其内在联系的。特别是近几年来用分子生物学来研究中医的阴阳,又有进一步的阐明。通过大量实验证明:阳虚者 cGMP 多显著的升高,而阴虚者则 cAMP 普遍升高,肾阴虚、肾阳虚就更有了客观指标。

但同时应该强调,人之所以生,生命之所以能持续,健康之所以得维护,实基源于水火之相济,阴阳之合和。倘若真阳没有真阴,就失去了物质基础,真阴没有真阳,就消亡了一切动力。所谓"孤阴不生,独阳不长","阴阳互根"乃是生命发展变化的客观规律。脏腑百骸的生化之源,正是由于肾脏中的真阴(水)、真阳(火)矛盾运动而产生的。这两种力量，是相互制约、相互依存，既对立又统一地保持着相对的平衡状态，健康才能维护；倘若某一方面出现了偏盛、偏衰的现象，疾病就会发生；甚至某一方面遭到完全破坏，生命也就随之终结。因此在重视"肾中真阳"的同时，也不能忽视"肾中真阴"的另一方面，这是辩证的统一，也才符合于辨证论治整体观念的原则精神。

二、"培补肾阳"在慢性久病治疗上的作用

肾为先天之本，受五脏六腑之精而藏之，所以它是调节各个脏器功能的中心，平衡维系机体矛盾统一的主宰；而肾中真阳，更是生命活动的生化之源，它能温养脏腑，煦缩百骸，肾阳振，肾气足，则精神充沛，百病不生；倘肾阳衰，肾气虚，那就必然神气衰惫，倦怠无力，百病丛生。同时慢性久病，体气亏虚，传变及肾，也必然耗损肾之阴阳，所谓"穷必及肾""久必及肾"。因此，许多慢性久病在治疗上，都与肾阴阳的亏损有关；而培补肾之阴阳，往往起到比较显著的作用，这是事实。但后人片面地理解了朱丹溪"阳常有余，阴常不足"的学说，以致顾阴者多，补阳者少。其实，丹溪所说的"阳常有余"，是妄动之相火，实际上是病理的火，即邪火，并不是指的人体的阳气。张景岳在《景岳全书·传忠录·阳不足再辨》已言之甚明。他还更进一步强调说："夫胃为五脏六腑之海，而关则在肾，关之为义，操北门锁钥之柄，凡一身之气消长约束攸赖。故许知可云：'补脾不如补肾，谓救本之义莫先乎此也'，诚万古不易之良法"（《类经》）。综上所述，结合临床体会，在许多慢性久病处理上，如果"从肾论治"，特别是肾阳不振，使用"培补肾阳"这一法则，往往可以收到满意的效果，就是这个道理。在临

床上我遇到不少劳倦内伤之症，从辨证上来说有阴虚的一面，如专事滋阴补肾，则恢复甚慢；倘以培补肾阳为主，佐以滋肾，则阳生阴长，奏效殊速。所以"培补肾阳"法在某些病的治疗上，是有其比较显著的作用的。

三、"肾阳不振"的辨证论治

肾中真阳，命门之火，是机体一切功能活动的动力。火能生土，脾土赖火以温煦而运化转输，命门火衰，则食少腹胀，甚则大便溏泄，完谷不化；肾主纳气，肾阳虚则不能纳气归原，而发为喘逆气促；肾主水，肾阳虚则水气泛滥而为肿为胀，水邪上泛，水气凌心则心悸怔忡，水饮射肺则喘咳；肾司二便，肾阳虚则小便频数清长、遗溺、失禁、大便溏泄；肾阳虚，肾气失于固摄而为滑精、早泄，甚则精清、阳痿，或为带下绵注，或为经行量多，淋漓不净，或为滑胎不孕；肾主骨，腰为肾之府，肾阳衰，精气不充，故腰背酸冷而痛，两腿痿软无力；肾者作强之官，伎巧出焉，肾阳虚，则思考力、活动力即显著减退，稍劳即疲不能兴，同时性欲减退，性情淡漠；命火衰微，则真阳不能温煦周身，因之怯寒肢冷，其畏冷倍于常人，冬季尤感不支；肾主骨，骨生髓，脑为髓海，肾阳虚，脑海亏损，则头眩欲仆，耳鸣耳聋；命火衰微，脏寒至极，则发展为虚寒证，进一步则转为厥逆。

从以上所述，可以清楚地看到，肾阳不振，命火式微，它表现的症状是多种多样的，当然是以"肾阳不振"的本脏病变为主；但也可以脾肾阳虚或肺肾阳虚的证型出现。此外，还由于肾是水火之脏，既抱肾阳，又涵真阴，而阴阳互根，阳损往往及阴，所以肾阳虚的患者不少是兼见肾阴虚及肝肾俱虚的综合征象的，因此在"肾阳不振"辨证的同时，也相应的要照顾到肝肾阴亏的方面。

肾阴虚与肾阳虚的症状，张景岳在《景岳新方》，林珮琴在《类证治裁》里都叙述得比较明晰。兹结合临床见症，列表对照如后。

从下表可以清楚地区别二者在见症上的不同，但有时患者症状不是完全悉具，或兼见肺脾阳虚者，有时又大多是肾阴阳俱虚，或以阳虚为主，或以阴虚为主，在此等情况下，就必须辨晰清楚，才能作出确当的处理，获得满意的效果。

在具体辨证上，我认为脉象、舌苔、冷热感和精神情绪等几点最是辨证上的关键（表2）。

表2　肾阴不足、肾阳不足的辨证论治

症　状	肾阴不足	肾阳不足
面　色	颧红面热，午后为甚	面晦少华
头晕目眩	眩晕有胀感	眩晕欲仆，自觉不支
脑　力	健忘	集中分析能力减弱
耳鸣耳聋	鸣响如蝉，或有冲跳感	耳鸣闭气，有气窒感
四　肢	五心烦热，午后为甚	肢冷，晨暮为甚
冷　热	恶热，夏季为甚	怯冷倍于常人，冬季尤甚
神　情	虚烦不宁，易于急躁冲动	气短语怯，懒于活动，神情淡漠，沉郁
头　发	发秃枯槁	发稀易落
汗	盗汗	自汗
月　经	经行先期，色鲜淋漓，量多	经事愆期，量少色淡，或经闭
咳　喘	咳血、鼻衄、痰少	喘促、痰稀量多
口　渴	口干少津，日晡更甚	口淡不渴
饮　食	火嘈易饥	食少脘痞
血　压	阴虚阳亢，水不涵木者，血压多见升高	多数较低，少数因阴不摄阳，虚阳上越而有升高者
睡　眠	失眠，多梦纷纭	嗜睡

（续表）

症　状	肾阴不足	肾阳不足
遗　精	梦遗	滑泄
腰　痛	腰脊酸痛	腰脊冷痛，并有麻木感
腿　酸	胫酸跟痛	腿重而冷
性　欲	亢进早泄	减退，阳痿
白　带	有腥味、质稠	量多绵注，无腥味，质稀
大　便	正常或干燥	溏泄，甚则完谷不化
小　便	短赤或有刺痛	清长频数，夜尿尤多
脉　象	虚弦而细，或细数无力，左尺尤甚	沉迟无力或虚大，右尺尤弱，重按即杳
舌　苔	苔薄质红，甚则剥裂	苔白滑，质淡润而胖嫩，边有齿痕

　　关于论治问题，由于人是一个矛盾统一的有机总和，各个器官，各个组织之间相互制约、相互联系而构成一个整体，特别是"阴阳互根"，阳损可以及阴，阴损亦可及阳的相互关系，所以在治疗上必须缩照阴阳，水火并济，始可收到事半功倍之效。张景岳说："善补阳者，必于阴中求阳，则阳得阴助，生化无穷；善补阴者，当于阳中求阴，则阴得阳升，源泉不竭。"他还说："善治精者，能使精中生气，善治气者，能使气中生精。"讲得十分精辟。我很同意他的左归、右归二方之设，正如王旭高评注此二方时所说，"左归是育阴以涵阳，不是壮水以制火；右归是扶阳以配阴，不是益火以消水；与古方知柏八味、附桂八味，盖有间矣。虽壮水益火所用相同，而缩照阴阳，尤为熨贴"（《王旭高医书六种》）。因此，我拟订了一张基本处方，定名为"培补肾阳汤"，药用：

　　淫羊藿 15g，仙茅 10g，怀山药 15g，枸杞子 10g，紫河车 6g，甘草 5g。

随证加味：

（1）肾阴不足较严重者，加生地黄、熟地黄各 15g，女贞子 10g，川百合 12g。

（2）肝肾阴虚者，加生白芍、生地黄、熟地黄各 12g，女贞子、潼沙苑各 10g。

（3）脾肾阳虚而大便溏泄或久利不止者，加补骨脂、益智仁、鹿角霜、炒白术各 10g。

（4）肝脾肾俱虚而见慢性泄泻者，加炒白术 15g，乌梅炭 3g。

（5）肾阴阳俱虚而带下绵注或经行量多者，加海螵蛸 15g，茜草炭 6g，炙龟甲 24g。

（6）腰痛剧者，加炙蜂房、炙土鳖虫、炙乌梢蛇各 10g。

（7）浮肿者，加熟附片、炒白术、茯苓各 10g。

（8）哮喘者，加核桃肉 4 枚，补骨脂 10g，蔓荆子 12g，五味子 5g；严重者加人参 3g，蛤蚧 1.5g，二味共研，分二次冲。

（9）遗精或小便频数者，加山萸肉、菟丝子各 10g。

（10）阳痿早泄者，加巴戟天、露蜂房、淡苁蓉各 10g。

（11）心脾两虚，心悸怔忡，失眠者，加潞党参、炒白术各 10g，炒枣仁 20g，龙眼肉、当归身各 10g。

（12）虚阳上扰，血压升高者，加生牡蛎 30g，紫贝齿 15g，玄武板 20g。

（13）更年期综合征，加知母、黄柏、当归、巴戟天各 10g。

以上是辨证用药的一般常法，在具体处理时，仍需细加审察，辨证定方，始能收到预期的效果。

淫羊藿：味辛，性温，入肝、肾及命门，含淫羊藿甙，尚有挥发油、甾醇等。《本经》曰："主阴痿绝伤，茎中痛，利小便，益气力，强志。"说明它补肾壮阳，祛风除湿之功甚著。近世证实它有改善肾功能，促进肾上腺皮质激素的分泌和促性腺肾功能的作用，增加精液的生成和分泌，能强壮性机能。它还能增加胸腺依赖细胞（T细胞）的数值，能使抗体形成提前，可以纠正因"虚证"所造成的免疫功能缺陷。此外，对脊髓灰质炎病毒及肠道病毒，尚有抑制作用；对金黄色葡萄球菌亦有显著抑制作用；还有镇咳、祛痰、平喘和降压的作用。

仙茅：味辛性温，有小毒，入肝、肾及命门，含鞣质、脂肪及树脂、淀粉等。《海药本草》曰："主风，补暖腰脚，清安五脏，强壮筋骨，消食。"本品温肾阳、壮筋骨之效甚好，善治阳痿精冷，小便失禁，崩漏，心腹冷痛，腰脚冷痹，并能开胃消食。

淫羊藿、仙茅通过临床实践观察，并无任何不良副作用，凡属肾阳不振者，服后精神振爽，食欲增加，与附子、肉桂等温热药，易引起燥亢现象者，截然不同。或有人认为仙茅辛温有毒，久服殊非所宜；事实上，仙茅虽温，而无发扬之气，长于闭精，而短于动火，用中、小量对机体毫无影响，一般用20g以内的，从未见任何毒性反应。

山药：甘平，入肺、脾、肾三经，含皂甙、黏液质、淀粉、糖蛋白、自由氨基酸、多酚氧化酶、维生素C等。《纲目》称其"益肾气、健脾胃、止泄痢、化痰涎、润皮毛"。所以山药补肺、健脾、固肾、益精之功，是很全面的，为理虚要药，慢性杂病，历代医家多用之。诚如王履濂所说："山药虽入手太阴，然肺为肾之上源，源既能滋，流岂无益。"

枸杞子：甘平，入肝肾二经，兼入肺经。含胡萝卜素、硫胺素、核黄素、烟酸、抗坏血酸、β–谷甾醇、亚油酸等。有抑制脂肪在肝细胞内沉积，促进肝细胞新生的作用。《本草经疏》载："枸杞子润而滋补，兼能退热，而专于补肾、润肺、生津、益气，为肝肾真阴不足，劳乏内热补益之要药。"所以肺、脾、肾阴虚者均适用之。

山药、枸杞子二者同用，有育阴以涵阳之妙。故毋需虑二仙温壮助阳之峻。首都医院内科气管炎组对老慢支肾虚型用补肾药（枸杞子、淫羊藿、知母各 9g 为一日量，制成片剂服用）观察疗效，测定患者血浆内 cAMP 含量变化，根据统计，服药后血浆内 cAMP 含量均有增长趋势，咳喘症状缓解。赵伟康氏报道用温补肾阳药（仙茅、淫羊藿、肉苁蓉）对甲状腺机能减退的动物，能提高甲减大鼠降低的肝组织耗氧量，使之恢复到正常水平。这一作用于与增强交感–肾上腺髓质活动，提高体内 CA（可能主要是 E）及 cAMP 水平有关，而非通过提高垂体–肾上腺皮质活动来补偿甲状腺激素的不足。认为温肾药加强 CA 对能量代谢的促进作用，可能是临床上改善甲减患者畏寒肢冷等阳虚症状及提高基础代谢率的主要原因之一。这些对"培补肾阳汤"的组合和药理机制，是一个旁证，有一定参考价值。

紫河车：甘咸温，入心、脾、肾三经，其成分较复杂，胎盘蛋白制品中，含有多种抗体及脑垂体激素，在临床上常作为被动免疫。还含有干扰素，有抑制多种病毒对人细胞的作用。并含有多种有应用价值的酶。所以《本草经疏》称其"乃补阴阳两虚之药，有反本还元之功"。性虽温而不燥，对虚损羸瘦，劳热骨蒸，咯血，盗汗，遗精，阳痿，妇女血气不足等症，均有显效。

甘草不仅有补益调味之功，且善解毒。是故综观全方，以温肾壮阳，培补命门为主，助以滋养真阴之品，使阳强阴充，合和缩照，则诸虚百损，自可揆复。

四、"培补肾阳"法临床应用举例

从 20 世纪 70 年代我所治 200 余例"肾阳不振"之患者的病种来看，计有高血压、慢性泄泻、顽固性头痛、劳倦虚损、月经不调、慢性肝炎、顽固性失眠、神经官能症、阳痿、腰痛、浮肿、哮喘、慢性肾炎等疾患。从病程来看，大多在一年以上，部分是三五年，甚至达一二十年者。因此，"培补肾阳汤"在临床上应用广泛，疗效也较为满意。

兹列举病例数则于下：

例1：张某，男，58 岁，干部。

血压偏高已 3 年余，迭治未瘥，今乃益剧。头眩胀、健忘，左目视眊（检查确诊为中心性视网膜炎），神疲困倦、心悸失眠、腰酸早泄、怯冷便溏，苔薄质淡红而胖，脉虚弦而细数，两尺弱，此肾阴阳俱虚之咎。良以命火式微，火不生土，阳损及阴，阴不摄阳，而致诸象丛生。治宜培补脾肾，燮理阴阳，徐图效机（BP 185/75mmHg）。

基本方加潼沙苑、生白芍、菟丝子各 10g，炒枣仁 18g（打）。5 剂。

二诊：药后自觉颇舒，周身有温暖感，胸闷心悸较平，腰酸亦减，便溏转实，尺脉略起，此佳象也，进治之。

上方去菟丝子、生白芍，加熟地黄 12g，肥玉竹 12g。5 剂。

三诊：血压显降，腰酸续减，唯头眩胀未已，视眊如故，夜寐欠实，间或胸闷，苔薄质淡红，脉虚弦，右尺仍沉弱，左尺稍振，前法损益（BP 150/97mmHg）。

基本方加潼沙苑、夜明砂、密蒙花各 10g，炒枣仁 18g。15 剂。

四诊：血压下降在 120/85～115/75mmHg 之间，怯冷已除，腰酸早泄见复；唯头眩胀，视眊未已，口干，夜寐不熟，便难溲黄，苔白黄质红，脉弦。此肾阳渐振，而阴伤未复，以致阴阳失其平衡；兹当侧重滋水涵木，毓阴潜阳，而培补肾阳之品则不宜续与之也。

大生地黄 15g，生白芍 12g，枸杞子 9g，鲜何首乌 15g，女贞子 12g，玄武板 18g，川石斛 9g，夏枯草 12g，炒决明子 12g，粉甘草 3g。5～10 剂。

【按】患者于三诊后返乡休养，在服药至八、九剂时，诸象均见瘥复，血压平降，颇感舒适，乃续服之；由于阳衰已振，而阴损未复，未能及时审证换方，药随证变，以致阴虚益甚，水不涵木，故症情一转而为一派阴虚阳亢之局，呈现头眩而胀，视眊，眼燥，口干不适，夜寐欠实，大便燥结，小溲色黄，舌质转红，脉弦有力等象。用药当唯变所适，培补肾阳之品，不宜再予，而应侧重滋水涵木，育阴潜阳，服此以后，即趋平复，而获临床治愈。从这一病例来看，在临证之际，必须细心体察，中病即止，过犹不及，均非其治也。

例 2：王某，女，36 岁，工人。

因肠套叠曾两度手术，嗣后遗留腹痛便溏，迭治未瘥，曩在上海第一医学院附院请姜春华教授诊治，用温补脾肾之品而好转，回厂疗养，逐步向愈。但近年来又见发作，大便溏秘交替，溏多于秘，腹痛神疲，怯冷腰酸，头眩乏力，长期服用西药，收效不著。苔薄白质胖，边有白涎，脉细软，右关尺难及，此脾肾阳虚之明证，治宜温补脾肾，益火生土。

基本方加炒白术 12g，益智仁 9g，补骨脂 9g，乌梅炭 6g，广木香 5g。5 剂。

二诊：药后神疲较振，大便溏泄好转，腰酸腹痛亦减，效机初见，再益血肉有情之品进治之。上方加鹿角霜 12g。5 剂。

三诊：服上药诸象均见瘥复，但嗣以服避孕药片（苦寒剂），又致引发腹痛泄泻，服抗生素未见好转，乃续来就诊。苔白质淡胖，脉细软，尺仍弱，火不足土为虚，前法仍可中鹄。上方 6 剂。

四诊：服药后，腹痛泄泻即瘥，精神振作，颇感爽适，选附桂八味丸以善其后。

【按】此证主要由于两度大手术，以致体气亏虚，肾阳不振，命火式微，火不生土，脾不健运，肾不固摄，诸象丛生，特别是大便溏泄，迭服抗生素终不见解，颇以为苦，而经改用"培补脾肾"之品，即获效机。

例 3：徐某，女，29 岁，干部。

头眩而胀，稍劳即疲不能兴，夜不成寐，即或交睫，亦多梦纷纭，饥嘈不适，得食稍安；冬冷夏热，倍于常人，性情沉郁，有时又易急躁冲动，腰酸带下，经行量多。已起 3 年，迭治未愈，以致体气更虚。苔薄白，舌有朱点，质微胖，脉虚弦而细，尺弱，此肾阴阳俱虚之候，法宜阴阳并补，师景岳之左、右归意，期育阴以涵阳，扶阳以配阴，得其平则佳。

基本方加生地黄、熟地黄各 12g，肥玉竹 12g，煅海螵蛸 18g，茜草炭 6g。5 剂。

二诊：药后能安眠终宵，精神振爽，头眩胀大减，腰酸带下亦较好转，此调补肾阴阳之功也，但停药一周后，兼之工作辛劳，又致头眩不眠，但其势较前为轻，苔脉如前，此乃由于恙延已久，体气亏虚，原非一蹴而成者。前方既效，故不予更章，继进之。5剂。

三诊：进服原方，诸恙悉平，宜续服药，以期巩固，间日服1剂可也。5剂。

【按】三诊以后，由于间日连续服药，诸恙未见反复；停药以后，亦较稳定；且月经来潮，其量大减，均向愈之象，嘱注意劳逸结合，起居有节，辅以食养，不难日臻康泰。

例4：唐某，女，40岁，某疗养院会计。

一年前患肝炎，肝功能一直不正常，肝大3.5cm，脾1.5cm，头眩欲仆，神疲困乏。情绪沉郁，胁痛不寐，心悸怔忡。近数月来体重减轻，纳呆腹胀，大便溏泄，日二三行，镜检脂肪球甚多。苔薄白质淡，脉沉细无力，右关尺尤弱，此脾肾阳虚之候，法当温培脾肾，俾火旺生土，脾能健运，饮食能为肌肤，其恙自复矣。

基本方加炒白术12g，益智仁9g，太子参12g。8剂。

二诊：药后精神较振，便溏泄已除；唯仍头眩，纳谷欠香，食后腹胀，有时泛泛欲呕。苔白微腻，脉如前，仍系脾肾阳衰未复之咎，进治之。

上方加姜半夏9g，砂仁5g。6剂。

三诊：泛呕已平，复查肝功能亦已正常，唯胁痛尚未已，间或腹胀，夜寐多梦，苔薄白，脉细弱较振，继进之。

上方去半夏，加炒枣仁15g（打）。6剂。

四诊：服温补脾肾之品以来，精神较前振爽，自觉颇舒，唯停药旬余，又觉睡眠不实，偶有胁痛，余象尚平，苔薄白，脉细软，原方继服，以期巩固。上方续服 6 剂。

【按】患者因染肝炎，肝功能不正常，头眩欲仆，腹胀便溏，疲惫不支而全休疗养。但经半载针药并施，仍未瘥复，颇为焦虑。嗣经诊视为"脾肾阳虚"，乃投予温补脾肾之品，症情显著好转，肝功能亦趋正常，出院恢复工作。这说明培补肾阳在慢性疾患疗愈过程中，是具有重要作用的，只要辨证明确，往往效如桴鼓。

五、结语

命门学说是祖国医学理论体系中的一个重要的组成部分，而"培补肾阳"在许多慢性久病的治疗上，是具有一定意义和作用的。

从我多年来经治的"肾阳不振"的疾患临床观察分析，证明不少的慢性疾病，在病情发展到某种阶段的时候，往往出现"肾阳不振"的证候，经辨证采用"培补肾阳汤"随证加味治疗，取得了比较满意的效果。

应当指出："阴阳互根""水火并济"矛盾统一的相互关系，是非常密切的。因为阴阳的偏盛偏衰，在疾病的发展变化过程中，是相互转化的；阳损固能及阴，而阴损也可及阳。是以在临证之际，必须详审辨证，药随证变，才能收到预期的疗效。从病例一来看，是很突出地说明了这个问题。倘若误认为"培补肾阳"既是对慢性杂病具有佳效，就效不更方，固执一方到底，那就违背了辨证论治的根本原则，将会造成一些不良后果。因为中医处理疾病的措施，是要根据证候的变化而决定的，证变方亦变，并紧紧掌握"持重"和"应机"的两种手段。所谓"持重"，就是辨证既明，用药宜专；所谓"应机"就是症情既变，药亦随易。由于温阳补肾之品，其性多燥，所以特别要注意"毋使过之"的原则，肾阳渐复，即宜将温肾之药减少其剂量；阳既振复，即宜撤去阳药；倘有阴伤之征者，更宜立即增益顾阴之剂。这样才能阴阳合和，水火相济，诸恙悉除，而臻康复。

慢性肾炎证治经验

慢性肾炎是一组免疫性肾小球疾病，临床表现为病程长，有蛋白尿，镜下血尿，水肿，高血压等征象。其致病因素比较复杂，脾肾两虚为发病的内在因素，风、寒、湿、热为其诱因，而脏腑、气血、三焦气化功能失调乃是构成本病的病理基础，治疗大法当标本兼顾。

一、肾虚为本，湿热为标，治宜益肾清利

过去我对此证循守温补脾肾之常法为治，虽病愈者不少，但仍有部分病例之水肿终难消退，蛋白尿缠稽难除，病情经常反复，并易于感冒。究其根由，殆正虚而邪着未去，内湿外湿相合，留恋气分，弥漫三焦，郁而化热，加之肾气亏虚，致使疾病缠绵难愈。故治当在补益脾肾之剂中参入清利湿热之品，如白花蛇舌草、六月雪、菝葜、漏芦、荠菜花、薏苡仁、石韦、龙葵等，可以提高治疗效果。

例1：丛某，男，45岁，干部。1976年9月20日诊。

患者于1958年患肾炎，次年出现尿毒症，以中药为主积极治疗，病情逐步好转稳定。近因受凉、劳累而发作，患

者面色少华，面浮尿少，神疲纳差，血压偏高，舌苔薄黄，舌质淡红，脉象细弦。血压180/120mmHg（慢肾高血压型）。肾图提示：两侧排泄功能受损，呈轻度梗阻型。肾功能检查：BUN 10.28mmol/L，Cr 143.2μmol/L。血脂分析：TC 6.9mmol/L，TG 1.5mmol/L，β脂蛋白357mg/L。尿检：尿蛋白（＋＋＋），白细胞（＋），红细胞少许，透明管型（＋），颗粒管型（＋）。证属脾肾阳虚，湿热凝聚，拟方温补脾肾，兼化湿热：淫羊藿、炒白术各15g，潞党参12g，炙黄芪30g，菟丝子12g，赤小豆30g，车前子18g（包），白花蛇舌草30g，益母草90g（煎汤代水煎药）。

以上方为基本方，曾随证加用防己、荠菜花、蝉蜕、广地龙等，共服药144剂，尿常规，血压，肾功，肾图均正常，病情基本缓解。

二、肾精不固，邪毒久羁，通补开合为法

湿热内蕴，肾气不固，精气外泄，可出现蛋白尿。对于这类患者单补不泻，则愈补愈虚，邪不得去，正不得安；单泻不补，则愈泻愈虚，正气不固，邪毒羁留。故拟方固摄利水并用，使补中寓泻，泻中寓补，而成通补开合之剂。临证常用益智仁、金樱子、芡实、乌梅炭、五味子，配合六月雪、菝葜、玉米须、泽泻、土茯苓、车前子等清利之品。

例2：王某，男，50岁，工人。1978年2月3日诊。

患者于1971年在某医院诊断为慢性肾炎，迁延日久，迭治未愈，来我院就诊时面色萎黄而浮，食后脘胀，大便溏薄，入暮足肿，神疲肢乏，口干尿少，易于感冒，苔薄，舌淡尖红，脉象细软。肾功能检查：CO_2CP 23mmol/L，BUN

18.2mmol/L，Cr 238μmol/L。肾图提示：肾功能呈极度损害，整个排泄图形呈水平线，小便常规：蛋白尿（＋＋＋），白细胞少许。红细胞少许。证属脾肾阳虚，湿热羁留。拟方温补脾肾，清利泄浊，徐图效机。

熟附子 9g，肉桂 3g（后下），怀山药 30g，潞党参 12g，补骨脂 10g，桑寄生、六月雪、玉米须各 30g，益母草 90g（煎汤代水煎药）。

上方加减服用一年后，尿蛋白（＋＋），肾图提示：肾功能重度受损，排泄图形已呈曲线，但未见明显顶峰。因患者面浮全消，口干，小便如常，精神亦振，但舌体胖，舌尖偏红，舌苔薄腻，脉象小弦，故辨证为肾精不固，湿热未尽。拟方益肾固摄，兼利下焦：生黄芪 30g，补骨脂 10g，怀山药 30g，益智仁、金樱子、南芡实、鹿角霜各 12g，六月雪 30g，菝葜 15g。

连服上方半年，肾图右侧分泌时间正常，但排泄段延缓。肾功能复查：CO_2CP 20mmol/L，BUN 11.42mmol/L，Cr 256μmol/L。小便常规，蛋白少许。患者面色转为红润，精神较佳，已能从事轻工种，病情缓解稳定。

例 3：黄某，女，35 岁，理发师。1999 年 9 月 27 日诊。

患者确诊为慢性肾小球肾炎二十余年，尿蛋白持续阳性，顷颜面虚浮，头胀恶心，腰酸乏力，大便日 2～3 次，成形，苔薄腻，脉沉弦，辅检：尿常规：PRO（＋＋＋），RBC 0～1 个/HP，血常规：RBC 2.5×10^{12}/L，Hb 6.8g/L，WBC 4.5×10^9/L，N 60%，L 28%；BUN 6.0mmol/L，Cr 858μmol/L，UA 693mmol/L，BP 150/105mmHg。此肾虚已久，气血亏损，湿浊内阻，肝阳亢越，治宜扶正祛邪，佐以潜阳：生赭石、生牡蛎、落得打、土茯苓、扦扦活、六月雪、益母草、车前子各30g，炒白术、杜仲各15g，姜半夏、广地龙各10g，苏叶梗各8g，枳壳6g，川黄连3g。7剂。

10月4日二诊：药后恶心减轻，便次减少，仍神疲乏力，BP 135/90mmHg，尿检：PRO（++），WBC少许，苔薄脉弦，前法继进。上方加徐长卿12g，赤小豆30g。7剂。

11月11日三诊：恶心，纳可，腰酸乏力，下肢不浮，便成形，BP 120/90mmHg，PRO（+++），苔薄腻，舌红，脉弦。此肾虚精微失固之咎，治宜益肾固摄。怀山药、黑大豆、生赭石、蛇舌草、六月雪、扦扦活各30g，炒白术、生地黄、熟地黄、杜仲、桑寄生、金樱子各15g，山萸肉12g，炙蜂房10g，川黄连4g。7剂。

10月18日四诊：复检：肾功能正常，尿Rt：PRO（+++），BP 120/90mmHg，下肢浮肿，腰酸，舌苔薄，质红，脉细弦。原法出入。生黄芪、怀山药、煅牡蛎、六月雪各30g，茯苓、紫丹参、金樱子、芡实、鹿衔草各20g，山萸肉、生地黄、熟地黄、泽兰、泽泻各15g，甘草6g。10剂。

10月27日五诊：证同前，尿蛋白（++），原法继进。穿山龙50g，生黄芪、怀山药各30g，芡实、金樱子、覆盆子、山萸肉、紫丹参、熟地黄各15g，川续断、红花各10g。14剂。

11月13日六诊：两腿无力，腰酸神疲，浮肿消退未尽，复查，尿蛋白（+），WBC少许，苔薄脉弦，前法损益。上方加鹿衔草20g，泽兰15g，炙僵蚕10g。14剂。

11月27日七诊：近日口苦，泛泛欲呕，神疲，Cr 166.9μmol/L，苔白腻，脉细，浊阴内阻，尚未悉化，治宜

泄化通利，穿山龙 50g，土茯苓、生薏苡仁、六月雪、扦
扦活各 30g，泽兰、泽泻、石韦各 20g，姜半夏、藿香梗各
10g，陈皮 8g，制川厚朴 6g。7 剂。

12 月 5 日八诊：药后泛恶好转，唯腰酸乏力，苔薄白，
脉细弦。前法继进。上方加川黄连、白豆蔻各 3g，晚蚕沙
15g。7 剂。

12 月 12 日九诊：前症均减，又诉耳鸣，腰酸，小便量
少，尿检：PRO（+），苔薄脉弦，前法损益。怀山药、生
薏苡仁、土茯苓、玉米须、六月雪、扦扦活、泽兰、泽泻
各 30g，生黄芪、鹿衔草、紫丹参各 20g，车前子、徐长卿、
枸杞子、巴戟天各 15g，姜半夏 10g，白豆蔻 5g。14 剂。

12 月 27 日十诊：上方服后症情稳定，尿检 PRO（-），
苔薄脉弦，前法巩固。穿山龙 50g，土茯苓、生薏苡仁、生
黄芪、六月雪、扦扦活各 30g，泽兰、泽泻各 20g，女贞子、
石韦、牛蒡子各 15g，白槿花、姜半夏、杜仲各 10g，陈皮
8g，甘草各 6g。30 剂。

此后症情一直稳定，浮肿亦未再作，尿蛋白持续阴性，
嘱其继续巩固服药 3 个月，至今未复发。

例 4：周某，男，61 岁，干部，1989 年 6 月 20 日诊。

眩晕乏力已年余，纳呆恶心，经常呕吐而来就诊。近
一年多来，头眩乏力，未予重视，1988 年 11 月底，神疲更
甚，经常眩晕，恶心，甚则呕吐，乃去医院诊治，经全面
检查：贫血貌，血色素 9.4g%，明显水肿，桶状胸，叩诊呈
清音，尿常规：尿蛋白 ±，红细胞少量，生化检查：BUN
18.61mmol/L，Cr 425.8μmol/L，UA 344.9μmol/L，CO_2Cp
25.8mmol/L。肾图提示：双肾功能轻度受损。B 超示：双侧
肾脏略有缩小，伴有小囊肿。诊断为：慢性肾炎、氮质血症

期。经用色醛化淀粉、硝苯吡啶、潘生丁、丹参片、维生素 E 等治疗，进展不大，肾功未能恢复，症状如旧。查其面色白光白少华，头晕目眩，神疲乏力，怯冷，形瘦，纳谷欠香，腰酸腿软，苔薄白，质淡胖，脉虚弦。证属脾肾两虚，浊阴内遏之肾风（慢性肾炎、氮质血症期），重症也。治宜补肾健脾，佐以泄浊。

方用生黄芪、扦扦活、六月雪各 30g，淫羊藿、潞党参各 15g，制附子、生甘草各 6g，全当归、川芎各 10g，生白术、丹参各 20g，土茯苓 45g。7 剂，水煎服。

1989 年 6 月 27 日：药后复查肾功：尿素氮由 18.61mmol/L 降为 15mmol/L，肌酐由 425.8μmol/L 降为 299μmol/L。自觉精神较振，眠食亦安，苔薄脉细弦，药既合拍，可继进之。上方加萆薢、地龙各 15g。10 剂。

1989 年 7 月 6 日：症情稳定，纳谷显增，夜寐颇安，精神振爽，拟回原籍休养，原方继服 20 剂后，以六味地黄丸长期服用巩固之。

1990 年 1 月来信告知：肾功正常，精神复原，面色红润，已可为家乡企业做咨询服务工作。

【按】慢性肾炎，由于病程长，变症多，很难有一确切之中医病名以代替，我认为《素问》之"肾风"似较切合，尿毒症阶段与"肾厥""关格"相一致，可从其有关文献中找到不少有益的资料。慢性肾炎的致病因素比较复杂，脾肾两虚为发病的内在因素，风寒、湿热为其发病的诱因；而脏腑、气血、三焦气化功能的失调，乃是构成本病发生的病理基础。在治疗上应标本兼顾，补泄并施，益气化瘀，通腑泄浊，庶可奏功。

慢性肾炎整个过程中，脾肾阳虚是主要证型，因此，温补脾肾是重要法则。我认为黄芪、淫羊藿、附子是关键性的药物，除舌质红绛、湿热炽盛者外，均应选作主药。附子、淫羊藿不仅可以温肾，还有类肾上腺皮质激素样作用；黄芪益气培本，促进血循，兼能利水，均有助于肾功能之恢复。其他则随证用药，因证制宜。石韦有消除肾小球病变，抑制免疫反应之效。尿蛋白（＋＋）～（＋＋＋＋）者可加重其用量至 30~60g，配合仙鹤草、益母草，对消除尿蛋白有较佳之效。慢性肾功能衰竭，肾虚为本，但湿热、水毒、浊瘀为标，尤其在尿毒症阶段更不能只治本，不治标，因此时血中尿素氮及肌酐的指标明显升高，这是观察尿毒症轻重、进退的重要标志，也是治疗之关键所在。在温肾、补肾的同时，必须配合化湿热、利水毒、泄浊瘀之品，才能有利于危机的逆转。六月雪、扦扦活、土茯苓均为必用之品。如见浊阴上干，呕吐频繁，服药困难者，可用中药保留灌肠（生大黄 10~20g，白花蛇舌草、生槐花、六月雪各 30g，丹参 20g，代赭石、生牡蛎各 30g，阴凝明显者加制附子 15g），我称它为中药肠道透析法，对呕吐、厌食、乏力、高血压及防止感染与出血均有明显之作用，可降低血中非蛋白氮、肌酐使之从肠道排泄，还可降低血钾，减轻肾周围水肿，改善肾血流量，有利于肾功能之恢复。

三、久病多虚，气虚血滞，必须益气化瘀

理病久肾气亏虚兼血瘀之证，呈现面色晦滞，腰疼似折，舌色紫绀，且水肿长期顽固不消，治疗必须在温肾健脾之中，参入益气化瘀之品，方可获效。笔者曾以自拟"益气化瘀补肾汤"治疗 25 例慢性肾炎患者，均获缓解或稳定。方用：生黄芪 30g，全当归、川芎、红花各 10g，淫羊藿

15g，川续断、怀牛膝各 10g，石韦 15g，益母草 90~120g（煎汤代水煎药）。临床可根据辨证加减。

例5：陈某，男，28 岁，工人。1983 年 8 月 12 日诊。

1978 年起病，经治后曾一度好转，今年初又复发，住某附院治疗数月，诊为慢性肾炎肾病型，氮质血症。患者卧床不起，周身浮肿，按之窅而不起，面肿如斗，面色润白，形寒怯冷，如坐水中，神疲纳呆，泛泛欲呕，小便短少，每日仅 200~300mL。苔白质淡胖，脉象沉细。肾功能检查：BUN 16.8mmol/L，Cr 1043μmol/L，白球蛋白比例 3.0：1.3，血色素 7g%。尿检：蛋白（＋＋＋），脓细胞（＋）。证属脾肾阳虚，水湿潴留，气虚血瘀之候，颇虑浊阴上干，而生厥变。姑予温阳利水，益气化瘀。

方用补肾益气化瘀汤去石韦加六月雪、熟附子。另嘱取蟋蟀 20g，沉香 10g，共研极细末，分作十包，每服一包，一日两次。

服上方后，尿量略增，泛呕渐止。浮肿显消，自觉颇适。守原方出入，共服 48 剂，浮肿全消，活动犹如常人，面色红润。但不思米饭，每以面食及菜肴为主，经予健脾益气之品调治，已思米饭。继以膏剂缓图巩固之。

例6：钱某，男，46 岁，工人。

一诊：咳喘 20 余年，面色晦滞 1 年余，1996 年因用葡萄糖酸钙后出现肾功能损害，Cr 949μmol/L，BUN 28.87mmol/L，UA 489μmol/L，肾 B 超示：肾萎缩，双肾实质损害。刻下：面色晦滞，色素沉着，BP 120/75mmHg，尿 Rt 糖：（＋），PRO（＋＋），WBC（＋）。尿量正常，苔薄，脉细弦，此肾气衰竭之候，治宜益肾培本，活血化瘀。

生黄芪45g，穿山龙50g，土茯苓30g，桃仁、红花各10g，丹参15g，六月雪30g，扦扦活30g，白槿花10g，仙鹤草30g，萆薢15g，川续断12g，甘草6g，生大黄10g。30剂。

二诊：药后复查肾功能，UA 131.54μmol/L，BUN 28.19mmol/L，Cr 910.67μmol/L，尿Rt：PRO（++），GLU（+）。仍腰腿酸，头晕，尿量如常，大便溏烂，胃纳尚佳，指甲色白，BP 150/90mmHg，舌淡，苔薄，脉细弦，原法出入。

上方生黄芪改60g，生大黄改6g，加石韦20g，去甘草。30剂。

三诊：症情好转，神疲较复，效不更方。前方继服，逐趋稳定。

四、浊阴上逆，胃失和降，法当通腑泄浊

慢性肾功能衰竭患者，因患者湿浊、邪毒壅塞三焦，气机不得畅通，气滞血瘀，致肾阳衰败，气不化水，水液内停，则尿量减少，有害物质滞留，而成恶性循环。从中医观点来看，二便闭塞，邪无出路，是为危笃之证，故采用汤剂内服与清泄解毒之中药灌肠并施，使邪从下泄，以图转机。临床常用之灌肠方：熟附片10g，生牡蛎30g，生大黄10~20g，生槐花、白花蛇舌草各30g，紫丹参20g。煎成150mL，待温，以50~80滴/分速度保留灌肠，一般灌肠后大便约有2~3次，以每日灌肠1~2次为宜。如症情严重，神情烦躁，乃至昏迷，舌苔灰腻，脉弦数者，应同时用"醒脑静"，每次2支，加50%葡萄糖40mL，静脉缓注，每6小时1次，待神清呕止之后，则改为每日2次，继用3日，

以期巩固。

例7：陈某，男，45岁，干部。

患者因慢肾住院8月，夜尿增多一年，伴头昏乏力月余。近月经常感冒，鼻衄，出血量较多，肾图提示：两肾无功能，Cr 822.1μmol/L，BUN 30.7mmol/L。某附院诊断为：慢肾，尿毒症。于1983年3月22日邀余会诊，患者肾气衰竭，苔薄白舌质淡，舌胖中裂。胃纳尚可，但脉虚弦。颇虑浊阴内凝，逆而上干，闭厥萌生，姑予益肾气，化浊阴，冀能应手为吉。处方：熟附片10g，炒白术20g，生黄芪、六月雪、紫丹参各30g，淫羊藿15g，怀山药30g，泽兰、泽泻各10g，益母草90g（煎汤代水煎药）。另取生锦纹8g，白花舌蛇草、六月雪各30g，紫丹参20g，煎成150mL，待温灌肠，每日1次。服药五剂，自觉颇适，大便每日2~3次，宗前法继进七剂，症情进一步好转，即出院休息，继续服药，症情稳定。半年后复查：Cr 371.3μmol/L，BUN 17.85mmol/L。肾图：两肾重度损害，表明病情有所好转，嘱其继续服药治疗，以求逐步稳定。

例8：陆某，女，52岁，营业员。

浮肿乏力3年余，未曾介意。近半年来浮肿加重，腰酸，尿少，头胀鼻衄，经某院检查诊断为"慢性肾功能不全"。血压160/110mmHg，尿蛋白（++），尿红白细胞各（+），肌酐4.1mg%，尿素氮56mg%。肾图示：两肾排泄功能受损。经治血压有所控制，肾功能未见好转。遂于1986年3月门诊。症见面色萎黄，贫血明显，纳呆泛恶，浮肿尿少，身痒怯冷，苔白腻、舌边齿印，脉虚弦。证属脾肾阳虚，水湿逗留，浊阴上干。姑予益肾运脾，泄浊化瘀，冀能应手为吉。处方：生黄芪45g，炒白术15g，土茯苓45g，六月雪 30g，扦扦活 20g，紫丹参 30g，淫羊藿 15g，淡附片 6g，泽兰、泽泻各 10g，代赭石 20g，姜半夏 8g，地肤子 20g，汉防己 10g，益母草 100g（煎汤代水煎药）。另：生大黄 15g，生牡蛎 30g，紫丹参 30g，生槐花 30g，煎汁取 200mL 保留灌肠，每日 1 次。

以上方为基础方随证增损，并酌加广地龙、稆豆衣、荠菜花等。服药配合灌肠，一周后即见好转，继续服药灌肠，浮肿渐消，身痒、泛恶已除。乃间断服药灌肠，病情稳定，面色红润，精神转振，已能从事家务劳动。检查：尿蛋白少量，尿白细胞少量，肌酐 2mg%，尿素氮 23mg%，其后每月仍服药灌肠数次，以巩固疗效。

【按】本例系因肾病日久失治，致使肾功能日益衰退，脾气衰败，湿毒无以排泄，逆而上干出现呕恶关格等证。慢性肾衰，偏于脾肾阳虚、浊阴内凝者为多，抓住虚、毒、瘀主要矛盾，益气化瘀扶其正，通腑泄浊降其毒。对于某些病入险途者，应内外合治，使邪从下泄，往往获得转机。

淋证治疗经验

《诸病源候论》论淋证的病因病机有云："肾虚而膀胱热也"，颇得要领。笔者管见，如在"热"上再加一个"湿"字，就更符合临床实际了。盖湿热既是淋证的主要成因，而且又贯穿于该病的全过程。因此，历来以清热、利湿、通淋为治疗大法。笔者论治淋证，恒多参合湿热的轻重、病情的缓急、病程的长短，辨证论治。

一、淋证急发，清淋须合凉血

《景岳全书·淋浊》载："淋之初病，则无不由于热剧"淋证之始（急性期或慢性急发期），其来势骤急，多属邪实，常常热多于湿。热结膀胱，气化不利，则出现小便频急，灼热涩痛。热毒炽盛，入于血分，动血伤络，血溢脉外，与溲俱下，可见尿中带血。因此疾病初起的治疗，我主张清热利湿的同时，须用凉血之品。如：生地榆、生槐角、大青叶等。凉血有助于泄热，遣用苦寒剂，多能挫邪于病始，可迅速复旧如初。自拟"清淋合剂"（生地榆、生槐角、大青叶、半枝莲、白花蛇舌草、白槿花、飞滑石、甘草），具有清热泻火、凉血止血、渗利湿毒之功。用于治疗急性泌尿系感染或慢性泌尿系感染急性发作，屡收捷效。生地榆、生槐角，尤为治淋之要品。地榆生用凉血清热力专，直入下焦凉血泄热而除疾；生槐角能入肝经血分，泄血分湿热为其特长。淋乃前阴之疾，足厥阴肝经循阴器，绕腹里，肝经湿热循经下行，导致小便滴沥涩痛，槐角泻肝凉血而利湿，每建奇功。二药配伍治淋，除了有明显的解毒、抗菌、消炎作用外，还能迅速改善和消除尿频、急、痛等尿路刺激症状。

例1：徐某，女，45岁，1987年7月就诊。

1年前行子宫切除术后患急性肾盂肾炎，曾多次反复发作。此次于2周前出现小便频急灼痛，持续不解，口苦而干，全身不适，舌红苔薄腻，脉弦小数。尿常规：蛋白+，白细胞（++）。尿培养：大肠杆菌、副大肠杆菌、产气杆菌均＞10万/mL混合感染，药敏试验结果除链、呋对副大肠杆菌中度敏感外，对其他各种抗菌药物全部耐药。证属湿热下注，膀胱气化失利，拟清热通淋凉血法。清淋合剂

500mL×4瓶，每服 50mL，1 日 2 次。服用本品后 72 小时复查尿常规、尿培养均转阴，治疗 2 周，获得近期治愈。观察半年，情况良好。

二、淋证迁绵，通利宜顾气阴

若病迁延日久，缠绵不解者，多属淋证的慢性期。此期除了湿热留恋，气机郁滞，膀胱气化失司外，往往存在着气阴的暗耗。久病湿困，热势可相对趋缓，但湿热滞留不去，复加苦寒清燥，多易耗伤气阴。正气不足，祛邪乏力，又更使湿热蕴遏，出现头晕神疲，胃纳不振，小便频而不爽，排尿不畅，或伴低热等症。由此可见，淋证迁延，主要缘于正虚邪恋，而呈现出虚实夹杂的病证，故不能单纯通淋祛邪。淋有缓急之别，证有虚实之分，湿热有轻重之异，岂能仅用清利而尽愈？淋证迁延，用药不可妄投苦寒，宜用甘淡通利，顾及气阴。甘淡渗湿，通利膀胱，气机宣达，湿浊得以泄化，热随湿去。补气益阴，正气渐复，自可祛邪。一般用土茯苓、白槿花、鸭跖草、白花蛇舌草、萆草、虎杖、石韦、泽泻、飞滑石、车前草等渗湿通利之品，其性味平和，无耗气伤阴之弊，疗效颇为可靠。在淡渗通利的前提下，伍以生黄芪、太子参、怀山药、女贞子、生地黄、川石斛等补益气阴。

例 2：宋某，女，53 岁，1988 年 4 月诊。

患慢性肾盂肾炎 10 余年，近 8 个月来，尿培养持续阳性，药敏对各种抗生素全部耐药。刻诊：面色虚浮，倦怠乏力，小便略频，排尿不畅，尿时不痛，纳谷欠旺，时有低热，舌红苔薄白，脉细弦。证属湿热留恋、气阴两伤，拟渗湿泄热、通利膀胱、补益气阴。处方：土茯苓 30g，白槿花

15g，白花蛇舌草 30g，萆草 30g，飞滑石 10g，甘草 6g，猪苓 10g，泽泻 10g，女贞子 10g，大生地黄 15g，生黄芪 15g，太子参 15g。连续服用 2 旬，诸症瘥减，尿培养转阴。继服 1 个月，随访半年未复发。

三、淋证后期，益肾兼化瘀浊

淋证迁延日久，可致肾气虚弱，而现神疲，腰酸，小便淋沥不已，时作时止，过劳即发；形体消瘦，五心烦热；或神气怯弱，手足不温等症。由于病久体气亏耗，肾气不足，封藏失职所致，应予益肾固摄。然湿热虽挫，瘀浊残留，隐患不除，故还需泄化瘀浊。因此，淋证后期的治疗，当以益肾固摄为主，辅以泄浊化瘀，始能获效。病久体虚，穷必及肾，阴阳俱损。常选用淫羊藿、淡苁蓉、炙蜂房、菟丝子、潼沙苑，配伍生地黄、熟地黄、怀山药、女贞子、山萸肉等，益肾固本、阴阳并调。佐用粉萆薢、生薏苡仁、茯苓、丹参、败酱草、赤芍等泄化瘀浊。若阴虚内热者加知母、黄柏，阳虚者加鹿角霜、附子、肉桂。淋证经治向愈，如能坚持用益肾兼化瘀浊法巩固治疗，每月服药一周，持续数月，将有助于淋证的根治。

例3：周某，男，38 岁，1988 年 1 月诊。

小便淋沥不爽，偶感刺涩，时或精溺并出，劳累则发，延已年余，伴腰背酸楚，四肢困乏，怯冷神疲，苔薄腻，舌边紫气，脉沉细而缓。证属脾肾两亏、瘀浊残留，拟方补益脾肾、佐以泄化瘀浊。处方：生黄芪 30g，炒白术 10g，淫羊藿 15g，菟丝子 30g，怀山药 30g，潼沙苑 12g，粉萆薢 15g，败酱草 20g，桑螵蛸 10g，炙蜂房 10g，桃仁泥 10g，服药 5 剂，小便淋沥、尿道刺涩，精溺并出等症消失，唯腰背仍感不适，精神疲乏，舌脉如前，继用前法巩固治疗，2个月后诸症尽除。随访1年，一切正常。

泌尿系结石治疗经验

泌尿系结石（以下简称尿石）是泌尿系统疾病中常见病之一，从其主症（血尿、排尿困难、腰腹部绞痛）来看，与祖国医学中的石淋、砂淋和血淋相似。结石小者如砂为"砂淋"，大者成石为"石淋"。如热邪进一步伤及血络，迫血妄行，可伴有血尿而成"血淋"。结石既成，就会引起气机不利，"不通则痛"。轻者仅腰部隐痛，重者则腰痛如折，引致小腹而呈绞痛。若湿热蕴于膀胱，可出现小腹疼痛、尿急、尿频、尿痛等症状。

尿石形成后，发展转归的途径是不一致的。如结石直径不太大，且形态较光滑，就有可能自动排出，而不致病。中药非手术疗法就是通过服药及运动，提高机体内在抗病排石、溶石能力，从而使结石排出的。反之，倘机体泌尿功能减退，结石不断增大，就难以排出，而引起一系列的病理变化，如结石嵌顿，造成尿流梗阻，就将出现肾或输尿管积水，或急慢性尿潴留，甚至尿闭等。

一、典型症状

常为诊断尿石的主要依据，如有尿中排出结石史，则更有助于诊断。

1.疼痛　肾和输尿管结石约 50%~90% 表现为患侧腰部

绞痛、钝痛、胀痛或隐痛，结石在肾盂或输尿管内移动时可出现剧烈的肾绞痛。绞痛突然消失，可为结石排出或退回肾盂征象。

2. 血尿 疼痛和血尿是本病的主要特点，血尿多在活动较多及绞痛之后出现。多数为镜下血尿，少数也可表现为肉眼血尿。

3. 排尿症状 排尿困难、尿流中断、尿急、尿频、滴尿常见于下尿路结石，倘双侧输尿管结石而造成嵌顿时，将引起尿闭，需做紧急处理。

4. 感染症状 如恶寒、发热、尿急、尿频、尿液浑浊，甚或脓尿、腰痛、小腹痛等，有时感染症状可为尿石病首先出现或唯一的症状，易被误诊或忽略结石的存在。

5. 其他合并症的症状 合并肾积水时腰部常有胀痛，有时或出现肿物。因结石长期梗阻可引起浮肿、高血压、尿蛋白等肾功损害表现。

在体征上，肾结石患者70%左右在患侧脊肋角有压、叩痛，输尿管结石约50%可有沿输尿管径路的压痛，膀胱结石在耻骨上有压痛，可作参考。

X线腹部平片或B超在诊断尿路结石上有重要价值，阳性率高达90%～95%，可以确定有无结石和结石的数目、大小、形态、位置等。

在辨证分型方面，意见殊不一致，笔者认为隋·巢元方《诸病源候论》"诸淋者，肾虚而膀胱热也"的论述十分精辟扼要，并且完全合符临床实际。所以我对泌尿系结石按虚实分类：①实型（下焦湿热、气滞瘀阻）；②虚型（肾阴虚、肾阳虚）。久病当然也可出现虚实夹杂型。

二、立法施治

尿石的治疗既要抓住其病为下焦湿热、气滞瘀阻，又要注意到湿热久留，每致耗损肾阴或肾阳，故新病均应清利湿热，通淋化石，久病则需侧重补肾或攻补兼施。

1.湿热型　肾绞痛突然发作，伴有明显的血尿或发热，小腹痛，以及尿频、尿急、涩痛或尿中断等急性泌尿系刺激征，苔黄或厚腻，质红，边有瘀斑，脉弦数或滑数。治宜清利湿热，通淋化石。予通淋化石汤（自订）。

金钱草60g，鸡内金10g，海金沙12g，石见穿30g，石韦15g，冬葵子12g，两头尖9g，芒硝6g（分冲），六一散10g。

加减法：尿血去两头尖，加琥珀末3g（分吞），小蓟18g，苎麻根60g；腰腹剧痛加延胡索20g，地龙12g；发热加柴胡、黄芩各12g；尿检中有脓细胞者加败酱草18g，土茯苓24g。

2.肾虚型　多为病程已久而致肾阴虚（头眩、颧红、口干、盗汗、失眠、舌红少苔、脉细数），或肾阳虚（怯冷、腰腿酸软、便溏溲长、自汗、脉沉迟、舌胖而润）者，均应调补扶正，俟正复再予上方。应肾阴肾阳分别施治，肾阴虚可选六味地黄丸或知柏地黄丸，肾阳虚可选济生肾气丸。如兼见脾虚者，则又宜健脾运中为先。肾积水者，选五苓散及金匮肾气丸。

三、病案举例

例1：张某，男，40岁，采购员。

1975年8月27日初诊：血尿腰痛，已经4年，迭经治疗，均未见效。面部虚浮，失眠乏力，曾数次尿血，今年7月27日又出现血尿，在南通医学院附院静脉注入造影剂后8分钟、25分钟、60分钟时各摄片1张（X线片号：24824），结果肾盂、输尿管显影不满意，但见双侧输尿管及肾盂有积水现象。印象：两侧肾盂及输尿管积水（结石引起可能性为大）。7月30日尿检：红细胞（＋＋＋）。7月31日尿三杯试验：蛋白（＋），红细胞（＋＋＋），白细胞（少许），三杯结果均同。苔薄微腻，脉弦细。湿热蕴结下焦，凝而为石，阻塞气化，水液蓄潴。治宜化湿清热，利水通淋，而消结石。通淋化石汤去两头尖，加小蓟18g，琥珀末3g（吞）。8剂。

9月6日二诊：服第7剂后，排出结石3枚（0.7cm×0.5cm、0.35cm×0.2cm各1枚，另一枚落入厕所，未能捡出），面浮及腰痛略轻，苔薄腻，舌边有齿痕，脉细弦。效不更方，继进之。上方加黄芪15g，地龙12g。8剂。

9月16日三诊：面浮、腰痛尚未悉除，是积水未尽，肾虚未复之征。苔薄腻，脉细。前法继进之。上方去地龙，加楮实子15g。8剂。

9月24日四诊：面浮已消，腰部微酸。原方继服8剂。

10月9日五诊：诸象趋平，小溲甚畅，自觉精神颇爽，苔薄舌淡红，脉细软。再为善后，上方继服8剂；六味地黄丸500g，早晚各服9g，以巩固疗效。

12月15日在附院复查，完全正常，恢复工作，迄今未发，已属痊愈。

例2：杨某，男，52岁，干部。

1974年7月24日初诊：突然腰腹部绞痛，呕吐，自疑为急性胃肠炎去某院急诊，注射阿托品并输液，略见好转，即带药回家，旋又剧痛，并见血尿，又去附院急诊，诊为肾结石引起的肾绞痛，观察1日后，仍阵发性剧痛，不愿手术，自动出院，要求服用中药。发热（38℃），困惫，腰腹部绞痛阵作，作则呻吟呼叫，翻滚不宁，面色苍白，汗出如淋，小便短涩欠利。尿检：红细胞（＋＋＋）。苔黄腻，脉细弦数。湿热蕴结下焦，煎熬尿液，积为砂石。壅塞水道，通降失利，而作绞痛。亟予渗泄湿热，理气止血，利水通淋。药用：金钱草、白花蛇舌草、海金沙藤、小蓟各30g，苎麻根60g，冬葵子12g，生地榆15g，广地龙、延胡索各12g，琥珀末3g（分吞），六一散12g（包）。2剂。

7月26日二诊：药后腰腹绞痛逐步趋缓，已能耐受，尿赤渐清，苔薄腻，脉细弦。前法继进之。上方去苎麻根。3剂。

1976年4月随访，未再发作，一切正常。

例3：邹某，男，56岁，干部。

1973年12月15日初诊：经常腰腹酸痛，经南通医学院附院X线摄片（片号：11793）报告：右侧肾区见1.0cm×1.2cm结石影，膀胱区见1.0cm×0.7cm 2枚结石影。印象：右肾及膀胱结石。苔薄白，舌微红，脉弦细。湿热蕴结，肾阴为耗，煎液成石，阻于下焦。治宜泄化湿热，养阴益肾，通淋化石。药用：生地黄24g，生鳖甲18g，金钱草60g，海金沙藤30g，赤芍12g，冬葵子12g，鱼脑石4.5g，芒硝4g（冲），甘草4g。

1974年3月23日二诊：地区精神病院X线腹部平片报告：两肾阴影边缘及输尿管、膀胱均能清楚见到，右肾见一透光结石（1.2cm×0.8cm），位于第2腰椎横突下干，结石呈长尖形，膀胱阳性结石未明显发现。印象：右肾结石。

服上药近 60 剂，腰腹痛已趋消失，无特殊不适，根据 X 线摄片结果，**膀胱结石已消失**，右肾结石亦略缩小，苔脉无著变。上方加石见穿 30g，鸡内金 9g，20 剂。知柏地黄丸 500g，每服 6g，每日 2 次。

1975 年 2 月随访：未摄片复查，但一切正常。

例 4：环某，男，65 岁，工人。

2000 年 5 月 19 日初诊：腹部疼痛，放射至腰部，伴血尿一个月不止，B 超示：①右肾囊肿。②左肾结石伴中度积水。尿检：PRO（＋＋＋），WBC（＋＋＋），BP 165/100mmHg。面红赤，头昏心悸，纳差，苔薄腻，质衬紫，脉弦，此石淋也，治宜凉血固络，利水溶石，徐图效机。

金钱草、白茅根、苎麻根各 30g，煅花蕊石 20g，墨旱莲、小蓟、泽兰、泽泻各 15g，海金沙、白槿花各 10g，甘草 6g。14 剂。

6 月 2 日二诊：药后尿血渐止，腰仍酸痛，纳可，便秘口干，面红赤，有饮酒史，复检：尿 PRO（＋＋＋），WBC（＋），BLU（＋＋＋）。苔薄白，质衬紫，脉细弦，前法出入。生地黄、金钱草、白茅根、苎麻根、炙牛角䚡各 30g，生地榆、墨旱莲各 20g，小蓟 15g，侧柏炭 10g，甘草 6g。14 剂。

6 月 16 日三诊：症同前，腰酸减轻，偶有心悸，头昏乏力，小便量较前增多，尿检：PRO（＋＋），RBC（＋＋＋＋），WBC（＋），BLU（＋＋＋），GLU（＋）；血常规：WBC $6.7 \times 10^9/L$，RBC $3.04 \times 10^{12}/L$，Hb 9g%，PC $293 \times 10^9/L$。舌脉如前，原法继进。

上方加生黄芪、仙鹤草各 30g，泽泻 15g，升麻、柴胡各 8g。10 剂。

6 月 26 日四诊：药后 3 天突然腰痛如刀绞，放射至少腹，尿道刺痛,小便带血明显,排出细小砂石后,腰痛及尿道刺痛感消失,药继续服用两日后尿血已止,尿量大增,腰酸、头昏、心悸、乏力均除,此次尿检 PRO(＋),WBC(－),RBC(－),脉舌同前,原法巩固。

生黄芪、仙鹤草、白茅根、金钱草各30g,泽兰、泽泻、小蓟、党参、生地黄、熟地黄、枸杞子、炙牛角䚡各15g,海金沙10g,甘草梢6g。14剂。

随访已愈。

【按】在此四例患者中,例1、例4服药后都排出了结石,腰酸痛及尿道刺痛亦随之消失,这正如《诸病源候论》所说"石出乃歇"。另二例未作复查,例2两年后随访,肾绞痛未再发作;例3曾做X摄片证实膀胱结石已消失,右肾结石缩小,继续治疗后亦一切正常。例4除肾结石外,还伴有肾囊肿、肾积水,病情较为复杂,活血利水之外,加入了扶正(黄芪、仙鹤草、党参、生地黄、熟地黄、枸杞子等),溶石(牛角䚡、苎麻根、金钱草、花蕊石等),治疗效果较为满意。

例5:王某,男,56岁,驾驶员。

1976年5月14日:六年前有泌尿系结石史,近又尿频、尿急、尿血;镜检:红细胞满视野。苔薄,脉细滑,湿热蕴于下焦,结而为石,损伤阴络;治宜清泄湿热,通淋化石。

生地黄20g,金钱草45g,生地榆、海金沙、苎麻根各30g,冬葵子、瞿麦各12g,鸡内金9g,芒硝4.5g(分冲),甘草3g。

10月4日:上次服药,诸象瘥解,即未继续治疗。顷又尿急刺痛,尿血,在通医附院作膀胱镜检查,疑有结石,但新生物不能排除。苔薄黄、质红，脉细弦，湿热蕴结，久则伤阴，并有癌毒之端倪。续予滋肾阴，清湿热，化癌毒。

生地黄20g，金钱草45g，白花蛇舌草30g，海金沙30g，生地榆、冬葵子、瞿麦各12g，墨旱莲15g，芒硝4g，鸡内金10g，苎麻根60g，甘草4g。10剂。

10月20日：药后小溲刺痛已瘥，尿检：红细胞（＋），苔薄质红，脉细弦。前法继进之。

上方加石见穿30g。10剂。

1977年4月9日：顷又自觉尿道中有阻塞感，溲后茎中痛，苔薄脉小弦。此宿疾复发之症，予通淋化石。

上方续服15剂。

6月24日：症情平稳，原方嘱其坚持继服。10~20剂。

7月10日：药后曾泄泻3次，旋即自尿道排出肉样组织如指头大者七枚，血尿，头昏神疲，苔脉无著变。予凉血止血、抗癌解毒之品（肉样组织已送附院病理科检查）。

白花蛇舌草、半枝莲各30g，墨旱莲18g，生地榆、小蓟各12g，血余炭、蒲黄炭各10g，琥珀末、象牙屑各2g研细分吞，甘草5g。5剂。

7月19日：附院病理切片报告：移行性细胞癌，伴见坏死。嘱作手术，家属焦虑，即去上海中山医院进一步检查。

7月21日：上海中山医院泌尿科作膀胱镜检查：顺利检入F24镜，见膀胱充血水肿，以三角区为显，并有数处黏膜下瘀血斑。双输尿管口泌尿正常；左侧管口水肿，在左侧管口外下方有乳头状白色肿物，不带蒂，约1.2cm大小，取活组织两块送检。

7月23日：上一医病理教研组报告，标本号码：3378。

巨检：淡灰黄色米粒大小组织 2 粒。

诊断：（膀胱黏膜）移行性细胞癌Ⅱ级，伴坏死。

7 月 24 日：血尿渐止，精神颇好，无特殊不适，但在此期间，小便培养，发现绿脓杆菌。苔薄脉细弦。在上一医中山医院确诊为膀胱癌，该院医师认为"癌组织能排出，所服中草药说明是有抗癌作用的"。嘱继续服用，以期巩固。原法复入益气扶正之品。太子参20g，白花蛇舌草、半枝莲、金钱草、蜀羊泉、白茅根各30g，生地榆、血余炭各10g，生甘草5g。10~20 剂。

9 月 12 日：连续服药以来，症情稳定，无任何不适，多次尿培养，已无绿脓杆菌发现。乃停药观察。

1979 年 8 月随访：一切正常，迄未复发。

【按】患者原系泌尿系结石，时作时辍，至1977年5月份又见发作。为求根治计，故嘱其坚持连续服药，以观后效。结果在 7 月 10 日突排出肉样组织七块，经病理切片检查，证实为膀胱癌。特别是上一医中山医院膀胱镜检查见到"黏膜下留有瘀血斑"，是肿瘤脱落的痕迹，至于"左侧输尿管口处下方乳头状白色肿物，不带蒂"，是肿瘤已趋向萎缩，说明中药抗肿瘤是有效的。

泌尿系结石的形成，主要是由于肾虚而湿热蕴结下焦所致，故以清泄湿热、通淋化石之品为主。10月份膀胱镜检查，除结石外，新生物不能排除，乃加抗癌之白花蛇舌草、石见穿等。由于坚持连续服药 1 个月以上，竟使肿瘤萎缩、环死而脱落排出，这一点启示我们，对重症顽症，必须打持久战，不能放松警惕，才能取得最后的胜利。

笔者认为肿瘤的发病，多由气滞、血瘀、湿聚、痰结、毒踞、正虚等交错夹杂而形成，正是由于病因复杂，必须辨证与辨病相结合，全面权衡，具体分析，才能作出确切的处理。本例选用的药物，前阶段主要是从肾虚湿热逗留，凝结为石，阴络损伤着眼，后阶段则侧重解其癌毒。其中地榆、墨旱莲、白茅根、小蓟等，既能凉血止血，又有抗癌作用。白花蛇舌草、半枝莲、石见穿等，既可通淋排石，更是治癌的常用有效药物。至于琥珀既能散瘀止血，利水通淋，又善消痈去毒；《日华子本草》谓其"破结瘕"。象牙屑长于清热解毒，生肌止痛，《本草经疏》指出它"治恶疮，拔毒长肉，生肌，去漏管"。因此二药合用，对本例是既治标，又治本的佳药。所以连续服用，不但出血渐止，而且癌组织相继枯萎脱落。审证用药时，如能选取一药而具两用者，多能收事半功倍之效。

紫癜治疗经验

紫癜是一种症状，也是一组出血性疾病。现代医学从病理角度分为血管外因素、血管因素及血小板因素三类。它的起因纷繁，分类也较多，但临床以过敏性紫癜和原发性血小板减少性紫癜为常见。一般早期多属血热胃火，中期恒见阴虚内热，后期则多为脾肾阳虚。初病多实，久病多虚。

中医学认为紫癜是血分病，属于斑、疹、衄血等门，是血液外溢至皮肤、黏膜，形成出血点瘀斑，以及鼻、齿龈、内脏组织出血的综合病态。因其以紫癜为主证，所以古籍称为"肌衄"。清《张氏医通·诸血门》说："其衄血种种，各有所从，不独出于鼻者为衄也。"因为衄血是血液不循常道，或溢于口、鼻诸窍，或渗泄于肌肤而致。

过敏性紫癜和血小板减少性紫癜虽为两种不同的疾病，但在病机辨证上有其共同点，故中医辨治尽管有各种不同的分型意见，然总不出寒、热、虚、实四字。明·张介宾在《景岳全书·血证》中总结了出血的原因为火与气两个方面："而血动之由，惟火、惟气耳。故察火者，但察其有火、无火；察气者，但察其气虚、气实。"并进一步明确指出："动者多由于火，火盛则迫血妄行；损者多由于气，气伤则血无以存。"我在临床实践中，根据脏腑、气血、阴阳等学说，对紫癜总结归纳为内热炽盛，迫血妄行；阴虚内热，血热失制；及脾肾阳虚，气不摄血3个类型，与张氏立论是一致的，并由此而拟出治疗法则和方药。

一、内热炽盛，迫血妄行型

症见皮肤出现紫红色瘀点瘀斑、大小不等，常融合成片，发热甚或高热，口渴，便秘，面黄，舌质红、苔薄黄，脉滑数。治宜清热解毒，凉血消瘀。

例1：陆某，男，9岁，学生。

1978年2月13日初诊：高热后臀部及两下肢透发紫癜，伴见酱油状血尿，在某医院住院，诊为"过敏性紫癜——肾型"，经过抗过敏、抗感染，使用激素、维生素及对症治疗，有所好转，但不稳定，紫癜与血尿仍时轻时剧。患儿家长要求中医会诊。

面如满月，时有烘热感，口干欲饮。臀部与两下肢有散在瘀点，色紫红，按之不退。尿检：蛋白（＋＋），白细胞（＋），红细胞（＋＋），透明管型少许。大便干结，苔少舌红，脉数。此内热炽盛，迫血妄行，外溢肌肤，内渗肾脏。法当清热解毒，凉血消瘀。

生地黄 12g，水牛角 15g，牡丹皮 10g，小蓟 10g，生大黄 5g，枸杞子 10g，墨旱莲 10g，炙僵蚕 5g，甘草 3g，4 剂。

2 月 20 日二诊：药后烘热口干显减，紫癜逐渐消退。尿检：蛋白少量，红、白细胞各（＋）。苔薄，舌红稍减，脉小数。内热见挫，血已循经，原法损益。

上方去生大黄，5 剂。

2 月 28 日三诊：精神颇好，紫癜已消，未再续透。苔薄，脉较平。瘀热渐清，肾功能损害未复，继当益肾培本。

生黄芪 12g，怀山药 12g，潞党参 9g，全当归 6g，白花蛇舌草 15g，仙鹤草 12g，益母草 15g，白槿花 6g，甘草 3g，红枣 5 枚，7 剂。

3 月 6 日四诊：尿检基本正常，精神亦好，苔薄，脉细。症情稳定，唯体虚未复。再为培益，以善其后。

上方去白槿花，加菟丝子 9g，覆盆子 9g，7 剂。

8 月 3 日随访：精神甚好，紫癜、血尿未再作。

例 2：顾某，女，9 岁，学生。

1979 年 12 月 15 日初诊：上月 13 日起病，腹痛甚剧，继则四肢、臀部出现淡红色圆形丘疹，其色逐步增深，而形成紫癜，呈对称性，即去某医院治疗，诊为"过敏性紫癜"，服用强的松、路丁等药，有所好转，迄未痊愈。紫癜以臀部及下肢为著，呈片状，口干欲饮。舌质红，脉弦带数。此热蕴营分，迫血妄行，溢于肌肤之肌衄也。治宜清热凉血，师犀角地黄汤意出入。

生地黄 15g，水牛角 15g，牡丹皮 10g，玄参 12g，生地榆 15g，墨旱莲 12g，炙僵蚕 6g，甘草 3g，5 剂。

12 月 21 日二诊：药后肌衄渐止，精神亦振，口干已减。

舌微红，脉小弦。营热渐清，血循常道，此佳象也。药既获效，守方继进。

上方加枸杞子 10g，5 剂。

12 月 27 日三诊：症情稳定，血热已清，紫癜未再透布。有时头眩神倦，纳谷欠香，苔薄脉平。此邪去正虚，脾虚气弱之征。继予培益之品以调之。

潞党参 8g，枸杞子 12g，怀山药 15g，炙黄芪 8g，仙鹤草 10g，生白芍 8g，甘草 3g，6 剂。

1980 年 2 月 7 日随访：紫癜未再作，已获痊愈。

【按】内热炽盛，迫血妄行型，一般以犀角地黄汤为首选之代表方。因该方是清热解毒、凉血止血、化斑散瘀的名方，随证加味，屡收佳效。以水牛角代犀角，不仅价格低廉，而且疗效亦好，它既可缩短凝血时间，又能提升血小板，用于本症，殊为切合。生地黄、牡丹皮、小蓟凉血止血。大黄泄热毒、行瘀血，长于止血，并有升高血小板之作用。僵蚕《别录》称其能"灭诸疮瘢痕"，用之可以促使紫癜加速消退，确有良效。血热炽甚者，可加地榆以增强凉血止血、清热解毒之功。紫癜肾病的紫癜控制后，而肾功未复者，仍当以益气养血之品，以益肾培本。邪去正虚，脾虚气弱者，又宜培益脾肾，以治其本。

二、阴虚内热，血热失制型

症见皮肤紫红色瘀点瘀斑，伴见头晕、乏力、心烦、肌肤烘热、手足心热，或潮热、盗汗。舌质红，苔黄，脉细数。此型患者一般病程都较长，或紫癜时多时少。治宜养阴清热，凉血止血。

例 3：周某，女，37 岁，工人。

1978年5月6日：近年来经常下肢遍布紫癜，时多时少，有时牙龈亦渗血，经行量多。检查血小板仅 5 万 /mm³，诊为血小板减少性紫癜。伴见头眩、口干、失眠。舌质红，脉弦微数。乃阴虚内热，血热妄行，不能制约之候。治予养阴清热，凉血止血，以二至丸加味消息之。

墨旱莲 20g，女贞子 20g，生地黄 15g，枸杞子 15g，生地榆 20g，甘草 3g，7 剂。

二诊：药后诸象均见好转，嘱其继服 10~20 剂。

三诊：复查血小板升至 9 万 /mm³，紫癜未再见，乃以归脾丸、二至丸晨晚分服，每次 8g，善后之。

【按】此例为阴虚内热，血热妄行，故取二至丸为主，以养阴清热、凉血止血，加生地黄、枸杞子增益其养阴清热之功；选地榆加强其凉血止血之效。药精力专，奏效显著。随后再以养阴补血之丸剂巩固疗效，以善其后。

三、脾肾阳虚，气不摄血型

症见紫癜色紫暗或暗淡，时起时消，反复发作，遇劳加重。兼见神疲乏力，头晕目眩，心悸，气短，食欲不振，面色苍白或萎黄。舌质淡，脉细弦。部分患者还有怯冷的表现。治宜培益脾肾，补气摄血。

例4：沈某，女，23岁，工人。

1977年6月7日初诊：从去年下半年开始，头眩乏力，经常两下肢遍布紫癜，此起彼伏，经行量多如崩，乃去某医院治疗。血检：WBC 4600×10^9/L，HP 3.1×10^{12}/L，血小板 5.4 万 /mm³。诊为"血小板减少性紫癜"。连续使用利血生等药，一度好转，终难痊愈，遂来院门诊。

肌衄之候，起已经年。体秉素虚，面白光形羸，怯冷倍常，纳少便溏。苔薄舌淡，脉细而软。脾肾阳虚，气不摄血，血溢肌肤，紫癜以作。治病求本，理当培益脾肾，补气摄血。

炙黄芪 15g，全当归 10g，淫羊藿 15g，枸杞子 12g，骨碎补 12g，油松节 20g，鸡血藤 15g，炮姜炭 2g，甘草 5g，15 剂。

7月2日二诊：药后精神较振，紫癜消退。复查血小板为 10 万。苔薄，脉细。药既奏效，毋庸更张。原方继服 6 剂，然后以丸剂善后巩固。晨服人参养荣丸，晚服归脾丸，每次 6g。

1980 年 4 月 5 日随访：紫癜迄未再作。

例 5：王某，女，27 岁，干部。

1987 年 9 月 14 日：两下肢遍布紫癜，反复出现，已历八月，逐步增多，并见牙龈渗血，县人民医院诊为"血小板减少性紫癜"。素日头昏，神疲，夜寐不实。血小板检查为 6.5 万 $/mm^3$。苔薄舌淡，脉细缓。气血亏虚，气不摄血，血溢肌肤之肌衄也。治宜补气摄血。

炙黄芪 15g，潞党参 10g，全当归 10g，仙鹤草 15g，枸杞子 10g，鸡血藤 15g，油松节 10g，牛角鳃 10g，首乌藤 30g，炙甘草 5g，10 剂。

10月12日二诊：药后紫癜逐步消失，血小板复查已 >10 万 $/mm^3$，精神亦振，夜寐趋安，苔薄脉细。前法既合，率由旧章。

上方去牛角鳃、油松节，加熟地黄 15g，6 剂。

【按】脾肾阳虚，气不摄血用当归补血汤加味以补气摄血。黄芪，《本草求真》称其"为补气诸药之最"，对一切气衰血虚之证有强壮补益之功。当归长于补血，为血中之圣药。因此，取其作为主药，而配以益肾养肝、补气生血、止血和血之品。淫羊藿甘温，补肾壮阳，《本经》称其"益气力，强志"，且有类激素之作用。枸杞子不仅能补益精气，滋养肝肾，且有止血作用。骨碎补有补肾、活血、止血、生血之功。油松节能通气和血，并有升高血小板、白细胞之功，但因其性温，阴虚血燥者宜慎用之。鸡血藤为强壮性之补血药，与油松节同用，有增强升高白细胞及血小板的作用。炮姜，《本草正》云："阳虚不能摄血，而为吐血、衄血、下血者，但宜炒熟留性用之，最为止血之要药。"《本草经疏》谓其"能引诸补血药入阴分，血得补则阴生而热退，血不妄行矣。"但性辛热，血热妄行者忌服。甘草能补五劳七伤，一切虚损，有肾上腺皮质激素样作用及抗炎、抗变态反应的作用。党参对气血两亏者有益气补血功用。首乌藤有养心、安眠、补血作用。仙鹤草有促进血液凝固的作用，为强壮性收敛止血剂。熟地黄《珍珠囊》谓其"大补血虚不足，通血脉，益气力"。以上是脾肾阳虚，气血两亏，气不摄血的常用方药。

治疗结节病的经验

一、结节病与痰注、痰核近似

结节病是一种原因不明的、可累及全身多种器官的非干酪性上皮样慢性肉芽肿病变，可发生在淋巴结、肺、皮肤、眼、肝、脾、指骨等处，多见于30～40岁的女性。本病发展缓慢，虽属良性，但少数可导致呼吸机能不全或其他器官不可逆病变。笔者认为：本病与中医学的"痰注""痰核"近似。如《丹溪心法》云："百病中多有兼痰者，世所不知。凡人身中有结核，不痛不红，不作脓者，皆痰注也。"与临床所见符合，不过古人因限于时代条件，只能看到或扪及体表的结节而已。

二、化痰软坚是主要治则

笔者临床，见此类病证，悉从"痰注"或"痰核"论治，以化痰软坚为主，视其兼证结合辨证用药。常用炒白芥子、生半夏为主药。《本草正》说白芥子消痰癖疟痞，除胀满极速，因其味厚气轻，故开导虽速，而不甚耗气，既能除胁肋皮膜之痰，则其近处者不言可知。半夏长于燥湿化痰，降逆散结，其生者，用治痰核，其效甚著。《药性论》谓其"消痰涎……能除瘿瘤"。《主治秘要》亦赞其"消肿散结"之功，配合白芥子擅治痰核，个人临床用量最大曾达18g，未见任何毒性反应，为减少物议，常加生姜1片以解其毒。配合海藻、昆布、生牡蛎、夏枯草、紫背天葵、炙僵蚕构成基本方。紫背天葵系毛茛科植物天葵的全草，块根名"天葵子"，种子名"千年耗子屎种子"，与紫背天葵草的菊科植物紫背千里光的全草，是两种药，不能混同。紫背天葵功能消肿、解毒、利水，对瘰疬结核有著效。

三、病案举例

例1：李某，女，46岁，工人，1978年2月25日诊。

近年来，周身出现皮下结节，有时呈对称、串珠状，渐次增多至100多枚，推之可移，按之坚硬，皮色不变，无特殊疼痛，病理切片证实病损属肉芽肿性质，诊断为"结节病"，服药罔效，舌苔薄，脉缓。予化痰软坚药消息之。方用：白芥子10g，生半夏6g，炙僵蚕、夏枯草、紫背天葵、海藻、昆布各12g，生牡蛎30g，生姜1片，红枣5枚。6剂后，自觉乏力，口干少津，脉细软，证属气阴两伤。上方加炙黄芪12g，党参、麦冬各10g以益气养阴。10剂后，痰核稍有缩小，症状仍呈虚象。效不更方，再加蜂房、土鳖虫、川石斛各10g，续服3剂。腿部结节即见缩小，质转软，未再增多。右肩关节酸痛，活动受限，曾诊为"冻结肩"（肩关节周围炎），舌质带紫，脉细弦滑。此痰瘀凝聚，经脉痹阻所致，仍用前法，续服汤方20剂，辅以丸剂（白芥子、紫背天葵、僵蚕、蜂房、土鳖虫各120g，生黄芪、炮甲片、淫羊藿、当归、川石斛各100g，陈皮、生半夏、三棱各60g，甘草30g。共研极细末，另用海藻、昆布各240g，煎取浓汁，加蜂蜜为丸，如桐子大，每早、晚食后各服8g)，连服四个月，全身结节消失。

例2：余某，男，46岁，干部，1973年2月5日就诊。

因工作劳累，自觉疲惫乏力，体重下降，时有低热盗汗，胸痛干咳，周身淋巴结肿大，且出现皮下结节达70多枚，边缘清晰，无触痛。结核菌素试验（－），血沉25mm/h，X线透视：两侧肺门淋巴结肿大。诊断为"结节病"。治予化痰消核，兼益气阴：太子参、川百合、功劳叶、紫背天葵各12g，生牡蛎、葎草各20g，生半夏、白芥子、炙僵蚕各10g，甘草5g。先后共服30剂，痰核基本消失，仅数枚尚可触及，唯气阴虚，尚未全复，乃于方中加制黄精15g，再服20剂。7年后随访，药后全愈，未再复发。

例3：杨某，男，37岁，军人。

1998 年 4 月 23 日初诊：皮下结节三年，以手臂、前胸、后背为主，逐渐增大至蚕豆大小，且数量增多，按之柔软，平素两膝疼痛，易疲劳，纳可，二便正常，苔薄白，质淡衬紫，脉细滑，此痰核之候，治宜化痰消核。

（1）生黄芪 30g，潞党参、车前子各 20g，山慈菇、紫背天葵、生白芍各 15g，黄药子、全当归、桃仁、红花各 10g，生半夏、凤凰衣、炮山甲、炙甘草各 6g。20 剂。

（2）消囊丸 3 瓶，每服 4g，每日 3 次。

5 月 16 日二诊：药后结节变软，唯阵发性头昏（原有颈椎病史），原法出入。

（1）上方加泽泻、葛根各 20g，川芎 10g，炙升柴各 4g。20 剂。

（2）消囊丸 3 瓶，每服 4g，每日 3 次。

6 月 25 日三诊：药后头昏减，右手背皮下结节变软缩小，苔薄白衬紫，边有齿痕。前法出入。

（1）初诊方加炙僵蚕、炙守宫各 10g，生牡蛎 30g。30 剂。

（2）消囊丸 3 瓶，每服 4g，每日 3 次。

8 月 13 日四诊：结节松散变软，原有几个小结节渐消失，大结节变小，脉舌如前，前法继进之。

生黄芪 30g，潞党参、车前子各 20g，炙僵蚕、炒白芥子、山慈菇、紫背天葵、生白芍各 15g，生半夏、黄药子、全当归、桃仁、红花各 10g，凤凰衣、炮山甲、炙甘草各 6g，生姜 3 片。60 剂。

11 月 4 日五诊：结节消散殆尽，余无所苦，舌脉如前，前法巩固。

上方去白芥子、生半夏、黄药子。续服 60 剂。

随访已愈。

例4：周某，34岁，干部。

1962年5月25日初诊：周身关节酸痛，肢困乏力，继而发现自髂嵴连线向下沿大腿后侧散在分布皮下结节60余枚，手背部亦见3枚，每枚约弹子大小，推之可移，质地较硬，并无触痛。其症已起半年，曾用肾上腺皮质激素治疗无效。类风湿因子试验（＋），血沉30mm/h，胸部X线检查见肺门淋巴结肿大。苔薄腻，舌质衬紫，脉小弦。辨为痰瘀交凝，脉络痹阻。拟予化痰软坚，散瘀消结。

生半夏10g（先煎），白芥子10g，青皮、陈皮各6g，生牡蛎30g，生薏苡仁15g，制海藻、昆布各10g，紫背天葵12g，炙僵蚕10g，生姜1片，炙土鳖虫10g，炮山甲8g。7剂。

6月2日二诊：药后痰核已消其半，所余结节亦趋缩小。苔脉同前。药既获效，无庸更张。原方7剂。

6月8日三诊：结节已基本消失，唯手背部尚留有半粒弹子大小1枚结节，质软。

1980年6月10日随访：至今已历18年，一直未复发。

【按】以上四例，均见周身皮下结节累累，推之可移，按之质硬，皮色不变，又无疼痛，故属于"痰核"范围，予生半夏、白芥子、海藻、昆布、夏枯草、生牡蛎、僵蚕消核软坚，例1因乏力、口干、脉细软，为气阴两伤之象，可能与白芥子、生半夏性味辛燥有关，故结合辨证而加用党参、麦冬、黄芪、石斛；土鳖虫活血化瘀。10剂后痰核虽缩小而仍坚硬，故加蜂房祛风、化痰、攻毒。仍守前法出入制成丸剂以巩固之，加赤芍、当归、穿山甲以加强活血化瘀作用，加姜黄、陈皮、黄精、黄芪行气补气，更用淫羊藿、鹿角霜补肾阳以为根本之图。例2患者兼见低热盗汗，故加川百合、功劳叶、黄精补气阴，萆草清虚热，亦皆为因证而施者。

关于生半夏的使用的问题，因其有毒，历代均有争议。笔者实践证实，生半夏既经煎煮已成熟半夏，毒性大减，即无中毒之弊（一般宜单味先煎半小时）。又例1丸方中海藻与甘草同用，是属前人"十八反"的配伍禁忌，其实，仲景之后历代均不乏使用"反药"的方子，即以海藻甘草为例，《医宗金鉴》的海藻玉壶散即用之。详见《朱良春用药经验集》"为十八反平反"一文。

例3用的消囊丸系由复肝丸加减而成，原用治肝、肾囊肿，有一定效果，能益气培本、软坚消癥，对痰核之消除也有帮助。因患者系军人，经常外出工作，不能坚持服汤药，故以消囊丸配合服之。

虫类药治疗疑难杂症的经验体会

中医之生命在于学术，学术之根源本于临床，临床水平之检测在于疗效。所以临床疗效是迄今为止一切医学的核心问题，也是中医学强大生命力之所在。而在辨证论治基础上参用虫类药治疗疑难杂症，颇能提高疗效，值得吾人深入探索，兹就此简述实践体会之一二，以就正于同道。

一、虫类药的独特医疗作用

虫类药是动物药组成的一部分，形体较小，多数属昆虫类。由于它是"血肉有情""虫蚁飞走"之品，具有独特的生物活性，所以历代医家都较重视。从文献记载来说，始于《山海经》《内经》。张仲景之《伤寒杂病论》，其中运用虫类药的方剂，法度严谨，寓意良深，如下瘀血汤、抵当汤（丸）、大黄䗪虫丸、鳖甲煎丸等方，对后世应用虫类药起着示范、推动的作用。成于汉初的《神农本草经》是总结虫类药医疗作用最早的书籍，其中列载虫类药 28 种，占全书所载药物的 8%，占所收动物药（65 味）的 43%。这说明在汉代对虫类药的使用就已取得宝贵的经验。此后，代有发展，东晋葛洪《肘后方》，唐代孙思邈《千金方》，王焘《外台秘要》，将虫类药更广泛应用于内、外、妇、儿各科，所用品种，有所增加。宋代许叔微的《本事方》，也较多地应用虫类药，创订"麝香圆"，对类风湿性关节炎、风湿性关节炎、坐骨神经痛之疼痛剧烈者，颇有缓痛之效，后世多引用之。迨至明代，李时珍全面总结药物治疗经验，在《本草纲目》中收载虫类药达 107 种，占动物药（444 种）的 24%，使虫类药得到很大的扩展。随后清代温热学家如叶天士、杨栗山、王孟英、吴鞠通以及善于应用活血化瘀方药的王清任等，他们敢于革新，广泛应用虫类药治疗各种疾病，给后世留下不少珍贵的经验。近代善用虫类药的医家主要有张锡纯、恽铁樵、章次公诸先辈。解放后，中医药界非常重视虫类药的应用和研究，不仅广泛应用于内外各科的常见病、多发病，还用于恶性肿瘤、血液病、心脑血管病、结缔组织疾病、肝肾病、神经精神疾病、内分泌系统疾病等诸多疑难杂症，沉疴痼疾，使虫类药别开生面，大大地发展了它的应用范围和经验，取得了令人瞩目的成就。

我在 1963~1964 年于《中医杂志》发表了《虫类药应

用之研究》，1980 年出版了《虫类药的应用》，1994 年增订重版，受到同道们的赞许。日本奈良县ロ一マ医师，原是西医，后学习汉方医，在临床实践中，他感到常规用药有时疗效不够满意，经参用虫类药后，疗效显著提高，出现意想不到之奇迹，为之欣喜不眠者再。他近两年曾先后三次专程来南通访问，研修虫类药的有关问题，由衷地赞赏中国医药学的博大精深，决心要继续认真地学习和运用。

虫类药的功用主治，因其配伍不同而异，一般可概括为如下 10 个方面：

1. 攻坚破积　机体的脏器发生病理变化，形成坚痞肿块，如内脏肿瘤、肝脾肿大等，宜用此法治疗，如大黄䗪虫丸治慢性肝炎、宫颈癌、子宫肌瘤等；近人用全蝎、蜈蚣、守宫治疗癌肿等。

2. 活血祛瘀　机体的循环瘀滞或代谢障碍，出现血瘀征象，使用此法推陈致新，如抵当汤（丸）治疗热性病瘀热在里，其人如狂（精神错乱）的蓄血症；下瘀血汤治产后干血内结，腹痛或有瘀块，血瘀经闭。

3. 息风定惊　肝风内动，出现昏倒、抽搐等一系列的神经系统症状，常用此法治疗，如止痉散治疗乙脑、流脑的昏迷抽搐等。

4. 宣风泄热　热性病早期，邪热郁于肌表，症见发热，疹发不透等，宜用此法清热、化毒、透邪，如升降散治疗温热病；消风散治风热瘾疹。

5. 搜风解毒　所谓大风、历节诸症，即麻风病、类风湿性关节炎之类，可用此法治疗，如苦参丸、搜风散治疗麻风病；麝香圆治疗白虎历节等。

6. 行气和血 气郁血滞，出现脘腹胀痛诸症，可用此法治疗，如乌龙丸治疗肝胃气痛；王孟英用蜣螂虫治吐粪症。

7. 壮阳益肾 肾阳虚衰症见怯冷、阳痿不举、遗尿、小便失禁等，宜用此法治疗，如蜘蜂丸治阳痿；海马健肾丸治慢性肾炎等。

8. 消痈散肿 毒邪壅结，导致痈肿、恶疽顽疮等，多用此法治疗，如《救急方》用蜓蚰治足胫烂疮；守宫治淋巴结核；海马生肌拔毒散治顽疮久不收口等。

9. 收敛生肌 痈疽溃疡，久而不愈，需用收敛生肌之品，如《普济方》治一切诸疮，屡用五倍子等；各种金疮或跌仆外伤出血，常用虫白蜡，朱丹溪盛赞其为"外科圣药"。

10. 补益培本 肺肾两虚之虚喘，宜用"参蛤散"以温肾纳气，而治其本。肾阳虚衰之阳痿、遗尿或小便失禁，尝用桑螵蛸、海马；肾功能不全之用冬虫夏草等。上述 10 个方面的主治功用不是虫类药所独有，其他有关中药也同样具备，不过虫类药在这方面的效用，比较佳良而可靠，参用以后，往往效果更为显著，得心应手。

在此应该指出，使用虫类药时，应辨证明确，选药精当，注意配伍、剂量、疗程，特别是对毒性较大的斑蝥、蟾酥等，使用应当谨慎，掌握"邪去而不伤正，效捷而不猛悍"的原则，以免产生不必要的副作用。

虫类药以其含有较多的动物异体蛋白质，少数过敏体质者，有时服后有过敏现象，如皮肤瘙痒、红疹，甚则头痛、呕吐时，应立即停服，并用徐长卿 15g，地肤子 30g，白鲜皮 30g，煎汤内服，多数均可缓解，极个别严重者，则需中西药结合以缓解之。

虫类药其性多为辛平或甘温，但息风搜风之药，其性多燥，宜配伍养血滋阴之品，如以地黄或石斛同用；攻坚破积之药多为咸寒，应伍以辛温养血之品，如当归、桂枝等，这样才能制其偏而增强疗效。

虫类药应尽可能制成丸、散、片及针剂使用，如此既节省药材，提高疗效，又可减少患者不必要的恐惧心理，而便于服用。因此，剂型改革也是今后应该注意的一个方面。

二、疑难病诊治之技巧

所谓疑难病，是指目前医者在临床上辨治感到棘手的疾病，问题在于辨证之"疑"，论治之"难"。事实上大部分还是可辨可治的，关键是我们如何加强基础理论的熟练掌握，临床实践的灵活运用，不断探索总结，找到"证"的本质，明析客观规律，辨"疑"不惑，治"难"不乱，自可得心应手，化解疑难病为可辨可治，发挥中医药的卓越作用。特别是在辨治基础上参用虫类药，每可收到意想不到的殊效。所以我总认为："世上只有'不知'之症，没有'不治'之症。"如果不能治，那是我们尚未认识客观存在的许多确有疗效的"未知方药"的缘故。《内经·灵枢》曰："未可治者，未得其术也。"

"怪病多由痰作祟，顽疾必兼痰和瘀"；"久病多虚，久病多瘀，久痛入络，久必及肾"；"上下不一应从下，表里不一当从里"。这是我对疑难病在辨治遇到困难时的一种思路和钥匙，经常由此而消除困惑，得到解决。而须涤痰、化瘀、蠲痹、通络、息风、定痉时，如能在辨治原则下，参用虫类药，多可提高疗效，这是个人60多年岐黄生涯的实践体验，屡试不爽的。

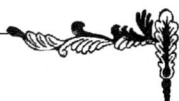

三、治疗疑难病应用虫类药的具体方药

（一）神经系统疾病

1. 脑震荡后遗症 脑震荡后遗症多呈现头胀而痛，健忘，神疲，视力减退，周身酸痛，天气变化时则更甚。有时食欲不振，睡眠欠宁，急躁易怒。因气血瘀滞脑府，灵窍欠慧，面色常见黧晦，舌有瘀斑，脉多沉涩或细涩。在辨证上属于"虚中夹实"之候，因其虚，必须培补气血，滋养肝肾；因其实，气血瘀滞，必须活血化瘀，据此，拟订"健脑散"一方，临床观察，疗效满意，并可兼用于老年痴呆症、严重神经衰弱症。处方：红人参、制马钱子、川芎各15g，土鳖虫、当归、枸杞子各21g，地龙、制乳没、琥珀、全蝎各12g，紫河车、鸡内金各24g，血竭、甘草各9g。上药共研极细末，每早晚各服4.5g，温开水送下，可连续服2~3个月。一般服一周后，即见明显食欲增加，睡眠较安，头昏神疲好转，随着服用时间的延续，症情可逐步向愈。

【病案举例】

李某，男，42岁，军人。在检查施工过程中，突为从上落下之铁棍击于头部而昏倒；当时颅骨凹陷，继即出现血肿，神志不清达二十余小时，经抢救始苏。半年后曾去北京检查：脑组织萎缩四分之一。目前头昏痛，健忘殊甚，欲取某物，转身即忘；记不得老战友的姓名，不能作系统发言；有时急躁易怒，失眠神疲。苔薄腻，边有瘀斑，脉细涩。此瘀阻脑府，灵窍欠慧，气血亏虚之候。予健脑散消息之。

服后一周，头昏痛即见轻减，夜寐较安，精神略振，自觉爽适。坚持服用2个月，症情平稳，已能写信，讲话层次不乱；续予调补肝肾，养益心气之品善后。

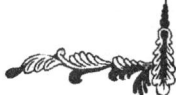

2. 脑血管意外后遗症　常呈现半身不遂，口眼㖞斜，口角流涎，言语不利等征象，属于气虚血瘀、络脉痹阻之候，王清任的补阳还五汤，功能补气活血，化瘀通络，促使痿废恢复，用之颇合病机。生黄芪 30g，地龙 15g，当归尾、川芎、赤芍、桃仁各 9g，红花 6g，加水蛭 4g，收效更佳。口眼歪斜者，加全蝎粉 2g（分吞），僵蚕 10g，制白附子 6g；舌强语謇者，加石菖蒲、女贞子各 10g；肢体痿软者，加桑寄生、制何首乌 15g，乌梢蛇 10g；血压偏高者，加紫贝齿 30g，怀牛膝 12g。或用地龙、蜈蚣、水蛭、川芎各等分，研末，装 0 号胶囊，每服 4 粒，1 日 3 次，对中风后遗症亦有佳效。并需配合肢体功能锻炼，怡性悦情，恢复较快。

3. 乙脑后遗症　凡乙脑高热昏迷，惊厥已平，而出现智力丧失、健忘、不语、失眠、手足拘挛、搐搦不能自主、瘫痪、流涎等后遗症者，用健脑开窍、祛风通络、泄化痰瘀之品，内服、吹喉，并配合针灸、推拿，始可奏效。

（1）煎剂：赤芍、丹参、红花、地龙、乌梢蛇、僵蚕各 6g，生自然铜、豨莶草、鸡血藤、伸筋草各 9g，制没药、甘草各 3g，水煎服，连服 5 剂后，接服散剂。

（2）散剂：炙乌梢蛇 30g，炙僵蚕 24g，炙蜈蚣、当归、化橘红、天竺黄、广地龙、红花各 18g，共研极细末，每服 2g，1 日 3 次，温开水送服。

（3）吹喉散：炙乌梢蛇 5g，制白附子、炮附子、陈胆星、白芷各 4g，麝香 1.2g，先将前 5 味药研极细末，然后加入麝香再研匀，小瓶分装密贮。每取少许，以喷粉器喷布于两侧扁桃体部，一日三四次。经使用上药治疗，多于 4~5 天后开始发音，一周后能爽利言语，1 个月后可以行走。唯肢体拘挛重者，需继续服用散剂，并活动锻炼，配合针灸、推拿，始可渐复。

【病案举例】

李某，女，5岁。1973年7月中旬，高热惊厥，神志昏迷，经当地医院西医抢救十余天，体温下降，神识渐清，但不能言语，口角流涎，四肢瘫痪，时有抽搐，40余天尚未恢复。8月29日来诊，确属"乙脑后遗症"。苔薄腻，质衬紫，脉细涩。症属痰瘀交阻、筋脉失养、络道痹阻，治宜化痰瘀、通痹闭、畅络脉，徐图效机。

（1）煎剂：蕲蛇、丹参、红花、广地龙、赤芍、僵蚕、川芎各6g，生自然铜、豨莶草、鸡血藤、伸筋草各9g，制乳没、甘草各2g。连服5剂后，接服散剂。

（2）散剂：蕲蛇30g，炙僵蚕24g，炙蜈蚣、炙全蝎、当归、化橘红、天竺黄、广地龙、红花各18g，共研细末，每服2g，1日3次，开水送服。

（3）吹药：蕲蛇2.5g，制白附子、炮附子、陈胆星、石菖蒲、白芷各2g，麝香0.6g，上药研细末，后加入麝香再研匀，瓶密贮。每取少许吹两侧扁桃体部，1日三四次。经上药治疗4天后，开始发音，1周后能爽利讲话，1个月后能行走，唯左侧手足尚感欠利，嘱继服散剂，并活动锻炼，配合针灸，经随访已完全恢复。

4. 乙脑极期，痰壅惊搐 乙脑极期，痰浊阻塞气机，蒙蔽心窍，高热昏迷，惊厥频作，痰涎壅盛，声如曳锯，苔厚腻，有内闭外脱之趋势；吸痰时易引起气管痉挛而窒息，颇感棘手，经用验方"夺痰定惊散"，收效甚佳。炙全蝎30只，巴豆霜0.5g，犀牛黄1g，飞朱砂1.5g，飞雄精2g，陈胆星6g，川贝母、天竺黄各3g，麝香0.3g（后入），共研极细末，瓶密贮。每服0.6g，幼儿0.3g，每日1~2次。鼻饲后 3~4h，排出黑色而杂有黄白色黏液的大便，即痰消神苏（未排便者，可续用一次）。此散息风化痰、通腑泄浊之作用颇为显著，对于中风、肺炎、中毒性菌痢、百日咳脑病、脊髓灰质炎等痰浊交阻、痰鸣如嘶之症，亦可泄化痰浊，防止窒息。

5. 偏头痛 本病之原因甚多，但均与肝阳偏亢、肝风上扰攸关，每于气交之变或辛劳，情志波动之际发作，作则头痛眩晕，畏光怕烦，呕吐，疲不能支，不仅发时不能工作，久延屡发，亦且影响脑力及视力，某些患者极为顽固，用一般药物殊无效果，余拟订之"钩蝎散"，经 40 多年的实践观察，疗效比较满意。因为全蝎长于祛风平肝、解痉定痛，故取为主药；钩藤善于清心热、平肝风以为佐；"久痛多虚"，乃伍以补气血、养肝肾之紫河车，以标本兼顾；后增入平降镇静之地龙，疗效更好。一般当日可以奏效，待痛定后，每日服 1 次，或间日服 1 次，以巩固疗效。处方取 4 药各等分，共研细末，每服 3g，1 日 2 次。

【病案举例】

吴某，女，36 岁，工人。右侧偏头痛已历三年，经常发作，作则剧痛呕吐，疲不能兴。经外院诊断为"血管神经性头痛"，选服中西药物，均未能根治。顷诊：面色少华，疲乏殊甚，右侧头痛，时时泛呕。苔薄腻，质微红，脉细弦。证属肝肾不足，风阳上扰，治宜息风阳，益肝肾。予钩蝎散 10 包，每服 1 包，日 2 次，另以石斛、枸杞子各 10g 泡茶送服。

药后头痛即趋缓解，次日痛定。以后每日服 1 包，服完后再以杞菊地黄丸巩固之。

6. 重伤晕厥 验方"回生第一仙丹"，有活血化瘀、疗伤定痛、通窍回苏之功，擅治跌伤、压伤、打伤、刀伤、枪伤、割喉，以及因吊、惊、溺而昏迷，屡奏殊效。过去在地震及战伤曾发挥卓越作用。处方：活土鳖虫（取雄性活虫，洗净，去足，放瓦上小火焙黄，研细末）15g，自然铜（放瓦上木炭火烧红，入好醋淬，片刻取出，再烧再淬，连制九次，研细末）9g，乳香（每30g用灯心7.5g同炒枯，共研细，次去灯心，净末），陈血竭（飞净）、飞朱砂、巴豆（去壳研，用纸包压数次，去净油，用净末）各6g，麝香0.7g（后入）。以上各药共研极细末，瓶贮密封。成人每服0.5g，幼儿0.2g，黄酒冲服。牙关不开者，鼻饲之。严重者可连服2次。服后，大便下紫血块者，则效更著。若苏后转心腹痛者，此瘀血未净，急取白糖60g，热黄酒或开水化服，自愈。曩昔上海雷允上药店有成药出售。

7. 癫痫惊搐 全蝎、蜈蚣等分研细末，名为"止痉散"，有息风定痉之功。每服1～3g，（按年龄、病情增减用量），1日2次。经动物实验，二药对中枢神经兴奋剂引起的惊厥，具有明显的对抗作用，对癫痫经常发作者，持续用之，可减少或制止其发作。对小儿高热惊搐，于辨治方中参用此二药，有止搐缓惊之功。加用僵蚕、地龙、钩藤，则奏效更佳。

【病案举例】

沈某，女，29岁，工人。患癫痫已十余年，迭治未愈，近年来发作频繁，每1～2周即作1次，作则昏仆不省人事，口吐白沫，手足抽搐，甚则小溲失禁，历时5～10分钟渐苏。苔薄腻，脉细滑。此痫症也，多由惊恐伤及肝肾，脏气不平，而致风动火升，痰火上扰神明，癫痫以作。治宜息风定惊，化痰降火，以复方止痉散缓图之。药后颇安。连服2个月，未再发作，改为每日服 1 次以巩固之。

8. 小儿惊风　"惊风退热散"由蝉蜕 60g，鸡内金、天竺黄、钩藤各 12g，陈皮 9g 组成，研细末，一般 2 岁左右每服 1g（或每公斤体重 0.1g），日 3 次，能解热定惊，化痰和中，对小儿惊风、发热、消化不良有效。

9. 面瘫　周围型面瘫病程在 1 个月以内者，用防风、赤白芍、僵蚕各 10g，制白附子 8g 煎汤，送服善于祛风通络的蜈蚣粉 1.5g，日 2 次，收效甚速。

10. 痉挛性瘫痪　外伤性截瘫而呈现痉挛性瘫痪者，应调补肝肾，祛风舒筋，疏通经络，上海市中医研究所截瘫组的经验与我们的体会基本是一致的。处方：蕲蛇、全当归、土鳖虫、熟地黄、金狗脊、川牛膝各 15g，鸡血藤、生白芍、生地黄龙各 30g，鹿角片、锁阳、淫羊藿、续断各 10g，甘草 6g，水煎服，每日 1 剂，另用全蝎、蜈蚣等分研末，每服 1.5g，1 日 2 次吞服。

11. 脑囊虫病　囊虫病是由链状绦虫的幼虫（囊尾蚴）寄生于人体某一组织而引起的病变，其中脑囊虫病发病率最高，约占本病的 80% 以上，而其包囊多位于皮质运动区，所以癫痫发作最为常见，伴有头痛、眩晕、呕吐、耳鸣、面麻等症，验方"消囊定痫散"具有息风定痫、杀虫消囊之功，对此有较佳疗效。蝉蜕 25g，全蝎 50g，琥珀 20g，飞朱砂 10g，冰片 5g（后入），共研极细末，每服 3.5～5g，日服 2～3 次。一般连服 1 个月后，皮下囊虫结节逐渐缩小，癫痫发作控制，继续服用 3 个月可以根治。或用驱风定痉、解毒杀虫的蛇退研细末，每服 5g，日 2 次，开水送下，另用槟榔 60g，大戟 3g，木瓜 18g，钩藤 12g 煎服，连服 1 个月，收效亦佳。如合并肝炎者，去槟榔加雷丸 15g。

12. 高血压脑病 是指高血压患者，血压突然骤升而致的一过性神经系统症状，头胀痛剧烈，目赤，视物模糊，抽搐，呕吐，烦躁，甚则神志不清，舌质红苔黄，脉弦劲，当予息风平肝、降逆通络之品，急重者，应中西医结合救治之。处方：杞菊、石斛、天麻、僵蚕、地龙各15g，钩藤、怀牛膝各20g，当归、白芍各10g，全蝎、蜈蚣各3g（研末分2次吞），生牡蛎、代赭石、生石膏各30g，甘草5g。水煎两次汁混和，分2次服。

13. 帕金森病 属中医风证、颤证范畴，乃锥体外系统慢性退行性疾病，以静止性震颤、肌强直、运动缓慢、姿势反射减少为特征，伴见流涎、言语欠利、咳痰、气喘等征象。治宜平肝息风、化痰通络。药用珍珠母、生白芍、桑枝各30g，钩藤、丹参各20g，地龙、天麻、菊花、石菖蒲、茯苓、竹茹、僵蚕各10g，全蝎末3g（分吞），甘草4g。每日1剂，严重者加用羚羊粉0.6g（分吞），制白附子8g，并可配合针灸。

14. 神经衰弱 多呈头眩、失眠多梦、健忘、心悸、神疲、舌红、脉细弦等征象，责之肝肾两亏，心肾不交，治宜滋养肝肾，宁心安神，药用杞菊、女贞子、百合各15g，僵蚕12g，炙远志8g，枣柏仁各30g，炙甘草6g；失眠严重，心烦者加苦参片30g，水煎服。

15. 三叉神经痛 属中医面痛、偏头痛范畴，面侧抽搐样剧痛，接触或进食时则更甚，乃内风上扰面络之咎，治宜息风止痛，活血和络，药用地龙、炙僵蚕、川芎、白芷各100g，炙全蝎75g，制白附子50g，共研细末，每服3~5g（逐步递加），1日2次，温开水送服，5~7日可以见效，坚持服用，多可缓解。

16. 老年性痴呆 中医谓之"老年呆病"。髓海空虚，肝肾不足，气血亏损，心神失养，脑窍欠慧，为病之本；血瘀痰阻，脉道不利，气机失畅为病之标。治宜补养肝肾，涤痰化瘀，以慧脑窍，曾拟益肾化瘀方：生地黄、熟地黄、杞菊、天麻、淫羊藿、党参、生黄芪、地龙、水蛭、胆南星、远志、石菖蒲、枣柏仁、制首乌、甘草。每日1剂，坚持服用，对眩晕、健忘、失眠、痴呆、昏沉、行走欠利等可获逐步改善，生活自理。其中天麻尤不可少，因《本经》谓其"久服益气力，长阴肥健"。甄权称其能治"瘫痪不随，语多恍惚，善惊失志"。《开宝》更指出它"利腰膝，强筋力，久服益神"。对老年痴呆是既治标又治本的一味佳药。

（二）循环系统疾病

1. 冠心、心绞痛 概括于真心痛、厥心痛、胸痹之内，多由气滞不畅，血脉瘀阻，或心阳失展，心脉痹闭而致，活血化瘀，理气通阳是其大法，而参用善于化瘀通脉、降脂解凝之水蛭，解痉通络之蝉蜕，每可提高疗效。

（1）太子参、制黄精各15g，麦冬、丹参、蝉蜕、泽泻各10g，檀香6g，水蛭2g（研分2次吞），炙甘草6g，水煎服，连服半月后，如症情稳定，舌唇之瘀黯渐化，可改为丸剂巩固之。

（2）丸剂：党参、制黄精、丹参、生山楂、广郁金各90g，蝉蜕（洗净）60g，水蛭30g，檀香20g，共研极细末，水泛丸如绿豆大，每服4g，日2次，开水送服。

2. 风心 相似于"心痹"之候，多因风、寒、湿之邪内舍于心，致使心体残损，心脉痹闭而出现的一种病证。《素问·痹论》曰："心痹者，脉不通，烦则心下鼓，暴上气而喘，嗌干善噫，厥气上则恐。"是风心而出现心力衰竭的生动描述。舌有瘀斑，脉细结代。凡瘀血征象明显而体气不太亏虚者，应侧重活血化瘀，佐以温阳利水，益气宁心。可予心痹汤：生黄芪、潞党参、炒白术、茯苓各 20g，当归尾、丹参、桃仁、红花各 10g，水蛭粉 2g（分吞），炙草 5g，每日 1 剂。如体气亏虚较重者，当先予温阳益气以扶正，而后再参用活血化瘀之品。扶正可用炙甘草汤加味：红参粉 3g（分吞），熟地黄 20g，炙黄芪 30g，肉桂末 2g（分吞），阿胶、麦冬、炙甘草各 10g，五味子 4g，炒酸枣仁 15g，红枣 10 枚，生姜 3 片。此外，在风湿性心肌炎阶段，尚未形成风心病时，如及早采用"银翘白虎汤"以清热解毒、利痹通络，多可控制其风湿活动而获得痊愈，免除风心病之产生。处方：连翘 20g，金银花、防己、木瓜、知母、粳米各 24g，白花蛇舌草 30g，生石膏 60g，甘草 6g。随证加味：湿重加苍术 20g，薏苡仁 30g，厚朴 10g；热重加栀子、黄柏各 12g，黄连 5g；心前区闷痛者加丹参 20g，参三七末 3g（分吞）；心悸者加枣柏仁各 30g，琥珀末 3g（分吞）。

3. 预防顽固性心绞痛溶栓后复发　顽固性心绞痛静脉溶栓有效的患者，用芪蛭散能对溶栓后预防复发，经观察可明显降低患者血小板聚集率、全血比黏度及血浆比黏度，延长凝血酶原时间，从而防止血栓形成。患者舌质紫暗或瘀斑，脉涩或结代，呈气虚血瘀征象，治宜益气、活血、通络。芪蛭散由黄芪、水蛭、川芎各 90g，桂枝 30g，共研细末，每服 5g，日 2 次，温开水送下。服药至溶栓后 6 个月。

4. 脑血栓形成、脑梗塞　脑血栓、脑梗塞均为动脉硬化而引起，仅是程度之轻重而已。中医属于中风范畴，多责之肾虚痰瘀内生，阻于脑窍而喝僻不遂或卒然昏仆，所以治疗大法是补肝肾、化痰瘀、慧脑窍，方用生黄芪 30g，钩藤、枸杞子、制首乌、女贞子、地龙、淫羊藿、丹参各15g，石菖蒲、广郁金、陈胆星、川芎各10g，水蛭3g（研分2次吞），甘草4g，每日1剂。或用川芎100g，地龙60g，水蛭40g，共研细末，0号胶囊装盛，每服4粒，1日2次，亦效。河南中医学院一附院用脑苏灵冲剂（泽泻、水蛭、大黄、黄芪），每次10g，4小时/次，用温水溶化。昏迷者发病48小时内用其高位灌肠，48小时后鼻饲。1周后减为每日4次，第2周后改为每日3次，直到21天为止。对痰热腑实、风痰上扰型及气虚血瘀型疗效较佳。能通过消除脑水肿而奏降低颅内压。

5. 高脂血症 常见头目眩晕、胸闷、肢麻等征象，中医属之眩晕、痰证、瘀证范畴。可用活血化瘀；健脾涤痰之品，如炒白术、薏苡仁、茯苓、僵蚕、水蛭、生山楂、泽泻、石菖蒲等。或用黄芪200g，水蛭40g，研细末，装0号胶囊，每服5粒，1日3次，降低胆固醇、甘油三酯、LDL，有佳效。

6. 脾切除后血小板增多症 因门静脉高压行脾切除术后而致血小板增多者，常呈发热、舌红、脉弦数等营血瘀热征象，故应凉血化瘀治之，上海仁济医院秦亮甫教授创用生地黄30g，生蒲黄、五灵脂各15g，牡丹皮、赤芍、土鳖虫各10g，虻虫6g，水蛭3g（研分吞），甘草4g，每日1剂，连服3剂，血小板数即见下降，如未下降至30万/mm³以下者，需续服之。方中虻虫有时易引起腹泻，性峻利，虚人可去之。

7. 心力衰竭 北京西苑医院以蟾酥1份，茯苓9份组成的"强心散"，治疗各种心力衰竭，有较显著的疗效，每服100mg，1日2～3次，药后2～48h症状、体征皆有改善，表现在脉率减慢，尿量增加，水肿消退或减轻，肝肿缩小。蟾酥的强心作用，与它能显著增加心肌蛋白激酶活性有关，而对其他内脏蛋白激酶活性几乎没有影响，因此它没有类似心得安一类的副作用。但蟾酥有毒，用量应严格掌握，每日量为 15~30mg，不可过量。又以其能引起子宫收缩，孕妇忌服。

8. 急性白血病　此乃病程短、死亡率高的一种血液病，化疗疗效虽较好，但均有较强的毒副作用。为此，积极在中医药方面寻找治疗方药，是一个重要的途径。中国中医研究院中药研究所肿瘤组用"安露散"治疗急性白血病（包括急淋、急粒、急单、红白血病等）有一定疗效。安露散一号由全蝎、蜈蚣、僵蚕、土鳖虫等量焙干研末，每服 0.7g，日 3次，慢性粒未急变者，以每服 0.3g，日 3 次为好，和入鸡蛋蒸食。对合并感染高烧者，可配合使用金银花、黄芪各 30g，当归、甘草各 15g，以补益气血、活血祛瘀，清热解毒。共观察 29 例，其总缓解率为 48.3%，同时有 45%~80% 的患者有食欲、临床一般状况和血象的改善，值得进一步探索。

9. 荨麻疹　古称"痦瘰"，多为风热客于营分而致，治宜驱风泄热，凉血活血；少数病例属脾虚风湿蕴于肌腠不化，则宜补脾祛风化湿为主；如反复发作，久治未愈，而气血亏虚者，又宜益气养血，兼祛风湿。因僵蚕长于散风泄热，对风热型荨麻疹，用之多能奏效。

处方：

（1）僵蚕 60g，蛇蜕 40g，生大黄 90g，广姜黄 40g，共研细末，每取 6g，以白糖开水送服，服后得微汗即愈，未愈者可续服数次，每日 1 次。

（2）僵蚕、姜黄、蝉蜕、乌梢蛇各等分为末，每服 5g，日 2 次。此二方功能祛风散热，活血祛瘀，对顽固性风疹块有佳效。但（1）方对体质壮实者最合，如体气偏虚而风热仍盛者，则以（2）方为宜。

（3）蚕沙饮（蚕沙、丹参各 30g，重楼、地肤子各 15g，蝉蜕 8g）治荨麻疹，连服 3 剂即愈。对皮肤瘙痒症、药疹、玫瑰糠疹、手部急性湿疹、日光性湿疹等均有一定疗效。

（三）呼吸系统疾病

1. 慢性支气管炎　多反复发作，缠绵不已，下列单方，收效满意。

（1）露蜂房拣净，研末，每取 1.5~3g，鸡蛋 1 枚（去壳），混和，不放油盐，置锅内炒熟，于饭后 1 次食用，每日 1~2 次。多可于 3 天内控制主要症状，不仅疗效高，且见效快，本方除具有止咳化痰、平喘降逆的效能外，还有催眠、增加食欲及止血之作用。但有较少数患者，服后有头晕、恶心之感，不需停药。蜂房过去主要用于祛风定痉、解毒疗疮、散肿定痛，近代观察，并有兴阳起痹、抗癌消瘤之功；小量常服，能强壮益肾，故于慢支，不仅治标，亦且治本。

（2）蛤蚧散（蛤蚧 1 对，海螵蛸 150g，共研极细末，加白糖 500g，混匀，每服 4g，1 日 2 次）治疗慢性咳喘不已，而体质偏虚者，最为适合。一般 1~2 周见效，3~4 周稳定。因为蛤蚧能补肺润肾，止咳定喘；而海螵蛸孟诜谓其"久服益精"，《叶氏摘玄方》用其治小儿痰齁，因此，也是一味治慢支、哮喘的有效药。

2. 哮喘　有寒、热、虚、实之分，宜辨证施治。

①支气管哮喘，久而不愈，或伴有肺气肿而面浮肢肿，表现为虚寒型哮喘（肾不纳气）者，宜用参蛤散（红人参、

北沙参各 15g，蛤蚧 1 对，麦冬、化橘红、川贝母、五味子各 10g，紫河车 24g，共研极细末），每服 4g，日 2 次。因为蛤蚧辛微温，能补肺润肾，止咳定喘；人参、紫河车、北沙参、麦冬补益气阴，以治其本；化橘红、川贝母化痰止咳；五味子敛肺止喘，合之组方，对虚寒型哮喘最为合适。如合并感染，宜先用清肺降逆之品调治，然后再服本方。喘定后，仍宜每日或间日服 1 次，以资巩固之。

②哮喘之偏热、偏实者，可用"玉蜒丹"（蜒蚰 100 条，冷开水洗去泥垢，加浙贝母粉，同捣如泥，捻丸如绿豆大），每服 1.5g，早晚各 1 次。多数病例服后喘促减缓，咯痰爽利，症状改善，连续服用，辅以培本之品，可以逐步治愈。我们临床观察，玉蜒丹对各型发作性哮喘（除肾不纳气者外），均有助益。因蜒蚰具有清热解毒、消肿平喘之功，善于缓解支气管痉挛，使呼吸道通畅，分泌物大量排出。佐以浙贝化痰定喘，疗效较佳。或取蛞蝓 10 条，洗净后加白糖 2 匙拌和，约 1 小时即化为黏液状，于临睡时顿服，连服 7~10 天后，可适当减量至喘息停止为度。一般服后，痰量排出增多，咽头有紧缩感，约数日后，痰量减少，咽头紧迫感即消失，随之喘息停止发作，且较少复发，无副作用，是其优点。

③地龙性寒，有舒张支气管、宽胸、化痰、平喘之功。常用方：地龙 150g，海螵蛸、天竺黄、紫河车各 100g，川贝母 60g，共研极细末，装胶囊，每服 3g，1 日 2 次。连服 6 个月为一疗程。对慢性支气管哮喘不能平卧者，能增强机体功能，促使康复。对发育期前的儿童哮喘，收效甚佳。

3. 肺气肿 肺气肿多继发于慢性支气管炎、哮喘等症。古籍称之为"肺胀"，是很确切的，在治疗上并创订"皱肺丸"，甚具良效。《百一选方》《圣济总录》《世医得效方》《普济方》均载有此丸，治久嗽、喘咳、痰红，其中《普济方》之皱肺丸明确指出："治咳嗽肺胀，动则短气"，是完全符合肺气肿的表现的。该丸由五灵脂二两，柏子仁半两，胡桃八枚（去壳）组成，共研成膏，滴水为丸，如小豆大，甘草汤下，每服 15 粒，1 日 2 次，有和瘀、化痰、皱肺、纳肾之功，对肺气肿之轻者，有较好之疗效，重者可用参蛤散。

4. 慢性肺心病　本病多由慢性肺胸疾病或肺血管慢性病变逐渐引起肺动脉高压，进而导致右心室肥大的一类心脏病，最后多出现呼吸衰竭和心力衰竭。由于患者多是中老年人，体气偏虚，易于感受外邪而发此病，咳呛痰多，喘促，面浮肢肿，胸闷心悸，纳呆，苔腻，质紫暗，脉滑数。其轻者用本方有效：金荞麦、鱼腥草各 30g，地龙 15g，葶苈子 15g，杏仁、紫菀、黛蛤散各 10g，甘草 4g，每日 1 剂。有清热、化痰、消瘀、平喘之功。葶苈子（隔纸微焙）研末，每服 3~5g，日 2 次，泻肺利水、消肿、祛痰定喘之功较著，并有增强心肌收缩，减慢心率的强心作用。如肺气壅塞，痰浊内阻，黏稠而不易咯出者，可用"夺痰定惊散" 0.6g，日 1~2 次有良效。症情偏重者，可酌加万年青根（干品）10~20g，红参 6~10g，制附片、麦冬各 10g，五味子 6g，温阳、益气、敛阴。症势严重者，则需中西医结合为宜。

5. 百日咳　俗称"顿咳"，以阵发性、痉挛性咳嗽为特征，下列两方，收效满意。

①蜈蚣、甘草各等分，研细末，每次 1~2 岁用 1.5g，3~4 岁用 2g，1 日 3 次，连服 5~7 日。

②蝉蜕、僵蚕、前胡各6g，生石膏、杏仁、川贝母、海浮石各4.5g，六轴子、北细辛、陈京胆星各1.5g，研细末，每次1岁服0.3g，1日可服4~6次（间隔3小时），白糖开水送下。一般连服2日后可见缓解，5~6日可渐向愈。二方均有解痉定咳、化痰下气之功，痰多或伴有发热者以2方更合。

【病案举例】

钱孩，4岁。患百日咳已二十余日，其咳阵作，作则面红气窒，咳声连连不断，必呕吐痰涎始已。苔薄腻，脉滑数。予蜈蚣甘草散9包，3日分服。药后第2日即见咳势减缓，3日大定，续服2日而愈。

6. 肺结核 慢性纤维空洞型肺结核久不闭合，浸润型肺结核久不吸收者，可用"保肺丸"治之。土鳖虫120g，制何首乌、白及各400g，蒸百部、紫河车各150g，共研极细末，另用生地榆、葎草、黄精各200g煎取浓汁泛丸，如绿豆大，每服9g，日2次，土鳖虫活血散瘀，推陈致新，促使病灶吸收，空洞闭合。白及补肺泄热，敛肺止血。何首乌、紫河车滋养肺肾，补益气血，增强体质，加速恢复。百部、地榆、葎草、黄精均有抗结核及清热滋阴之功，合之为丸，收效满意，坚持服用，多在3~6月痊愈。

【病案举例】

魏某，女，49岁，农民。患慢性纤维空洞型肺结核已八载，迭经中西药物治疗，迄未奏效。面色晦滞，形体羸瘦，咳呛气促，痰多而浊，偶或带血，胸痛隐隐，盗汗失眠，纳呆不馨。苔腻质紫，脉弦细而数。证属肺痨重候，乃肺体久损，痰瘀凝滞，邪稽不去，正虚难复之征。治宜开瘀解凝，培正补肺并进，予抗痨保肺丸一料，冀能应手。

药后精神较振，咳呛、咯痰均减，活动已不气促，盗汗、失眠亦见好转，纳呆渐香。胸透复查：病灶明显吸收，空洞略见缩小。上方续服两料，诸象悉除，体重增加。摄片：空洞闭合，炎症吸收。已能从事一般轻工作。

（四）消化系统疾病

1. 慢性肝炎、早期肝硬化　根据"久病多瘀、久病多虚"及肝郁气滞，血瘀癖积的机理，拟订"复肝丸"治疗慢性肝炎及早期肝硬化，因其寓攻于补，攻不伤正，补不壅中，可使虚弱、胁痛、肝脾肿大、肝功异常逐渐减轻或消失，并能升高血浆蛋白总量，调整白球蛋白的倒置。自1963年在《中医杂志》报道后，各地采用，均称收效满意，处方：土鳖虫，太子参（或红参须）各30g，紫河车24g，广姜黄、炮山甲、广郁金、参三七、鸡内金各18g，共研极细末，另用糯稻根、石见穿、虎杖、蒲公英各120g，煎取浓汁泛丸如绿豆大，每服3g，1日3次。

【病案举例】

陈某，女，34岁，农民。夙患血吸虫病，近年来，形体消瘦，食欲不振，腹部逐渐胀大，某医院确诊为肝硬化腹水，经中西药物治疗效果不显。顷诊肝区刺痛，灼热体倦，腹大如鼓，小溲不多，大便尚调，月经虽行而量少，其色紫黑，舌质偏红、苔薄黄、脉弦数。肝功能检查：SGPT 60U，TIT 13U，白、球蛋白倒置。证属鼓胀。缘肝脾两伤，癥块癖积，疏泄失职，血瘀水停所致。当予调养肝脾、化癥消瘀、疏络行水为治。处方：

北沙参、丹参、泽兰、泽泻各15g，制黄精、石见穿各20g，生牡蛎（先煎）30g，路路通、炙土鳖虫各10g。连进5剂，未见显效。仍予原方，每日1剂，另嘱每日觅鲤鱼一尾，去鳞甲、内脏，加赤小豆60g，不放盐，煮服。第二日尿量显增，半月后腹水退净。续予原方去泽泻，加生黄芪30g，嘱隔日服1剂，共进二十余剂，此间未饮鲤鱼汤，但小便一直正常，后予复肝丸善后巩固，半年后复查，肝功能正常，基本治愈。

2. 肝硬化腹水　肝经疫毒已久，肝脾两伤，导致血瘀癖积，水湿停潴，而致肝腹水萌生，治宜疏肝解郁，化瘀软坚，渗湿利水。久病体虚者，还应兼顾培补脾肾。陈士铎《石室秘录》所载之"消胀除湿汤"（蜣螂虫、木瓜、通草、延胡索、佛手、郁金、丝瓜络各8g，红花、茜草、远志各4g，路路通10枚，生薏苡仁24g，香橼皮半个）有活血散瘀、疏肝理气、消胀除湿之功，对肝腹水有较佳之效。或用莶闾子18g，水蛭6g，生牡蛎、白茅根、车前子各30g，海藻、茯苓各15g，肉桂1.5g，沉香末、琥珀末各2g（分吞）亦佳。

3. 肝炎胁痛　慢性肝炎之胁痛，多由肝郁血滞而引起，较为顽固，为患者精神上一大威胁。如仅以胁痛为主者，可径予"宁痛丸"（九香虫150g，参三七200g，炙全蝎100g，共研极细末，水泛为丸如绿豆大），每服1.5g，早晚各服1次，一般1~2日后，疼痛即见减轻，痛减后，可改为每晨服1次，痛定即可停服。如症情复杂者，即以九香虫4g加于辨证论治的处方中，亦有较好之疗效。

4. 胆结石　湿热郁于胆经，结而为石，在三金汤（金钱草、鸡内金、广郁金）中加用善于疏肝郁、散滞气、促使排石的九香虫6g，长于溶石的芒硝4g（分2次冲）每收佳效。

5. 萎缩性胃炎　相似于中医之胃痞，病因病机，错综复杂，既有胃失和降、脾胃湿热、胃阴不足之征象，又有脾胃虚寒、脾失健运，或脾不升清、肝气郁滞的证候；但病位在胃，其病理改变则一，根据"久病多虚，久病多瘀"之机理，组方坚守"补而不滞，滋而不腻，温而不燥，攻而不峻，行不耗阴"之原则，基本方：生黄芪 20g；党参、蒲公英、徐长卿各 15g，刺猬皮、五灵脂各 10g，莪术、凤凰衣、玉蝴蝶各 6g，绿萼梅 8g，砂仁 3g，甘草 5g，水煎服，每日 1 剂。偏阴虚者加北沙参、枸杞子各 10g；偏阳虚者加高良姜、炒白术各 10g。伴见肠上皮化生或不典型增生者，要加重刺猬皮至 15g，蜂房、炮山甲各 10g（或山甲粉 3g 分吞），以软坚散结，消息肉，化瘀滞；白花蛇舌草 30g，解毒散结，从而促使肠化和增生性病变的转化和吸收。党参、川厚朴、延胡索、黄连能杀灭幽门螺旋杆菌，可参用之。

6. 消化性溃疡 胃或十二指肠溃疡，乌凤散（海螵蛸 60g，凤凰衣、玉蝴蝶各 50g，浙贝母 40g，共研极细末，每饭前半小时服 4g，1 日 3 次）。对溃疡有止痛、制酸、护膜生肌之功，善于促进溃疡之愈合，一般连服 2~3 个月，多可趋愈。

7. 慢性腹泻 包括过敏性结肠炎、溃疡性结肠炎。腹痛，泄泻稀便，杂有黏液或脓血，时轻时剧，缠绵不已，呈反复发作。泄泻初期，属实属热，宜清宜导，久泻则多属虚，属寒，故宜止、宜敛。五倍子其性不仅收敛止泻，且有抗菌作用，对慢性泄泻甚合。《纲目》以之治泄泻之附方达 6 首之多，可知其效果。五倍子、炒白术各 60g，补骨脂、赤石脂各 40g，公丁香 30g，共研极细末，每服 3g，1 日 2 次，连服 3~7 日多收良效。

8. 小儿消化不良 验方"蜈蚣儿茶散"治小儿消化不

之呕吐、泄泻、小便减少者甚效，脱水显著者，应予补液。蜈蚣（文火烘干）62g，儿茶38g，共研极细末。6个月以下，每次服0.33g；6～12个月每服0.65g，1～2岁每服0.85g，1日3次，多于1～2日临床治愈。《别录》曾提到蜈蚣"疗心腹寒热积聚"，说明蜈蚣对胃肠功能有调整作用，今伍以收敛止泻之儿茶，一温一寒，一开一收，共奏和调中州之功。脾虚者，应加白术、木香之属。

9. 不全性肠梗阻　古人称之为"吐粪症"。因蜣螂虫有破结攻窜之功，能使肠之梗阻松解，故多以之为主药，但以不全性肠梗阻初期为宜，如梗阻时间已长，形成肠道局部坏死者，则应手术治疗为是。蜣螂虫、生枳实、炒槟榔、橘荔核各10g，代赭石30g，川黄连、干姜各2g，1日2剂，分4次服用，多于次日松解。或用蜣螂虫7只，黑白丑、石菖蒲各9g，治疗麻痹性肠梗阻亦有效。

10. 糖尿病

①蚕茧含丝纤维蛋白、丝胶素，有拟胆碱作用，并含铁、氟、锰、锌等微量元素，能降糖解渴，治小便过多。已出蛾的桑蚕茧10g，水煎，每日1剂，对消渴病之口渴，多食易饥，小便频数者，有生津止渴、降糖之功。

②炙僵蚕研细末，用0号胶囊装盛，每服8粒，1日3次，并取鲜篇蓄洗净，切碎捣烂取汁约50mL，温饮之，可提高疗效，一般1～2周即见症状改善，坚持服用，血糖、尿糖均可控制。因僵蚕具有化痰消坚、活络通经之功，殆具有调节糖代谢紊乱之作。

③卫茅科的鬼箭羽，性苦寒，本是行血通经、活络止痛治妇女闭经，风湿痹痛之品，近代实验证明，它还能刺激胰岛素细胞，调整不正常的代谢，加强胰岛素分泌，从而降

低血糖。由于它具活血化瘀功能，对糖尿病并发症如心脑血管、肾脏、眼底及神经系统等病变亦有帮助，每日 20～30g 加于辨治方中。

11. 口疳 即复发性口疮，常于劳累、失眠、焦虑后出现，进食或说话时疼痛加剧，治法甚多，而以蜈蚣研粉，加少许梅片同研匀，用鸡蛋清调搽患处，一日三四次，收效较速。

（五）泌尿、生殖系统疾病

1. 急慢性肾炎

①多以浮肿、蛋白尿、纳呆、腰酸、神疲及肌酐、尿素氮升高为主症，有效方药甚多，单方蜈蚣蛋疗效较好。蜈蚣一条，去头足，焙干为末，纳入鸡蛋内搅匀，外用湿纸及黄泥土糊住，放火上煨熟，剥去外壳取鸡蛋吃，每日吃一枚，7 天为一疗程，病未愈，隔 3 天再进行下一疗程。在治疗中患者应休息、低盐饮食，不配合其他药物，一般 2～3 个疗程好转，少数 4～6 个疗程始稳定。如仍不愈者，应改用辨治方药为是。此法对消退浮肿，控制尿蛋白，有较好疗效，肾功亦有改善。但如服后有肤痒不适者，乃过敏反应，应予停服。

②慢性肾炎时肿时消，肾功能损害，尿蛋白持续不消，日久不愈者，用"海马健肾丸"（海马、砂仁、茯苓、山萸肉、党参各 30g，熟地黄 90g，怀山药 60g，薄荷叶 15g，共研细末，蜜丸如绿豆大，每服 7g，日 2 次）有较佳疗效，能补益脾肾、温阳利水、固摄精微，一般服 2 周后，尿蛋白即逐步控制，1～2 个月后，精神振奋，体重增加，肾功正常，继后阴虚以六味地黄丸，阳虚用金匮肾气丸巩固之。

2. 肾病综合征 在常规治疗前提下，加用活血散瘀、涤痰泄浊的"蛭锦胶囊"（水蛭100g，生大黄50g，共研细末，装0号胶囊，每服5~8粒，1日2次），能显著提高疗效，改善患者的血液流变学紊乱及脂质代谢异常，消退水肿，阻止病情进一步发展，改善肾功能，颇有帮助。

3. 阳痿 导致之原因甚多，扼其要可分之为二：一为劳倦思虑伤神，性欲过度，精血暗耗，下元亏损，而致肾虚阳痿不举，并有阴虚、阳虚之分；二为肝经湿热下泄，致宗筋为之痿而不举，此类患者多为青年体质壮实者，用龙胆泻肝汤清其肝火，泄其湿热，甚易痊复。肝肾虚而致之阳痿，偏阳虚者当温肾壮阳，以振其痿，偏阴虚者，又宜补养肝肾，以复其损。下列数方，可选用之。

①蜘蜂丸（花蜘蛛30只，炙蜂房、紫河车、淫羊藿、淡苁蓉各60g，熟地黄90g，黄狗肾2具，共研细末，蜜丸如绿豆大，每服6g，1日2次），宜于体虚较甚者。目前花蜘蛛难觅，可以蛤蚧1只代之。

②温肾起痿汤（淫羊藿、熟地黄各15g，炙蟋蟀1对，锁阳、淡苁蓉各10g，紫河车6g，甘草4g），水煎，每日1剂，连服1~2个月。

③阳痿汤（蜈蚣3g，全当归、生白芍各15g，甘草6g）水煎，每日1剂，或作散剂（蜈蚣30g，当归、白芍各60g，甘草40g，共研细末，每服3g，1日2次）亦可，有温养肝肾、开瘀通络而治阳痿之功。

④补肾丸（蛤蚧1对，熟地黄、菟丝子、金樱子、巴戟天、淡苁蓉各45g，紫河车30g，共研极细末，水泛为丸如绿豆大，每服6g，1日2次）对肾阳不振，下元不固之阳痿、早泄有效。因蛤蚧温肾助阳，兴阳起废，余药固摄下元，温养肝肾，故奏效较好。但苔黄舌质红，下焦有湿热或相火炽

盛者，不宜使用。

⑤对肾阳虚衰较甚者，面色白光白，形瘦，怯冷倍于常人，舌质淡，脉沉细之阳虚患者，可用蛤茸散（蛤蚧、鹿茸各等分，研极细末，每晚服2g）以温壮肾阳，如有口干、舌红即应停服，勿使过之。

4.不射精症 性交不射精症属"精闭"范畴，多责之肝郁气滞，疏泄失职，而致精窍不通，故应疏肝解郁，通络排精，药用柴胡、白芍、当归各10g，以疏养肝木，而解郁结；蜈蚣3g（研分吞），路路通、威灵仙各15g，开启精窍，通络排精，甘草5g以协和诸药。每日1剂，2周为一疗程，一般多在2~3疗程治愈。同时辅以心理疏导，收效更好。

5.前列腺增生 多为湿热夹瘀，阻于下焦，致膀胱气化不利，小溲不爽，余沥不尽，甚则癃闭（尿潴留），伴有结石者，常合并尿血。治当化湿热、消瘀结，取蛭蟀散（水蛭4g，蟋蟀1对，共研细末，分2次吞），用当归尾、赤芍、桃仁、红花各10g，刘寄奴、王不留行各15g，败酱草30g，生地黄、鸡内金各15g，甘草6g，煎汤送服，每日1剂，连用7~14剂，多收佳效。

6.附睾炎 相似于"子痈"之疾，症见附睾硬结，阴囊下坠，胀痛，小腹有拘急感，多由瘀凝寒结所致，治当化瘀理疝，温经散寒。验方"蜈蝎白椒散"（蜈蚣、全蝎各10g，白胡椒2g，共研细末），每服2.4g，黄酒送下，轻者1次见效，重者每隔2日服1次，多在3~5次治愈。

7.术后尿潴留 腹部手术后膀胱麻痹引起的尿潴留，用蝼蛄（去头、足、翼）15只煎汁约100mL顿服，1小时后即可排尿。因蝼蛄含有硫胺素和碱性铵盐，故善于利尿，对其他水肿之证实者，亦可应用。

【病案举例】

谢某，男，28岁，工人。患者在腰麻下施行阑尾切除术，术后3小时少腹胀痛欲尿，历4小时仍不能排出，呻吟不已。给蝼蛄（去头、足、翼）20只煎汤1小碗服，1小时后排尿甚畅，腹胀痛随之缓解。

8. 肾阳虚馁，夜尿频繁　肾阳虚衰，而致膀气不固，夜尿频繁，常见于老人、虚人，用熟地黄15g，桑螵蛸、金樱子各10g煎汁送服海马1.5g（研末，分2次吞服），一般多在3~5剂见效。海马温肾助阳，滋补强壮；地黄、桑螵蛸、金樱子补肾收敛，缩尿固下，故收效较佳。

9. 预防子宫绒毛膜上皮癌　凡葡萄胎经过刮宫1~3次后，尿妊娠试验仍为阳性者，需预防子宫绒毛膜上皮癌之萌生，可用复方蜂房汤（蜂房、当归、泽兰、炮山甲各9g，丹参、生山楂各15g，茯苓12g）每日1剂，连服5剂为一疗程，并作尿妊娠试验，如已转为阴性，即可停服，倘仍为阳性，可服第2疗程，并加入半枝莲20g。一般药后会出现不规则阴道流血，若数量不多，无须停药，亦不需止血。如停药期间，阴道又见不规则出血，而尿妊娠试验仍为阴性者，可按月经不调辨治之。

10. 产后癃闭（尿潴留）　产后因尿道括约肌痉挛而致潴留者，用验方"宣癃汤"（蝉蜕30g，生黄芪20g，当归、麦冬、王不留行各10g，肉桂3g，另用益母草60g煎汤代水煎药）。一般多在服药4小时后自动排尿。蝉蜕本为散风热、定痉搐之佳品，但重用之则利小便之功甚著，《纲目》有"退阴肿"之记述，张锡纯更明确指出有利小便之功。故认为是"开上泄下"，"提壶揭盖"的作用，经动物实验证实，蝉蜕能降低横纹肌紧张度，增强肌张力，因而促进排尿。我曾用蝉金散（蝉蜕、鸡内金、车前子等分为末）每服 6g，1 日 2 次，对风水及其他水肿，均有利水消肿作用。

11. 女子宫冷不孕 患者多为肾阳不振，冲任亏虚，怯冷倍于常人，少腹有冷感，性欲减退，苔薄质淡，脉细软弱，结婚数年而不孕者，用善于温壮肾阳、暖宫调经之"海马温肾散"（海马 4 对，炙研极细末，每服 1.5g，1 日 2 次），连服 1~2 个月，多能收效。

12. 痛经 痛经应辨证施治，寒者宜温经散寒；气血虚弱者宜调补气血；气滞血瘀者，当活血行气、祛瘀止痛，用失笑散加九香虫、当归、川芎、丹参、桃仁、生白芍、香附效佳。

13. 宫外孕 属于少腹血瘀之实证，除休克型因阴血暴脱而导致阳气欲竭的危重证候，需中西医结合，积极抢救外，其余不论未破损型或已破损型中之不稳型或包块型，均可采用化瘀消癥之品。如用失笑散（五灵脂、蒲黄）合胶艾汤（四物加阿胶、艾叶），或失笑散合活络效灵丹（当归、丹参、乳香、没药），并加服水蛭胶囊 1.5g，日 2 次，收效更佳。

14. 宫颈糜烂 多见于慢性子宫颈炎患者，宫颈呈糜烂状，可用倍矾散（五倍子、枯矾等分为末），以纱布蘸药末贴塞于宫颈部，每日换药 1 次，有消炎止带、收敛生肌之功，连用 3 日带下显见减少，继用 1 周，带即净，糜烂可趋敛愈。

15. 输卵管阻塞 婚后不孕，排除男方不孕因素，经碘油造影证实为输卵管不通或不畅病变者，可用活血化瘀、散结通络之品如海螵蛸、茜草、当归、赤芍、三棱、莪术、穿山甲、路路通、水蛭粉，一般连服 1~2 个月多能奏效。经期暂停服用。

16. 子宫肌瘤 属癥瘕范畴，多由"恶血当泻不泻，坏以留止，日以益大"而致。治当活血化瘀，消癥散结。药用水蛭、鬼箭羽、蒲黄活血散瘀；棱、术破瘀结；山甲、鳖甲、牡蛎，软坚消癥；参、芪补气，使瘀血去而新血生。一般连服 1~2 个月，多能明显改善患者的临床症状，肌瘤逐步缩小，乃至消失。

17. 卵巢囊肿 用活血、化瘀、利水之水蛭粉，每服 3g，早晚各 1 次，经期暂停服用。一般连服 2~6 个月，包块可缩小或消失。

（六）骨与关节疾病

1. 重型风湿性关节炎 重型风湿性关节炎反复发作，久治未愈而寒湿偏盛者，宜温经散寒，祛风通络，可用验方"五虎汤"（炙僵蚕 10g，炙全蝎、蜈蚣各 3g，研末分吞，制川乌、制草乌各 6~9g）每日 1 剂，连续服之，多能收效。血虚体弱者，制川乌、制草乌用半量，并加生地黄、熟地黄各 15g，生白芍、全当归各 10g。本方加天麻、白芷、当归身、牛膝，可治小儿麻痹症，剂量酌减，制川乌、制草乌用 1/3 量；加蒲公英、紫花地丁、千里光（功能清泄热毒，明目消翳，生肌去腐，治痈疔疮疡）可治痈疽。

2. 类风湿性关节炎 类风湿性关节炎、慢性风湿关节炎、增生性脊柱炎等均属"痹证"范畴，凡症情较重、迭治缠绵不愈者，即非单纯祛风、散寒、逐湿之剂所能奏效。正如王肯堂对其病因所说的"有风，有寒，有湿，有热，有挫闪，有瘀血，有滞气，有痰积，皆标也；肾虚，其本也。"风、寒、湿仅是外在诱因，而肾虚才是内在的本质。此类"顽痹"之候，具有"久痛多瘀、久痛入络、久痛多虚、久必及肾"的特点，同时患者多有阳气先虚的因素，病邪遂乘虚袭踞经隧，气血为邪所阻，壅滞经脉，深入骨骱，胶着不去，痰瘀交阻，凝涩不通，邪正混淆，如油入面，肿痛以作。而骨为肾所主，故我提出"从肾论治"的观点，创制"益肾蠲痹丸"，经过中国中医研究院基础理论研究所的实验研究证实，病模动物出现骨质损害后，给予该丸喂饲，能使滑膜组织炎性细胞及纤维素渗出减少，胶原纤维减少，软骨细胞增生修复，酯酶阳性细胞下降，使实验性类风湿性关节炎增生修复，得到显著改善，乃至治愈，从而提示了温阳补肾、搜风剔邪法对实验性类风湿性关节炎有较好的疗效。在临床上我们得到同样的效果。过去认为该病骨质破坏是不可逆性的，但通过病理模型实验和临床观察证实，中药"益肾壮督"治本，"蠲痹通络"治标，确能阻止骨质破坏与进展，并使大部分患者得到修复。该丸由熟地黄、淫羊藿、鹿衔草、淡苁蓉、全当归、鸡血藤、蜂房、蕲蛇、土鳖虫、僵蚕、蛴螬虫、炮山甲、全蝎、蜈蚣、地龙、甘草等组成，已由清江和华南两制药厂生产供应，该丸需坚持服用，方可收效，病情复杂者，应结合辨治之汤药为是。

3. 关节肿痛　肿痛是骨与关节疾病共有的主症，辅以外治，将收相得益彰之效。"蜂生搽剂"除红肿热痛者外，均可外搽。取蜂房（洗净，扯碎，晒干）180g，生川乌、生草乌、生南星、生半夏各60g，以60%酒精1500mL浸泡2周，去渣，用200mL之瓶分装。以药棉蘸药液搽擦关节肿痛处，一日三四次，有消肿止痛之效。

4. 颈椎病　从病理角度有神经根型、椎动脉型、交感神经型之分；从辨证角度有气滞血瘀型、风寒湿痹型、肾督亏虚型、痰湿互阻型之别，其实质是颈椎椎间盘组织退行性改变及其继发病理改变，累及周围组织结构而出现有关症状，故在治疗上应予活血化瘀、益肾壮督、蠲痹通络。药取乌梢蛇、土鳖虫、川芎、补骨脂、当归各100g，生白芍、鹿衔草各150g，研极细末，以葛根、威灵仙、干地黄各200g煎取浓汁泛丸如绿豆大，每服5g，1日2次。一般服用10天左右即见症状改善，连服2~3个月，可以临床治愈。

5. 强直性脊柱炎 相似于"肾痹"。《内经》曰："肾痹者，尻以代踵，脊以代头。"X线摄片及HLA-B$_{27}$可以确诊。本病以肾督亏虚为本，邪侵络痹为标，所以在治疗上应侧重益肾壮督，补益气血，辅以蠲痹通络，散瘀止痛，用地黄、淫羊藿、蜂房、补骨脂、肉苁蓉、葛根补肾壮督；黄芪、党参、当归、白芍补益气血；附片、桂枝、鸡血藤、鹿角片温经通痹；全蝎、土鳖虫、地龙、延胡索、穿山甲活血定痛，甘草协和诸药，坚持服用，可以健复。

6. 脊髓外伤性早期瘫痪 截瘫的病情比较复杂，有部分性横断、完全性横断之分，后者治疗尤为棘手。一般早期如有手术指征者，应及早施行手术。中医辨治，灵活掌握，骨折瘫痪者，应予活血化瘀，疏通督脉，续筋接骨；如为弛缓型瘫痪者，可以补肾健脾，温经通络；如瘫痪呈痉挛性者，又宜滋补肝肾，祛风通络；同时结合针灸、功能锻炼，可以逐步好转。北京市中医院介绍的早期瘫痪方，适用于脊髓损伤在3个月以内，损伤平面以下感觉运动功能丧失，二便不能控制，损伤部位疼痛，药用：地龙、土鳖虫、骨碎补、自然铜、狗脊、红花、桃仁、当归、丹参、制乳没、三七粉（分冲）各6g，煎服。加减法：体虚气弱者加人参、麦冬、五味子各9g，去自然铜、桃仁；颈椎损伤者加葛根15g；疼痛剧烈者加延胡索 9g；食欲不振者加砂仁 5g，焦神曲 12g；便秘数日不解者加郁李仁、火麻仁各 30g，去骨碎补、制乳没。1976 年秋，我参加唐山震区来通的截瘫伤员的治疗工作，对弛缓型者，用温壮肾督的乌梢蛇、蜂房、淫羊藿等；痉挛型者用祛风定痉的全蝎、蜈蚣、地龙等。后来为了便利服用，又拟订了"龙马起废片"（制马钱子 0.1g，乌梢蛇 2g，鹿角片 0.8g，土鳖虫 2g，地龙 2g，蜂房 2g，如法制片，每片 0.5g，上为 1 日量，分 3 次服，能益肾壮督，振颓起废，有一定的疗效。

（七）肿瘤

肿瘤早期发现，及时手术最为彻底，但临床发现时，多已中、晚期，则以中西结合治疗，或纯中药治疗为是。

1. 颅内肿瘤 包括胶质瘤、垂体瘤、髓母细胞瘤、胆质瘤、颅咽管瘤、脑膜瘤、桥小脑蛛网膜囊肿、蝶窦肿瘤、转移瘤等，山东医科院科苑医院创制"脑瘤消"方（水蛭、金银花、连翘、蒲公英、地丁、夏枯草、半枝莲、白花蛇舌草、瓦楞子、牡蛎各 15g，茯苓 40g，礞石、瓜蒌各 20g，三棱、莪术各 12g，蜈蚣 3 条，水煎，每日 1 剂）共治疗 36 例，治愈 6 例，显效 15 例，稳定 11 例，无效 1 例，说明疗效是比较满意的。脑瘤的形成，主要为痰阻经络，气机郁塞，久而气血循环不畅，加之情志怫逆，气郁化火上逆头部而致，故治疗以化痰软坚，活血通络为主，清热解毒为辅。方中莪术、水蛭、蜈蚣、半枝莲、白花蛇舌草、茯苓等均有抗肿瘤作用，尤其是莪术，可用于多种肿瘤，不仅能直接破坏肿瘤细胞，还可增强细胞的免疫活性，从而促进机体对肿瘤的免疫作用。

2. 喉癌、鼻咽癌、淋巴转移癌 以验方"消瘤丸"（全蝎 100g，守宫、蜂房、僵蚕各 200g，共研极细末，水泛为丸如绿豆大）每服 5g，1 日 3 次，有软坚消瘤、扶正解毒之功，坚持服用 3~6 个月，多能见效。

3. 鼻咽癌早期 宜清热解毒、软坚散结，方用苍耳子、炮山甲各 9g，干蟾皮 6g，夏枯草、蜀羊泉、海藻各 15g，蜂房、昆布各 12g，蛇六谷、石见穿各 30g，水煎服，每日 1 剂，连服 2~3 个月，多可获效。

4. 恶性淋巴瘤 包括何杰金氏病、淋巴肉瘤，可用全蝎、蜈蚣、生水蛭、明雄黄、枯矾、血竭各 30g，乳、没、天花粉各 60g，飞朱砂、炉甘石、白硇砂、苏合香油、硼砂、白及各 15g，轻粉 2g，共研极细末，水泛丸如绿豆大，按患者耐受情况，每服 2~10 丸，每日 3 次。其副作用为稍有恶心，但无肝肾、血象等异常变化。据天津市红桥区第一防治院观察，认为本方有肯定疗效，起效时间 20~30 天，至少口服 3 个月才能收到效果，连服 6 个月未见毒性反应。此药缓解期较长，对恶性淋巴瘤，效果显著。

5. 癌肿疼痛 癌肿由于肿块浸润、压迫每引起剧痛，蝎蛇散（全蝎 15g，金钱白花蛇 1 条，六轴子 4.5g，炙蜈蚣 10 条，钩藤 30g，共研极细末，分作 10 包，每服 1 包，第 1 天服 2 次，以后每晚服 1 包，服完 10 包为 1 疗程）有较强的镇痛、解痉、化瘀消癥的作用，既能止痛，又有抗癌之功。并对类风湿性关节炎、坐骨神经痛等亦有镇痛的作用。

6. 恶性肿瘤 上海市普陀区中心医院用二白胶囊（白僵蚕、白附子、鳖甲、中国蝮蛇毒复合酶。胶囊装，每服 3 粒，1 日 3 次）治疗多种恶性肿瘤（包括胃癌、食道癌、肝癌、肺癌等），具有养阴清热、软坚散结作用，经 38 例观察，对肿瘤病灶治疗后缓解率为 10.53%，稳定率 42.11%，生活状态评分有所提高；镇痛率达90%，并起效时间早，缓解时间长，血栓三项指标降低（P＜0.05~0.01）。因此，本药不失为一种较有效的抗癌中药制剂。

7. 晚期肺癌 用清肺解毒、抗癌散结之品如守宫、蜈蚣、土鳖虫、干蟾皮各2g（研细分2次吞），北沙参、天麦冬、夏枯草、蒸百部、炙僵蚕各12g，七叶一枝花、金荞麦、生薏苡仁、川百合、山海螺、白花蛇舌草各30g，甘草6g，水煎服，每日1剂，体虚者加参、芪以扶正，可以缓解症情，延长存活期。

8. 乳癌 《验方新编》所载"乳癌散"（炙蜂房、苦楝子、雄鼠粪各等分，研极细末，每次服9g，水送下，间日服1次，治乳癌初起，服本方1个月可使坚核趋向缩小，连服2~3个月，轻者即愈，稍重者则需连续服用。加用山羊角，制成丸剂，每服9g，1日2次，收效更佳。又守宫研末，每服2g，日2次，或海马5g，蜈蚣30g，穿山甲22g，研细末，每服1.5g，日2次；或蛇蜕、蜂房、全蝎等分，研细末，每服3g，1日3次，均有解毒、软坚、消瘤之功。

9. 食道癌 相似于古之"噎膈"，在病理上有鳞癌、腺癌之不同；在辨证上有虚实之区分：早中期多表现为气滞、痰聚、血瘀、毒踞的实证；晚期则因病程缠延日久，进食困难，而致气阴两亏，虚实夹杂，在治疗时必须审证求因，从因论治。

①藻蛭散（海藻30g，生水蛭6g，研极细末，每服6g，日2次，黄酒、温水各半冲服）有软坚、化瘀、消痰、散结之功，服5日即自觉咽部松软，10日咽部已无阻碍，1~2个月可以渐复。本散适用于痰瘀互结，而苔腻、舌质衬紫，边有瘀斑，脉细滑或细涩者最合。

②用解毒消坚、通络起废的守宫粉（与米双倍量，炒至微黄研细，每次 4g，1 日 2 次，黄酒调服），坚持使用，1～2 周即见吞咽困难改善，随后食量及体重增加，病灶缩小或消失。

③斑蝥蛋结合化疗治晚期食道癌有一定疗效。斑蝥 1 只（去头、足、翅、绒毛，此绒毛必须刷净，否则易引起呕吐），鸡蛋 1 枚，将蛋壳敲一小孔，纳入斑蝥粉，以湿纸贴盖，于锅中蒸约半小时，取出斑蝥，分作 3 次吞服，鸡蛋也可切成小块同服。对晚期患者，因食道狭窄，吞咽困难，只能进流汁的患者，可将斑蝥与糯米同炒（以糯米炒黄为准），然后将斑蝥研粉，每次 1 只，每日 1 次，用蜜水吞服。一般 7 日后即可吃粥，20 天左右可吃干饭。无锡市二院用此法治疗了 38 例，治愈 29 例，9 例因癌细胞转移而死亡，此 9 例在接受治疗前已是晚期，但服斑蝥蛋后都能进食，有的能吃干饭、粽子、汤圆，无一例是饿死、痛死的。38 例经 X 线检查，无一例癌灶恶化的。服斑蝥蛋后，多数患者先出现小便刺痛和血尿，加服利尿解毒之品（车前子、木通、泽泻、滑石、大小蓟、败酱草、甘草梢）之后，症情大为缓解，以至可以耐受。同时结合化疗，注射环磷酰胺 100mg，或争光霉素 15mg，或氟脲嘧啶 250mg，每日 1 次，一般用 15～80针，并用 VitC、VitE 作为辅助治疗。如白细胞降低即停用化疗，单用斑蝥蛋。

④复方乌蛇苡仁散：方用乌梢蛇、瓜蒌各 250g，蜈蚣、全蝎各 60g，生薏苡仁 500g，硇砂 7.5g，皂角刺 125g 组成，共研极细末，每服 3g，1 日 3 次，温水送下。有化瘀消癥、解毒通利之功，对食道癌有较好的疗效。

⑤利膈散：守宫、全蝎、僵蚕、蜂房、代赭石各 30g，

共研细末，每服 4g，1 日 2~3 次。

【病案举例】

张某，男，54 岁，农民。进食时食道有梗阻感已三月余，近日加甚，进食困难，有时泛呕饮食及痰涎；经当地医院钡检：食道中下段肿瘤，约 1.5cm×3cm，食道明显狭窄，诊为食道癌，嘱其手术治疗，患者惧而不愿接受，由其子陪同前来诊治。面色晦滞，形体消瘦，苔白腻，脉细弦。痰瘀交阻，噎膈已深，勉方图之。予利膈散一料，嘱其试服之。药服 2 日后，即感泛呕痰涎减少，已能进稀粥，自觉较为爽利；继续服 1 周，续有好转，能进软食，精神较振，其子前来述症索方，嘱其仍将原方配服。患者 1 月后，精神渐复，饮食基本正常。钡餐复查癌块缩小，但未完全消失。3 年后因肺部感染而死亡。

10. 胃癌　多有暴饮暴食、过食辛辣、情志抑郁史，或在萎缩性胃炎伴肠化、增生的基础上发病，早、中期手术治疗最为彻底，晚期或不能手术者，可用中药治疗。

①消癌丸（僵蚕 120g，蜈蚣、炮山甲各 48g，制马钱子 24g，浸润去皮，切片，麻油炸黄，砂土炒去油，硫黄 9g，共研极细末，以炼蜜为丸如桂圆核大，每日服 1 粒）服用 10 日后痛减而呕止，连服 2~3 个月，可获趋愈。

②胃癌散（蜣螂虫、硇砂、西月石、火硝、土鳖虫各 30g，蜈蚣、守宫各 30 条，绿萼梅 15g，冰片 5%，共研极细末每服 1.5g，日 3 次）功能理气止痛，攻毒制癌，破血祛瘀。

体虚者以①方为宜，体较实者以②方为合。

11. 肝癌　原发性肝癌为常见的恶性肿瘤之一，进展甚速，需早期发现，及时治疗，临床就诊者多为中晚期，失却手术机会，实为可惜。

①蟾龙散（蟾酥 5g，蜈蚣、儿茶各 25g，参三七、丹参、白英、龙葵、山豆根各 250g，共研极细末，每服 4g，1日 3 次）有活血化瘀、散结消癥、清热解毒之功效，并能镇痛。

②守宫 100 条，低温烘干，研极细末，每服 2g，1 日 3次，有解毒消坚、通络定痛作用，并有强壮作用。少数病例服后有咽干、便秘现象，可取麦冬、决明子各 10g 水泡代茶饮之。

③蛸蛭散（蛸螂、全蝎、蜈蚣、水蛭、僵蚕、守宫、五灵脂等分，研极细末，每服 4g，1 日 2 次）有解毒消癥、化瘀止痛之功效，抗癌药效较强。

12. 宫颈癌 宫颈癌延至中晚期而失去手术时机者，可用泄浊解毒、破坚化瘀、调理冲任之品，有一定疗效。

①山西医学院附院对此症之经验值得参用。甲：宫颈癌汤：蜈蚣 2 条，全蝎 3g，昆布、海藻、香附、白术、茯苓各 5g，白芍 9g，柴胡 3g，当归 6g，每日服 1~2 剂，并应随证稍作加减。乙：外用药粉：蜈蚣 2 条，轻粉 3g，冰片 0.3g，麝香 0.15g，黄柏 15g，或加雄黄 15g，共研极细末。用法：以大棉球蘸药粉送入穹窿部，紧贴宫颈，开始每日上药 1 次（经期暂停），以后根据病情逐步减少次数，直至活检转为阴性。效果：治疗 10 例，均健在，最长者已达 9 年。本方对宫颈糜烂亦有效。

②外用方：本方对宫颈癌、阴道癌、直肠癌之晚期患者有一定疗效：蟾酥 0.6g，三仙丹、雄黄各 6g，儿茶 5.5g，乳、没、血竭各 4.5g，冰片 7.5g，蛇床子 2g，轻粉 3g，白矾 270g，将上药各研极细末，先将白矾用开水溶化，和入

药粉，最后加蛇床子、蟾酥、血竭，拌匀，制成 1 分钱币大小的药片。用法：每次 1 片放癌组织处，隔 2~3 天换一次。有抗癌消瘤，收敛愈疮之功。

（八）外科疾病

外科大型手术乃现代医学之所长，此处所列均为表浅之疾。

1. 带状疱疹　俗称"蛇丹""缠腰火丹"，好发于背肋腰腹部，疼痛甚剧，多由肝经郁毒而致，应清热解毒，祛风止痛，外用"蕲冰散"蕲蛇 30g，冰片 3g，研极细末，用麻油或菜油调为糊状，以棉球涂搽患处，1 日 2~3 次，一般 2~4 日可愈。

2. 丹毒　俗称"流火"，多发于小腿部，恒由肝火湿热郁遏肌肤所致，每以辛劳、受寒而引发，殊为顽缠，不易根除。"蝎甲散"（炙全蝎 30g，炮山甲 45g，共研极细末），每服 4.5g，1 日 1 次，儿童、妇女或体弱者酌减其量，孕妇忌服。一般服药 1 次后寒热可趋缓解，随后局部肿痛及鼠蹊部之臀核，亦渐消退，多于 3 日左右缓解乃至痊愈。或辅以活蚯蚓加白糖之溶液外搽，收效更佳。

3. 白癜风　乃皮肤（多见于面、上肢部）出现色素脱失斑之候，无痛苦，但影响美观。蛇蜕 50g，用水 150mL 煎汁，瓶贮，以棉球蘸药汁外搽白斑部，1 日 3~4 次，坚持搽涂 2~3 个月可以见效，因蛇蜕有祛风、通络、解毒之功效。

4. 银屑病　俗称"牛皮癣"，多因风热之邪结聚于皮肤肌腠，而致气血运行不畅，郁而生热化燥，耗伤津血，肌肤失荣，鳞屑不断产生，故治疗多以祛风清热、凉血解毒、活血散瘀为主，久病则参用养血之品。

①验方"四白散"（白僵蚕、白花蛇、制白附子、白蒺

蒺各等分，研细末）每服 6g，1 日 3 次。并用"黄升膏"（黄升 20%，和蜂蜡、麻油调为糊状）外搽，1 日 2 次（少数患者有局部过敏现象者即停用）。多数患者均有效果。

②白花蛇研粉，每服 3g，日 2 次，开水送下，连服 1 周，瘙痒即减，半月后脱屑亦少，连续服用 2~3 个月，可获趋愈。

5. 血栓闭塞性脉管炎 多发于四肢末梢，肤色紫黯，发凉疼痛，日轻夜重，甚则坏死溃烂，中医称为"脱疽"，治宜活血通脉。

①单方：活蜗牛 30g，洗净，连壳捣为泥状，平敷于患处，以纱布包扎，1~2 日换药 1 次，有活血通脉、消肿解毒、生肌敛疮之功。

②蜂房炙研细末，以醋调搽，每日一换，并内服《石室秘录》之驱湿保脱汤（薏苡仁 90g，茯苓 60g，桂心 3g，白术 30g，车前子 15g）每日 1 剂，连服 10 剂，可提高疗效。

6. 淋巴结核 古称瘰疬，验方甚多，其中以消疬散之效最著。炙全蝎 20 只，炙蜈蚣 10 条，穿山甲 20 片（壁土炒），火硝 1g，僵蚕、守宫各 15g，制白附子 10g，共研细末，0 号胶囊装，每服 2~3 粒，1 日 3 次，幼儿、体弱者酌减，黄酒送下。连服 2 周为一疗程。不论瘰疬病已溃未溃均能见效。一般一疗程即可见效，以后改为间日服，直至痊愈。以上诸药均有消肿、散瘀、抗结核之功。

7. 骨与关节结核 下列数种虫类药，均有消肿、散瘀、排脓、敛疮及抗结核之功，故骨结核、关节结核均有著效。

①蝎蚣鳖散（全蝎、蜈蚣各 40g，土鳖虫 60g，共研细末）每服 3g，1 日 2 次，服时以药末混入鸡蛋内，蒸熟食之。儿童每日用 1 枚鸡蛋，分 2 次食之。

②守宫研末，每服 1.5g，1 日 3 次，坚持服用，多可收效。

③四味解毒丸（蜂房、土鳖虫、全蝎、蜈蚣各等分，研极细末，水泛为丸如绿豆大，每服 3g，1 日 2 次）对骨结核、骨髓炎有解毒疗疮、散肿定痛及抗结核之功，故收效满意。

8. 慢性骨髓炎　发热、局部红肿、疼痛，久则溃破流脓，形成瘘管，久治不愈者，治宜化瘀解毒、祛腐生肌。

①蜈蚣参花散（蜈蚣 80g，参三七 40g，金银花 60g 共研细末）每服 3.5g，日 2 次。

②复方守宫散（守宫 60g，丹参、牡丹皮、蒲公英、紫花地丁各 30g，人工牛黄 1.5g，共研细末，装入 0.3g 胶囊）每服 4～6 粒，日 2 次。

9. 腮腺炎　即"痄腮"，多责之风毒外侵所致，治当祛风、解毒、消肿。

①蛇蜕 6g，洗净扯碎，鸡蛋 1 枚，打破放入碗内调匀，置锅内，稍加香油炒熟，睡前食之，每日 1 次，连服 3～4 日可愈。

②全蝎 30g，洗净，晒干，用香油 60g，放锅内炸至焦黄取出，研细末，每服 3g，幼儿酌减，早晚各服 1 次。一般 2～5 次即可治愈。

10. 腱鞘囊肿　多发生于关节或肌腱附近，以腕关节为多见，压之酸胀、疼痛。单方：蛇蜕 6g，洗净，切成细丝，取鸡蛋 1 枚搅匀，用油料炒熟食之，每早晚各食 1 次，有止痛消肿作用，坚持服之，可以消散。

11. 固定性红斑型药疹　固定性红斑型药疹，特别是唇部和外生殖器等处出现疱疹溃疡者，用下方疗效显著。用鲜地龙 50 条，以冷开水洗净，加白糖 60g 捣烂，静置 2h 后，将地龙渣弃去，取净液瓶贮，存放冰箱内，以纱布蘸地龙液贴于溃疡部，如纱布稍干，即滴药液于纱布上，使之保持湿润，每日换纱布 1 次，一般多在 2~4 次痊愈。

诊余漫话

望诊新经验三则

"望而知之谓之神"。望神、察色在中医诊断学上占有重要之位置，因此在广泛使用前人经验基础上，如何进一步摸索新的线索，总结新的规律，更好地提高辨证识病的水平，是我们这一代中医的职责。兹就望诊观察肝炎眼血管变化、人中诊法、舌边白涎诊法作一初步探讨，就正于同道。

一、肝炎患者的眼血管变化

《内经》曰："肝开窍于目。"肝炎病情的轻重及转变，亦必然反映于目。我在临床上发现多数肝炎患者的眼血管，均有不同程度的变化，而这变化对急、慢性肝炎的诊断和预后，有密切的关系。我曾请南通医学院附院眼科采用角膜显微镜、眼底镜等仪器协助检查了28个病例，其结果如下表（表3）。

表3 肝炎患者的眼血管变化

眼血管变化	病例数	球结膜血管			视网膜血管				
		扩张	弯曲	正常	静脉		动脉		正常
					扩张	细小痉挛	扩张	细小痉挛	
无黄疸型肝炎恢复期	5	1		4	1			1	4
慢性活动性肝炎	12	6	9		8			4	
慢性迁延性肝炎	11	6	9		7			7	
小计	28	13	18	4	16			12	4

从表3可以看出，绝大多数患者的球结膜和眼底视网膜血管都有变化，其变化与病情基本成正比。病情较轻或趋向痊愈者，其眼血管变化较小或正常；而病情严重者，其眼血管变化亦较突出。眼血管变化较显著的患者，其肝功能大多不正常，肝大消退亦缓，并有眼花或视力减弱、昏糊、眼前似有金星出没等肝血不足之征象。后来为了简化检查过程，便直接用肉眼观察了100多例肝炎患者，其结膜血管不仅充血，而且还有如锯齿状的弯曲出现。凡是眼血管弯曲明显者，为早期象征；扩张较剧，色鲜红者，为病势演进之征；模糊或不太明显者，则为病程已长或向愈之征。其血管末端有黑点者，表示肝区疼痛较剧。病症向愈的患者，肝大已缩小或不能触及，其眼血管变化亦随之逐渐消失。可见眼血管变化对肝炎的病情进退有一定的参考价值。

二、"人中"诊法

祖国医学诊法内容丰富多彩，但是人中的诊法却很少有人重视。《灵枢·五色》有"面王以下者，膀胱、子处也"之说。景岳注云："面王以下者，人中也，是为膀胱、子处之应。子处，子宫也"（朱师认为子处，应包括男女生殖器官，不单指子宫）。指出了"面王以下"与"膀胱、子处"

的关系，即"膀胱、子处"有病，可以从"面王以下"表现出来。

1. 人中可作为男女生殖系统疾病的辅助诊断

我们认为，经文所说"面王以下者，膀胱子处也"，是单言色诊，至于人中与中指同身寸之差异在辨证中之应用，则未见论述。笔者跟随朱良春老师学习时，在这方面获得了初步的认识。根据朱老的多年临床体会，认为正常人的人中长度基本与中指同身寸长度相等，凡是长度不等的，无论男女，"膀胱、子处"均有病变，且长度差别越大，症状就越明显，男则有阳事、生育方面的病症；女则见经带胎产等异常。根据临床观察，中指同身寸长度大于人中者较为多见，包罗的病症亦较广泛；而人中长度大于中指同身寸者较为少见，且常为子宫下垂。若人中沟深者常为子宫后位，浅者多为前倾，宽阔者多为子宫肌瘤。因此，人中色诊与长度切诊相结合，临证有一定的辅助诊断价值。

2. 检测 300 例男女人中变化，证实它的诊断价值

曾测量男女病例的中指同身寸及人中之长度各 150 例，现将其中异常者分述如下。

男性中指同身寸长度大于人中 0.5cm 的有 29 例，占受测人数的 19.33%。其中阳痿、早泄的 9 例，不射精的 3 例，不育的 4 例，子痈的 3 例，狐疝的 9 例；1 例上消化道出血患者长度相差 0.8cm，无生殖系统病症。

女性中指同身寸长度大于人中 0.5cm 的有 69 例，占受测人数的 46%。69 例中，伴人中沟深者 7 例，浅者 6 例，宽阔者 15 例。其中月经初潮迟（16~21 岁）且痛经的 16 例，崩漏的 14 例，痛经而 7 个月早产的 1 例，经前头、乳房、小腹胀痛或兼吐衄的 10 例，习惯性流产的 2 例，痛经伴妊娠恶阻的 9 例，不孕的 3 例，痛经伴带多的 10 例，21 岁月经初潮、带多、怀孕 2 胎均横位的 1 例，闭经的 3 例。以上除 21 例未婚者外，均作了妇科检查。检查结果中，子宫发育不良的 8 例，子宫前倾的 2 例，后位的 5 例，子宫颈口狭窄的 4 例，黏膜下肌瘤的 7 例，间质性肌瘤的 5 例，浆膜下肌瘤的 2 例，功血症的 13 例，先天性卵巢发育不全的 1 例，肥胖性生殖无能综合征的 1 例。

300 例病例中未发现有中指同身寸长度小于人中的。

3. 病案举例

兹将运用人中诊法之病例简介如下。

笔者曾对 1 例人中色黑而人中长度短于中指同身寸 0.7cm 的阳痿遗精不育患者（疗前精液检查：数量正常，死精数占 70%），结合临床辨证，治予补肾益精，患者人中黑色消除，复检精液：精子 6600 万 /mm^3，活精子占 80%，活动良好。又治 1 例人中色青且赤，长度短于中指同身寸 0.6cm 的痛经少女（16 岁），正值经期，旬日不净，辨为肝热炽盛下扰冲脉，随证施治，痛经止，人中青赤色消失。另有 1 例左侧睾丸急性炎症患者，人中色青，人中短于同身寸 0.9cm，经用龙胆泻肝汤加减，人中青色消失，病告痊愈。

综上可见，人中诊法包括其色诊、切诊及人中与中指同身寸之差距，对临床辨证施治均具有一定的指导意义。同身寸与人中之长度差距超过正常范围（相差大于 0.3cm）的 98 例除 1 例男患者外，均有生殖系统病症。

长度差距在正常范围（相差小于 0.2cm）的则无生殖系统病症。一般经治获效的患者，其人中的异常颜色（如黑、赤、青），均随病情向愈而转为正常，但人中长度不能改变。

（林纬芬 整理）

三、"舌边白涎"诊法

舌边白涎，是在舌之两侧边缘约 5mm 处，各有一条白涎聚凝而成的线索状泡沫带，由舌尖的两侧向内伸延可达寸许，清晰可见，不难辨认。有因患者言语、饮食顿可消失者，但静候片刻，即可复出。朱良春老师指出："舌边白涎乃痰湿凝阻，气机郁结之征也，虽见之于舌，若审其内，证自可见。"临床上朱师常以此为痰气郁结之征，以豁痰渗湿，调气开郁之法辨证论治，屡屡获效。征诸古籍，未见记载，殊堪珍视。兹将朱师医案举例如下：

例1：痰气凝结案

徐某，女，32岁，1965年4月16日。

喉中如有炙脔，咽之不下，咯之不出，检视无异常。苔白，舌边有白涎两条，脉细。此梅核气也，起于痰气凝结。治拟理气化痰。

制厚朴 3g，姜半夏 6g，化橘红 5g，旋覆花 9g，玫瑰花 10g，生白芍 9g，合欢皮 12g，甘草 3g。

上方服 5 剂，并嘱患者怡性悦情。药后喉中异物感与舌边白涎均消失。

例2：痰湿中阻案

周某，女性，22岁，1965年8月7日。

疟疾后 1 周，痰湿未化，中宫不和，头眩神疲，纳呆，肠鸣泄泻，苔白腻，舌边有白涎两条，脉濡细。法当化痰湿，和中宫。

霍、佩梗各 6g，苍术皮 5g，广木香 5g，山楂炭 12g，车前子 9g，姜半夏 5g，熟薏苡仁 12g，六一散 9g。

服 3 剂，舌边白涎消失，症情趋复。

例 3：脾虚痰蕴案

刘某，男性，25 岁，1965 年 6 月 27 日。

头晕神疲，四肢倦怠，口黏时渗涎沫，纳呆，嗜睡，苔白腻，舌边有白涎两条。此脾虚湿困，痰浊蕴中，运化失司。治拟燥湿运脾，以化痰浊。

焦白术 6g，怀山药 15g，姜半夏 6g，制川厚朴 3g，陈皮 6g，熟薏苡仁 12g，白豆蔻 3g，香橼皮 6g。

服 3 剂，脾虚渐复，舌边白涎消失，仍予健脾化湿法调治而愈。

例 4：痰阻清窍案

任某，男性，50 岁，1965 年 9 月 15 日。

眩晕宿疾，作则视物旋转，耳鸣呕吐，苔白腻而厚，舌边有白涎两条，脉弦滑。盖无痰不作眩，证属痰湿逗留，阻遏清窍。法当渗化痰湿，以利清窍。

代赭石 15g，旋覆花 10g，焦白术 10g，泽泻 15g，杭白芍 10g，灵磁石 15g，姜半夏 9g，黄菊花 5g，车前子 15g。

进上方 3 剂而愈。

（俞淦琪　整理）

辨证与辨病相结合的重要性及其关系的探讨

我在 1961 年 7 月号《江苏中医》、1962 年 3 期《中医杂志》曾就中医的"辨证论治"与西医的"辨病论治"相结合的重要性及其关系作初步的探讨。20 世纪 80 年代，我又在北京、厦门、洛阳、江苏等地讲学中再度结合临床实践讲述过这一问题。

一、辨证与辨病相结合，有利于深入发掘中医宝库，提供新的研究线索

中医的"辨证论治"是针对机体各个部分以及整体的主要功能状态与病理活动，给予综合性的评定，提出恰当的处理。也就是根据病情，运用四诊八纲，结合病因，加以归纳、分析，区别证候的属性，辨识邪正的盛衰，推测疾病的转归，从而确定治疗原则与具体治疗措施。西医的"辨病论治"则是在寻找病源，明确诊断的基础上，针对病源用药的。证候是疾病反映的现象，疾病是证候产生的根源，因此，"证"和"病"是一种因果关系，具有不可分割的有机联系。个人认为否定或肯定病和证的任何一方面，都是片面的、不完善的，而两者结合，则是创造新医药学派的重要途径。

辨证论治的优点，为不论对如何复杂的病情，都可依据症状，从阴阳消长、五行生克制化的规律中，运用四诊八纲的方法归纳分析，提出综合治疗的措施，但缺点则是对疾病产生的具体机制、肯定的诊断，缺少现代科学依据。例如西医对无黄疸型传染性肝炎的诊断，除了有关的主要症状外，还必须具有肝肿大、压痛以及肝功能异常等客观检查指标。而中医对该病的认识，则可有肝脾不调、肝郁气滞、阴虚肝旺、肝肾两亏、脾虚湿阻、血瘀癖积等的不同证候归类，而这些不同证候也可同时出现在其他疾病的发病过程中。这种中西医之间在诊断上所存在的客观差别，如果不经综合参考分析，有可能导致医疗上的严重失误。例如直肠癌的早期

症状易与慢性痢疾混淆，如果不经运用西医学方法早期确诊，中西医结合，严密观察，及时给予相应的治疗措施，就很有可能导致病情恶化，癌肿转移，甚至不治。另一方面，也应看到，目前西医学对许多疾病的本质的认识还不够全面透彻，不少疾病的发病机制，还未能被完全阐明，如果单纯采取西医学"辨病论治"的方法治疗，有时临床疗效也不理想。如能"辨证"与"辨病"密切结合，研究疾病与证候的关系，探索临床诊治的规律，则相得益彰，对于今后医学的发展和提高，具有重要的意义。

继承发扬祖国医学，是我国医务工作者当前的一项光荣而艰巨的任务，而关键问题在于西医学习中医。20世纪50年代以来，许多西医同志系统学习中医以后，在中医文献整理和中医理论机制研究等方面，获得了成绩；在临床实践方面，采用了许多中西医结合的疗法，如小剂量穴位注射、中药穴位电离子导入等等。对某些严重、顽固的疾病，提出了恰当的中西医结合的治疗措施，如：对伤寒之偏于湿重者，运用化湿宣中之中药配合合霉素治疗；对慢性肾炎之水肿，久治无效，以脾肾阳虚为主者，以"壮火制水"法，适当配合双氢克尿噻；脾肾阳虚而兼见阴虚者，以"温肾养肝"法配合激素治疗，效果大大提高。在病理机制方面，也有了进一步的探讨，例如上海市伤科研究所研究发现肾上腺皮质有调节钙磷平衡、促进骨折愈合的作用，并从中受到启示，进而运用中医"肾主骨"的原理对骨折患者进行治疗研究，证明补肾法确能改善肾上腺皮质的功能，维持骨的正常代谢，缩短骨折愈合的时间。这不仅提高了疗效，而且对中医理论的阐发也提供了宝贵的资料。

几年来，我在临床研究工作中，也深深感觉到西医学的基础知识能给予我们很大启发与帮助，使我们找到了许多新的疗法。例如我们从蚯蚓液治愈下肢溃疡的经验中，理解到蚯蚓液具有修复溃疡面的作用，从而启发我们引用以治溃疡病，取得了良好的效果，倘若不结合"辨病"，而仅从"辨证"着眼，是无论如何不会采用这种咸寒之品来治疗的。又如脉见歇止，一般多属虚证，但在病理学上心脏往往呈郁血状态，因而启发我们采用"活血化瘀"之药治疗，也同样取得了显著效果。气管白喉是危急的病候，由于伪膜堵塞气管和喉组织水肿常致窒息死亡，由此启发我们运用蠲痰（促进呼吸道分泌液亢进，使伪膜易于脱落）、泻水（人工脱水，改善喉间水肿）的中药，拟订了"利气夺命散"（牙皂、礞石、月石、明矾、芫花）治疗，使一二度气管白喉患者避免了手术的痛苦。中毒性心肌炎是一种死亡率较高的疾病，心肌受损呈断裂状态为该病致死之主因，因而联想到伤科药"七厘散"的应用，或于煎剂中加用血竭，使疗效显著提高。再如某些久治不愈的慢性纤维空洞型肺结核患者，其机体的活力和代谢情况，也就是组织修补能力，多呈沉滞不振的衰退状态，所以我们在治疗上不单纯固守养阴一法，一面采取具有兴奋作用的药以扶正气，另一方面又从纠正局部病灶的病理改变着眼，选用破癥散结、活血化瘀、解毒杀虫的药治疗，对于临床症状的迅速改善、病灶的吸收和空洞的闭合等，均具有良好的效果。我们还从疾病的病理变化着眼，分别从本草文献中有关主治"恶疮""女子阴中内伤"，以及主治"五脏瘀血，腹中水气""疗心下坚，膈中寒热"的药物中，筛选出治疗子宫颈癌和肝硬变腹水的有效药物，也取得了一定成绩。

　　以上事例表明，中西医相互启示使用，辨证与辨病相结合，大大有利于发掘祖国医学这一份宝贵遗产，为治疗危害人民健康的某些顽固疾患，提供重要的研究线索。

二、辨证与辨病相结合是提高临床疗效的需要

辨证论治是中医临床的特色，也是中医诊治疾病的主要方法。但是，医学总是在不断向前发展的，我们应当不断丰富和发展辨证论治的内涵。因为中医在宏观、定性、动态方面的研究是有其独到之处的，但在微观、定量、静态方面的研究则似有不足。所以我们要在辨证论治的前提下，还要注意辨证与辨病相结合，才能进一步提高疗效。当然中医也不是只辨证不辨病的。

张仲景《伤寒论》《金匮要略》就开创了辨病论治的先河，既辨病，又辨证，先辨病，后辨证，辨病论治与辨证论治相结合。例如，辨经病，太阳病是病，"太阳之为病，脉浮，头颈强痛而恶寒"，而太阳病之下，有"汗出，身热，恶风，脉缓"的桂枝汤证，有"无汗，恶寒，发热，脉紧"的麻黄汤证，有"不汗出而烦躁"的大青龙汤证等等。又如《金匮要略》每篇都先冠以某某"病"，然后才是"证""脉""并治"。以"痰饮"篇为例，开篇先讲"四饮"，即痰饮、悬饮、溢饮、支饮，以及水在五脏，和饮邪有"留""伏"体内的特点，接着讲饮的脉象特点是"偏弦"，总的治法是"温药和之"。这就是辨痰饮之病。而后，有苓桂术甘汤证（痰饮）、十枣汤证（悬饮）、大小青龙汤证（溢饮）、葶苈大枣泻肺汤证（支饮）等等。

但是，由于时代的原因，中医绝大多数病都是以症状命名的，如咳嗽、胃脘痛、哮喘等等，都很难一一确立治疗大法、主方主药。也就是说，除黄疸用茵陈剂，疟疾用青蒿、

常山剂，胸痹用瓜蒌薤白剂，痰饮用温药和之的苓桂术甘剂之外，绝大多数中医的病还是以辨证治疗为主，如咳嗽，要分虚实寒热，不能用通套的止咳方药，这也就是目前市售的许多止咳药疗效欠佳的原因。又如喘用麻黄，实证，寒喘可配干姜、桂枝、半夏、细辛（如小青龙汤），热喘可配石膏、杏仁、黄芩、桑白皮（如麻杏石甘汤），但绝对不可用于肺肾两虚所致的虚喘。因此，中医的辨病，除了对疾病有全过程的了解，作为辨证的参考外，总的说来，意义是不大的。当然这并不是说古人有许多针对病的好方药也一概丢弃。那是相当宝贵的经验，值得我们努力发掘、研究、应用，事实上我们临床也在用。只不过就辨证论治与辨病论治比较而言，还是以辨证论治为主。

　　我这里讲的辨证论治与辨病论治相结合，指的是西医的病。如前所述：中医的辨证论治，是针对机体各个部分以及整体的主要功能状态与病理活动，综合评定，提出恰当的处理。也就是根据病情，运用四诊八纲，结合病因，加以归纳、分析，了解疾病所在的部位，寒热虚实等属性，辨识邪正盛衰，推测疾病的预后转归，从而确定治疗原则和具体治疗措施。然而西医的辨病论治，则是在寻找病源，明确诊断的基础上，针对病源用药的。证，是疾病反映出来的现象，病是证产生的根源，因此"证"和"病"是一种因果关系，有着不可分割的联系。

　　辨证论治的优点，是不管什么疾病，无论何等复杂的病情，都可以从辨证入手，提出治疗方法，但其不足之处是对疾病产生的具体机制和确定的诊断缺乏现代科学根据。因此，我早在1961年就撰文明确提出了中医辨证论治的优势要充分发挥，在此前提下，还要进一步辨识西医的病，使二者结合起来，是提高临床疗效的需要。其重要意义如下。

1. 明确诊断，防止误诊、误治

在传统的中医诊疗方法的基础上，借助于现代科学技术，可以把很多疾病的诊断弄明确，防止误诊、误治。

例如：一患者主诉腹部近脐处有一巨大包块，时隐时现，医生触诊也摸到确实有一无压痛的包块，因此易于作出"积聚"这样的诊断，"积则有形可征，聚则聚散无常"，治疗方法也就专于活血破气，长期用攻伐消积药，所谓的"积聚"，仍然如故，而身体愈来愈虚，后来一检查，才知是胃下垂，胃如布袋状，故餐后不久便出现"包块"。

又如直肠癌的早期，其症状主要是肛坠、便血，往往和慢性痢疾、慢性结肠炎、内痔相混淆。如果仅仅按便血治疗，可能无效，也可能暂时止血，然后复发，而病情已由早期发展到中晚期，失去了早期根治的机会。

尿血的原因也很多，如泌尿系感染、结核、结石、肿瘤，都可引起尿血，前列腺炎也会出现尿血，肾炎也有以血尿为主要表现者。通过现代理化的检测方法，尽可能地明确诊断，心中有数，有的放矢，否则就易于误诊，也影响疗效。

当然，也有很多疾病，现代尚不清楚其本质，或认识尚不全面，或对其发病机制尚未完全阐明，而现代各种理、化检测手段，尚不可能都搞清楚，也就是说，还有很多病目前是检查不出来的。所以我们只是说，有条件的话，尽可能明确诊断而已。章次公先生早在建国之前，就有识于此，曾提出过双重（中西医）诊断，一重（中医）治疗的重要意见。章先生这个意见，也提示了我们，借助于西医诊断，固属要紧，但中医的诊断绝不能放弃，中医的诊断，实际上主要还是辨证诊断，即"定病位、定病性、定病因、定病势"，这些内容，是为论治提供依据的。

2. 有利于疾病的早期诊治

辨证论治与辨病论治相结合，既有助于早期发现疾病的癥结，也就有利于早期治疗，此即《内经》所讲"上工治未病"的意思。

例如：一肠伤寒患者，合并中毒性心肌炎，伤寒将愈之时，脉无结代，而听诊心音低钝，第一心音明显减弱，心电图示Ⅰ度房室传导阻滞，结性早搏，说明心肌炎尚未脱离危险期，由于患者精神、饮食均佳，苔脉亦无异常，如不详细察病，放松警惕，一旦出现变化，那就噬脐莫及了。

又如：鼻衄，对证治疗，投以清热凉血方药，可收捷效。但是，如果由鼻衄这一现象入手，结合西医辨病，很可能不那么简单，因为不少鼻咽癌患者就是因鼻衄而来就诊的。如果思路开阔一些，不满足于能够迅速止血这一点，弄清之所以发生鼻衄的原因所在，就有可能使鼻咽癌在早期就被发现，而及时采取积极主动的治法，不致延误病情。

3. 启发治疗思路

中西医是两种不同的医学，在中国，既有中医，又有西医，两种不同的理论体系在临床上相互影响，在学术上互相渗透，是很自然的。通过西医辨病，可以大大丰富我们的临床思路，从而开辟更丰富、更广阔的治疗途径。

例如：内耳眩晕症，古称眩晕，有从火治，有从虚治，有从痰治等，现代医学提示其病理乃由迷路水肿所致，采用镇降、利水剂，可收佳效。

又如：脉现歇止，古称结（慢而一止）、代（动而中止，不能自还）、促（速而一止），总为心气大虚的表现。而病理学提示，心脏往往呈淤血状态，我据此而参用活血化瘀的方法，疗效显著提高。

再如：急性肾炎水肿，传统中医治法有"开鬼门"，"洁净府"，腰以上肿发汗，腰以下肿利小便，我在辨证论治的基础上，用大剂量益母草活血利水，对消除水肿奏效迅速。

糖尿病在古代属于"消渴"范畴，大法滋阴、生津、益气，结合现代认识，糖尿患者皆存在微循环障碍这一问题，参用活血的方法，在降糖方面有较好的作用。这样辨证与辨病密切结合，研究疾病与证候的关系，探索临床诊治的规律，才能相得益彰，对今后医学的发展和提高，具有重要意义。

4. 无证可辨，有病可医

临床上也有不少患者，无自觉症状，饮食起居、睡眠各方面均无异常。这常见于乙肝患者，往往是在体检时发现肝功能及乙肝病毒血清学标志不正常。又常见于冠心病患者，既无心绞痛，又无脉象上的异常，但心电图不正常。在无证可辨的情况下，处理较为棘手，因为无证可辨，即无原因可求，如何着手？这就要从病论治，我近二十多年来遇到这样的情况很多。如乙肝病毒（即 HBsAg 阳性）携带者，我常用桑寄生、白花蛇舌草、僵蚕、蜂房、板蓝根、甘草等，有不少患者在坚持服药数月后，HBsAg 可转阴。冠心病患者心电图异常者，服益气、养阴、活血剂，亦可使 T 波低平或倒置纠正。

5. 借助生化指标，便于观察疗效

由于时代不同了，古代治一个水肿患者，几服药，肿消了，就算好了，现在不算好，要尿检查正常才算好。又如黄疸，一般经一至二周治疗，即可完全消退，但也还不算病

好，还要查肝功能，要肝功能完全恢复才算痊愈。但由此也可以给我们一个判断疗效的标准，因为这个标准是客观的。

总之，辨证论治与辨病论治相结合是行之有效的临床方法，对于传统的辨证论治，是丰富，是发展。当然，这就要求我们既要具备扎实的中医理论和临床基本功，又要具备一定的现代医学的基础。这是时代赋予我们的要求。

三、病案举例

下面是我的一些临床病案，用以印证中医的辨证论治与西医的辨病论治相结合的这一学术思想，也藉此展现我数十年苦心探索与追求的历程。

1. 浊瘀痹（痛风）

夏某，男，55岁，干部，1988年3月14日就诊。主诉手指、足趾关节经常肿痛，以夜间为剧，已五年，多发作于饮酒、厚味及劳累之后，曾诊断为风湿性关节炎，两年前右手食指关节肿处破溃，流出白色脂膏状物。查血尿酸918μmol/L。形体丰腴，右手食指中节肿痛破溃，左足大趾内侧肿痛较甚，入暮为剧，口苦，苔黄腻，质衬紫，脉弦数，复查血尿酸714μmol/L。

从病史、症状考虑，当属湿热痹，痛甚，为夹瘀之象，所以我称痛风为"浊瘀痹"。大法应当清热泄湿，兼以化瘀，湿热除，瘀滞消，则痹者可通，肿痛可除。但结合现代医学检查，则当属"痛风"，即嘌呤代谢紊乱，血尿酸过高所致。中医文献中也有有关"痛风"的记载，但不完全一致，似更接近痹证中的"痛痹"。结合中西医诊断，我的处理方案是泄化瘀浊，蠲痹通络。药用：

土茯苓60g，生薏苡仁、威灵仙、萆草、虎杖各30g，萆薢 20g，秦艽、泽兰、泽泻、地龙、桃仁、赤芍各 15g，土鳖虫 12g，三妙丸 10g（包煎）。10 剂。

3 月 25 日二诊：药后疼痛显著减轻，苔薄，舌质衬紫稍红，脉细弦。上方去三妙丸，加僵蚕 12g，蜂房 10g。15 剂。

4 月 10 日三诊：僵肿渐消，破溃处分泌已少，复查血尿酸已接近正常。前法续进，并参入补肾之品以善其后。

上方土茯苓减为 30g，去赤芍、萆草，加熟地黄 15g，补骨脂、骨碎补各 10g。15 剂。

10 月 5 日随访：痛风迄未再作。

【按】此例即体现了既辨证论治，如处方中的土茯苓、萆薢、三妙丸、薏苡仁、泽泻等，为利湿清热药，三妙丸就是清热燥湿的名方。而桃仁、赤芍、土鳖虫则有很好的化瘀泄浊作用，萆草、虎杖、威灵仙、秦艽，既清热，又行瘀。又体现了辨病论治，如方中的萆薢、威灵仙、土茯苓、秦艽、泽泻，均有降低血尿酸浓度的作用。

2. 痛风性肾炎

顾某，男，70 岁，农民。

1999 年 10 月 28 日初诊：痛风已久，反复发作，手足均有痛风石，红肿麻木，有灼热感，脘腹撑胀，有时泛呕。BP 195/90mmHg；肾功能异常，WBC 2.42×10^9/L，PC 20×10^9/L。面红，苔薄腻，脉细弦，此痛风重候，损及肾脏，颇为棘手，予泄化浊瘀之品消息之。

（1）生薏苡仁、金钱草、六月雪、扦扦活、土茯苓各 30g，天麻、地龙、徐长卿、姜半夏、海金沙、萆薢、桃仁、红花、生大黄各 10g，甘草 6g。14 剂。

（2）痛风冲剂 2 袋，每服 1 包，每日 3 次，饭后服。

（3）珍菊降压片2盒，每服2片，每日2次。

11月18日二诊：关节疼痛减轻，红肿消减，唯手足麻木，头昏，二便正常。BP 189/80mmHg。舌苔薄白腻，质紫，脉细小弦，原法继进。

（1）上方20剂。

（2）痛风冲剂3袋，每服1包，每日3次，饭后服。

12月2日三诊：手指红肿又作，晨僵15min，头昏，手足麻木。BP 180/80mmHg，ESR 58mm/h，RF 1：40，血尿酸 748μmol/L，mp 36mg/L，CPP 98.7mg/mL，IgG 17.2g/L，舌淡紫，苔薄白，脉细小弦，原法续进。

（1）上方加威灵仙、炒延胡索各30g。20剂。

（2）痛风冲剂3袋，每服1袋，每日3次，饭后服。

12月26日四诊：药后肿消痛止，头昏手麻亦减，复检：ESR 26mm/h，UA 521mmol/L，BP 180/80mmHg。此血压升高与肾脏受损有关，不易速降。原法继进。

（1）土茯苓、石决明、蚕沙、威灵仙、金钱草、泽兰、泽泻各30g，钩藤、地龙各15g，枸杞子、菊花、天麻、桃仁、红花、怀牛膝各10g，水蛭、生大黄各6g。30剂。

（2）痛风冲剂2袋，每服1包，每日3次，饭后服。

2000年1月20日五诊：药后诸症均消，BP 170/80mmHg，唯痛风结石尚存，不愿服煎剂，嘱用痛风冲剂常服，以巩固疗效。

【按】此例以"痛风冲剂"（处方详见"治疗痛风的经验"）治其本病，旨在泄化瘀浊，降低血尿酸浓度；以扦扦活（接骨木）、金钱草、大黄等改善肾功能；以钩藤、石决明、地龙、枸杞子、菊花、天麻、牛膝等降低血压；从中医学理论观之，则寓清热、化湿、平肝、活血诸法于其中。此既对病，又对症的治法，调治四个月，终于获得较为满意的疗效，诚非幸中，实个人平生实践之一得也。

3. 阳亢头痛（高血压病）

胡某，女，46岁，中学教师。1975年4月15日初诊。

患高血压病5年余。血压波动在150~170/100~110mmHg。平素性情急躁，常因情志不遂而头痛加剧，午后面部烘热，目涩视糊，耳鸣，夜寐欠佳，乱梦纷纭，口干且苦，腰脊酸楚。苔薄黄、质偏红，脉细弦。证属肝肾不足，虚阳亢扰。治宜养肝肾、潜亢阳。

怀牛膝、桑寄生各30g，枸杞子、天冬各15g，生赭石30g（先煎），生龙牡各20g（先煎），夏枯草10g，车前子（包）、生麦芽各30g，生白芍15g。5剂。

4月20日复诊：上药服后颇适，头痛大减，面部烘热及口干苦基本消除，余症亦减。苔薄质偏红，脉细弦。血压130/90mmHg。原方再服5剂。3月后询及病况，上方服完诸症消失，血压一直正常。

【按】高血压病，多为本虚标实。本虚为肝肾不足，标实为肝阳亢扰。补肝肾之剂，药品繁多，余喜用怀牛膝、桑寄生补肝肾，因怀牛膝补肝肾，引火下行；桑寄生补肝肾，并有降压作用，两药补而不腻，一药数效，可奏殊功。但用量要大，30g为常量。并用枸杞子、天冬、白芍补肾滋液；生赭石、生龙牡重镇潜阳；夏枯草、车前子清化肝热；生麦芽善调肝木之性，使不抑郁。全方配伍契合病机，故疗效较为满意。

4. 热淋（急性肾盂肾炎）

王某，女，35岁，1975年4月16日初诊。

昨起恶寒发热，头痛，全身疲乏，继则腰酸且痛，尿频，尿急，尿痛。苔薄黄、质偏红，脉浮数。查体：T 37.8℃，肾区叩击痛阳性。尿常规：蛋白（＋），白细胞5～10 个，红细胞（＋）。证属湿热下注。治宜清化下焦湿热。

白花蛇舌草 30g，白槿花 12g，生地榆 15g，生槐角 15g。5 剂。

4 月 21 日复诊：药后，症状显减，发热头痛已解，腰酸痛、尿频、尿急、尿痛基本消失。尿常规：蛋白（－），白细胞 5 个，红细胞 5 个。效不更章，上方加枸杞子、女贞子各 15g，再服 5 剂善后。

【按】急性肾盂肾炎属于热淋范畴，多由湿热下注而发病，清化湿热为常法，我对于该病之轻者，常用此四味药治疗，恒获佳效。蛇舌草性味甘、淡、凉，有清热解毒利湿之功，现代药理证明：本品能刺激网状内皮系统增生和增强吞噬细胞活力，因而有抗菌、消炎作用。治疗本病，首推其功；配以白槿花清化下焦湿热、解毒；地榆、槐角不仅有凉血止血，清热解毒之功，地榆经药理研究且有广谱抗菌作用。药简价廉，验证临床，每收佳效。尿蛋白量多者可加荠菜花；血尿加大小蓟、白茅根；脓球加知母、土茯苓；尿痛剧烈加琥珀末吞服。

5. 肾虚气陷（慢性肾盂肾炎）

万某，女，34 岁，医师，1977 年 7 月 16 日。

一诊：宿有肝炎，体气虚弱，先膺膀胱炎之疾，又续染肾盂肾炎，尿培养有大肠杆菌，经住院 3 个月，症情稍平，顷方出院，头眩健忘，形瘦神疲，纳呆腹胀，腰疼腿软，小便坠迫，12 小时小便中白细胞计数仍达 229.5×10^9/L，红细胞计数为 29.5×10^{12}/L，苔薄白，中后微腻，脉弦细而数，两尺殊弱，几难按及，此肝肾两亏，而脾气偏虚者，治宜培益肝肾，兼运脾胃，气阴并顾，燮理阴阳。

太子参四钱，淫羊藿三钱，怀山药、川百合、肥玉竹、枸杞子各四钱，生麦芽五钱，海螵蛸四钱，茜草炭三钱，白槿花四钱，血余炭二钱，甘草梢钱半（4剂）。

二诊：药后精神较振，颇感舒适，小便检查：12小时小便中白细胞计数已降为13.5×10^9/L，红细胞计数为5.5×10^{12}/L，基本接近正常，此佳象也，苔脉如前，原方续服4剂。

三诊：精神爽适，小便检查，续见好转，白细胞9.6×10^9/L/12小时，红细胞在正常值以内。唯胃纳欠香，苔薄白，中后微腻，脉细，尺弱较振。侧重健脾运中。

太子参五钱，炒白术三钱，怀山药四钱，广木香钱半，淫羊藿三钱，仙茅钱半，海螵蛸四钱，茜草炭三钱，甘草梢钱半（4剂）。

四诊：症情渐趋稳定，唯以体气亏虚，不易骤复，续当培调，以期巩固。

上方加炙黄芪三钱，紫河车二钱，川续断三钱（4剂）。

五诊：近日诸象均平，精神渐复，已于前日试行上班，仅午后稍感疲乏；苔薄白，脉细较振，续予丸剂以善后之。

红人参五钱，炒白术一两半，炙黄芪一两半，怀山药、川百合、炙龟甲各二两，淫羊藿一两，血余炭八钱，海螵蛸一两半，茜草炭、紫河车、陈皮各六钱，白槿花一两半，上研极细末，以熟地、鸡血藤各四两煎成浓汁，以之泛丸如绿豆大，每服二钱，日2次。

【按】患者肝肾之阴既亏损，脾肾之阳又不足，是以证属气阴两亏，阴阳俱虚之候；恙势缠绵，久而不复；在治疗上只有抓住这一关键，气阴两顾，阴阳并调，始能收效。所以既用太子参、淫羊藿，益气助阳；又用枸杞子、山药、百合、玉竹，滋养补阴，庶可达到益气顾阴，燮理阴阳的目的。海螵蛸、茜草并用，乃《内经》四乌贼骨一藘茹丸之遗意；该丸本治血枯及肝伤之疾，时时前后血之症，后世移治妇女冲任亏虚，而致月经不调、带下、溲频、二阴出血等症，有一定效果。张锡纯氏盛赞其功，谓"二药大能固涩下焦，为治崩之主药；海螵蛸（即乌贼骨）能补益肾经而助其闭藏之用，并能消瘀；藘茹（即茜草）性善收涩，又能活血。"白槿花、血余炭，常用之于下焦湿热不甚，而体气偏虚之泌尿系疾患如肾炎、肾盂肾炎、膀胱炎等；凡小溲混浊，尿检有红、白细胞及蛋白质者，颇有助益。白槿花性滑而利，能除热导滞，善治赤白痢，但下焦蕴有湿热之泌尿系疾患，用之亦恒奏效，既能渗利湿浊，又能泄化热毒，凡小便涩痛不利，尿检有蛋白质、红白细胞、脓细胞者，均可重用之。血余炭长于止血，善治一切血证，固为众所周知，但《别录》谓其治"五淋、大小便不通"，《本草备要》称其"补阴消瘀……利二便"，则为后世所忽视。其实，仲景滑石白鱼散治小便不利即用之。我于慢性肾炎及肝硬化腹水而小便欠利者，常常用之，确有补阴消瘀，善利二便之功。参以麦芽，借其助胃气而资促运，以复生化之源。至于甘草梢，不仅有补益、协和诸药之功，且有引经之意，裨药力直达病所。此立法用药之原意，药后获得显效，患者尤感欣慰，谓尿中红白细胞之下降，为数月来所未有之佳象。常人12小时尿中之白细胞计数应在 10×10^9/L 以内，红细胞计数应在 5×10^{12}/L 以内，而患者在服药前，其白细胞之排出数超过常值达 22 倍之多，红细胞超过 5 倍；今药方进 4 剂，二诊时复查即显著下降，接近常值，亦出乎吾人意料之外。三诊尿检即在正常值以内。嗣后并加用芪、术及血肉有情之紫河车、炙龟甲等，以丸剂善其后，获得基本恢复。其后虽因劳累，而偶有腰疼、腹坠之感，仍服原方数剂，即趋正常。

肾盂肾炎女性较多，本方乃为慢性体虚者而设，倘湿热甚者，应去二仙、参、芪等温补之品，而加用知母、黄柏、地榆、槐角以清泄湿热；阴虚营热者加生地黄、女贞子、赤白芍、牡丹皮等；出血甚者加大小蓟各一二两，苎麻根三两；有脓细胞者加土茯苓一两；刺痛甚者加象牙屑、琥珀末各三分，分2次吞服，甚效；下元亏损者，又应填补。总之，应辨证与辨病相结合，抓主要矛盾，奏效始佳。

6. 胃脘痛（胃溃疡）

冯某，男，39岁，干部。

1974年5月31日初诊：1972年患肺结核，经治已稳定。近数年来经常胃痛、善饥，于1974年5月27日在南通医学院附院钡检（X线号：14566）：胃小弯见一恒久性腔外龛影，蠕动可通过全胃，十二指肠球部无变形。印象：胃小弯溃疡。

胃脘疼痛，食后2小时为甚，得食则痛缓，易消谷善饥，逐步增剧，形体为之羸瘦。苔薄质红，脉细弦。此脾虚气滞，阴虚胃热之"饥疝"也。治宜调脾补中，养阴清胃。潞党参、怀山药、炙黄芪、玉竹、黄精各五钱，川石斛三钱，炒延胡索四钱，煅瓦楞子一两，甘草二钱。6剂。

二诊（6月6日）：药后痛缓，自觉颇适，苔薄质微红，脉细弦。药已中病，毋庸更章，前法继进之。上方加生白芍四钱。6剂。

三诊（6月13日）：脘痛已定，唯善饥未已，苔薄质微红，脉细弦。脾虚气滞之象已获渐解，但阴损胃热之征，尚未见复，续予汤丸并进，以期根治。

（1）上方续服 10 剂。

（2）丸方：党参、黄芪、当归、枸杞子、延胡索各二两五钱，山药四两，石斛、黄精、玉竹、煅瓦楞子、煅海螵蛸、白芍各三两，甘草一两五钱。共研极细末，蜜丸如绿豆大，每早、中、晚食前半小时服二钱。

8 月 20 日：药后症情平稳，唯尚有轻度善饥感，苔薄质微红，脉小弦。丸方续服一料以巩固之。

1974 年 12 月 28 日：继服丸剂两个月，善饥已痊。近两个月来形体较前丰腴，精神亦振。又去附院钡检复查：胃外形完整，蠕动良好，原胃小弯之龛影已消失，黏膜及充盈相均未见异常，球部正常。印象：胃小弯溃疡已愈。1976—1977 年连续复查，均正常。

【按】溃疡病概括在胃脘痛、心胃气痛、肝胃不和、呕吐反胃等门中，在临床上表现的证候是多种多样的，因此，各地辨证分型的意见也不一致，有按脏腑的，有按八纲的，有按病机结合脏腑的，有按病机结合八纲的；一般以虚寒、郁热、肝胃不和、血瘀等分型施治为较多，这是抓住病机来分型的。因其发病的机制与肝、脾、胃有关，主要多由于肝郁气滞，失于条达，横逆犯胃；或郁久化热伤阴；或气滞既久，则导致血瘀；或因饮食失节，或由长期劳倦而伤脾，脾虚不运，胃失和降而致。本例患者因长期工作劳累，"劳倦伤脾"，脾之气阴俱伤，乃病之根源。脾气既虚，则易中运失健，气机郁滞，而疼痛以作。阴虚既久，又易生热，胃热盛则消谷善饥。故本例在辨证上属于脾虚气滞、阴虚胃热之候，既不同于单纯性脾胃虚寒的黄芪建中汤证，又不同于阴虚胃热的一贯煎证，是两者兼而有之的综合型，相似于《诸病源候论》之"饥疝候"。所以在治疗上，既用参、芪来补气健中，又用玉、精、斛以养阴缓中；再伍以行气活血的延胡，因其不仅能入肺脾走气分而行气，又入肝经走血分而活血，气行血活，通则不痛，故善止痛。同时，延胡与瓦楞、甘草并用，又能制酸护膜，促进溃疡之愈合。故一剂即痛缓，再剂而痛定；但脾虚气滞之象虽解，而阴虚胃热之征未复，是以善饥减而未已，乃续守原意加味以丸剂徐调之。药进两料，历时3个月而痊可。1974年年底钡餐复查，龛影已消失，以后复查，均属正常，远期疗效比较巩固。

通过这一病例，使我们明确地认识到，分型论治虽是有利于掌握病机，因证制宜，但还不能死搬硬套，对号入座，必需严守辨证原则，机动灵活，恰如其分地来综合分析，才能更好地审证施治。同时，辨证与辨病相结合，灵活用药，始能提高疗效。

7. 呕吐（胃扭转）

钱某，女，49岁，农民。

1978年2月5日：体质虚弱，有肺结核史，经常咳呛泛噫。初感胃胀，逐步增剧，继则不能进食，食则呕，曾大出血，因气血两虚，形体羸瘦，言语低微。在东台未能确诊，乃来通就诊于南通医学院附院，钡检（X线号54660）：食道钡剂通过顺利，上段有一白果大小憩室，胃呈系膜轴扭转，胃窦及球部无变形。印象：①食道憩室；②胃扭转。嘱其手术，患者惧而来院求治。

面黄少华，羸弱殊甚，脘胀难受，呕吐嗳噫，纳呆便难，苔薄腻，脉细软。症由脾肾气虚，中运失常，气机逆乱，以致脾气不升，胃气不降，诸象以作。亟宜健脾培本，降逆和胃，理气安中。

太子参 15g，徐长卿 15g，生赭石 30g，姜半夏 10g，全当归 10g，广木香 6g，佛手片 6g，橘荔核各 10g，降香 6g，生姜 3 片，甘草 4g。4 剂。

2 月 19 日二诊：药进两剂，呕噫趋平，胃胀显松，能进稀粥，自觉甚适，苔腻渐化，脉仍细弱。中州逆乱已有斡旋之机，升降渐趋有序，但因羔延已久，体气大虚，不易骤复，续当温中补虚，培益脾胃，师黄芪建中汤加味。

炙黄芪 15g，川桂枝 5g，生白芍 12g，太子参 15g，广木香 5g，生姜 2 片，大枣 5 枚，饴糖 15g。7 剂。

3 月 11 日：今日在南通医学院附院钡餐复查：①高度瀑布型胃（未见扭转现象）；②食道中段憩室。症情基本稳定，可以回家调治。续予补中益气丸、香砂六君丸，早晚分服，每次 6g。

4 月 16 日来信：服丸后感觉良好，头已不昏，胃胀未再作，饮食正常，体重增加，已能操持家务劳动。

1979 年 11 月 11 日：因工作劳累，近日又突发胃胀而痛，手不能按，呕吐不食，带有血液，与去年发病相似，乃即由家人专程来通，述症索方，当据证处以降逆、安中、护络之品。生赭石 20g，旋覆花 10g，太子参 15g，姜半夏 18g，徐长卿 10g，白及 10g，山茶花 10g，花蕊石 15g，甘草 5g。5 剂。

11 月 19 日来信：服药 2 剂，胃之胀痛大减，呕吐即定，并能进食，精神逐渐恢复，患者说："药到病除，胜似灵丹，十分愉快。"

1980 年 4 月 5 日向其亲戚了解，一切正常。

【按】胃扭转是比较罕见的病症，国外 Berti 氏（1866）在尸解时始发现此种病变，Weeder 氏（1935）曾收集到 70

例，Dalgaand 氏（1953）共收集了 150 例；国内在 1956 年陈国熙首次报道 1 例。以后报道者逐步增多，仅河南省第三人民医院王一川等，1963 年就报道了急慢性胃扭转 40 例，说明本病在临床上绝非少见。本病在中医文献里可见于呕吐、胃痛、反胃等门中。

《素问·厥论》曰："太阴之厥，则腹满膜胀，后不利，不欲食，食则呕，不得卧。"这颇类胃扭转症情较剧有休克之倾向者，故称之为"太阴之厥"。足太阴之脉入腹属脾络胃，所以腹满膜胀而厥。胃主纳谷，脾司运化，脾胃气逆，故呕而不能食，甚则难以安卧。

胃扭转最重要的诱因是胃的支持韧带异常松弛而导致的胃下垂，常常以胃体较长，其韧带特别松弛时，才有可能发生胃扭转。胃下垂责之中气下陷，为脾胃气虚之证。严用和《济生方》曰："若脾胃无所伤，则无呕吐之患。"张介宾《景岳全书》也提出："呕吐一证，最当详辨虚实，实者有邪，去其邪则愈；其虚者无邪，则全由胃气之虚也。"又说："凡胃虚作呕者，其证不一，当知所辨……无食无火而忽为呕吐者，胃虚也。"与远西认为胃下垂是胃扭转的诱因是一致的。至于引发胃扭转的直接因素则为急性胃扩张、急性结肠充气，剧烈呕吐和胃的逆蠕动等症。根据患者既往有泛噫病史，则胃之逆蠕动是早已存在的，基于这个因素，所以在劳累或怫逆之后，易于引发，因此在急性发作恢复后，必需注意继续调治，避劳倦，适情志，防止复发。

近几年来，各地杂志报道了用针灸治愈胃扭转的少数病例，但用中药治疗胃扭转的经验还较少见，对其病因证治的讨论尚不多见。这主要可能是发病急骤，病情较重，恒去综合医院治疗或手术的缘故。

余诊治本例时，从患者体质虚弱，又有泛噫、气逆之症着眼，诊为脾胃气虚，气机逆乱，乃径予旋覆代赭汤以补气镇逆、和胃安中，因此方对胃气虚弱，虚气上逆，心下痞硬，噫气不除，呕吐频仍者，具有卓效。旋覆花降逆气，除胶痰；代赭石重镇降逆，二药协同，善治胃气上逆，嗳气不除，大便秘结。半夏、生姜善止呕吐。孙思邈盛赞"生姜为呕吐之圣药"，着重指出："气逆者必散之，故以生姜为主。"太子参、甘草补气生津，和中健胃，对气虚心下痞硬，津伤咽干者有效。佐以当归，盖具深意。《药性论》说："止呕逆虚劳寒热，破宿血……下肠胃冷，补诸不足。"王好古谓其"主气逆里急"。它含有挥发油、维生素B等成分，对平滑肌有兴奋调整作用，因而对胃扭转之恢复是有较大帮助的。至于木香、佛手、橘荔核、降香、徐长卿等均是理气止痛、调胃安中之品。木香《药性论》谓其"治九种心痛……胀痛，逐诸壅气上冲烦闷"。《日华子本草》曰："治心腹一切气……呕逆反胃。"对中寒气滞，胸腹胀痛，呕吐有效。佛手《滇南本草》谓能"补肝暖胃，止呕吐"。《本草纲目》"治心下气痛"。橘荔核能行散滞气，善治脘腹诸痛。降香《本草再新》谓其有"宣五脏郁气……止呕、和脾胃"之功，对心胃气痛有著效，并善行瘀，对胃扭转因扭曲而引起的郁血，与当归相伍，能改善血液循环，有利于胃扭转之恢复。徐长卿《别录》赞其"益气"，《中国药用植物》"治一切痛症和肚痛、胃气痛。"特别是对脘腹胀痛，尤具卓效。凡有脘腹撑胀之症，多采用之。汇合诸药于一方，既治症，又治病，故奏效显著。

气降呕止，恙情遂平，因其中虚较甚，故予黄芪建中加味以温中补虚，和胃缓急善后之。嗣后劳累复发，仍予原法出入获效。

此为中虚气弱型胃扭转之辨治大要，倘病情急剧，进药即呕者，仍以手术为是，免致贻误。

8. 肺痈（肺脓肿）

宗某，男，49，农民。

1999 年 12 月 13 初诊：畏寒发热 1 个月，用大量抗生素热未退，不咳、无痰，胸闷胸痛，辅检：X 线片示右上肺脓肿，白细胞徘徊于（13~18）× 10^9/L，苔白腻，脉细弦，此风热蕴肺，肺络瘀阻，肺失宣肃，瘀热成脓之肺痈也，治宜清热泄瘀，宣肺排脓。

（1）金荞麦、鱼腥草、冬瓜子、生薏苡仁、败酱草、葎草各 30g，甜葶苈子、青蒿子、地骨皮、桑白皮各 15g，甘草 4g。7 剂。

（2）金荞麦片 2 瓶，每服 4 粒，每日 3 次，饭后服。

12 月 20 日二诊：药后胸闷稍减，发热减而未退，此药力未及，蕴脓未排之咎。前法继进。

（1）上方加杏仁、桃仁各 10g。10 剂。

（2）金荞麦片 2 瓶，每服 4 粒，每日 3 次，饭后服。

12 月 30 日三诊：药后咯大量腥臭脓痰，痰中夹血，热势顿挫，此脓腔破溃之佳兆也，但须防络损而致咯血。

（1）上方加煅花蕊石 20g，海浮石 15g。10 剂。

（2）金荞麦片 2 瓶，每服 4 粒，每日 3 次，饭后服。

2000 年 1 月 15 日四诊：咳嗽咯痰带血丝未尽。发热已不再作，纳差，泛酸，此余毒未清也。前法加减。

（1）金荞麦、鱼腥草、冬瓜子、生薏苡仁、败酱草、葎草各 30g，煅花蕊石、煅瓦楞子各 20g，甜葶苈子、地骨皮、桑白皮各 15g，甜杏仁、桔梗各 10g，甘草 4g。10 剂。

（2）金荞麦片2瓶，每服4粒，每日3次，饭后服。
随访已愈。

【按】录此案以见辨证论治与专方专药结合的思路与方法。病为肺痈，初诊、二诊用千金苇茎汤加减，更用金荞麦、鱼腥草、葎草、败酱草等，增强清热解毒、泄瘀消痈之力，三诊后见大量腥臭脓痰排出，为脓溃之象，甫见痰中夹血，即时加用花蕊石、海浮石止血消瘀，以防络损动血，都是重要环节。金荞麦一药，又名开金锁，为蓼科植物野荞麦的根茎，初见于吴仪洛《本草从新》，治手足不遂，筋骨疼痛；我院（南通市中医院）采用民间验方，用以治疗肺痈，70年代曾观察总结506例，效果奇佳，其排脓消痈、清热解毒的作用，似非它药所可替代，后来广泛用于痰热咳嗽、肺炎、咽喉肿痛等病证，效果也不错。常与鱼腥草、葎草配伍使用。

9. 肌痿（肌营养不良症）

朱某，男，8岁。

初诊：1999年9月18日，两下肢肌肉肥大，行走无力一年，逐渐加剧。患儿走路呈鸭型步态，轻度翼状肩，盗汗多，饮食二便正常，苔薄脉细软。已于上海儿童医院及华山医院确诊为肌营养不良症假肥大型。辅检：乳酸脱氢酶（LDH）：437U/dL（85~190U/dL）；谷丙转氨酶（ALT）：114U（2~40U）；谷草转氨酶（AST）：86U（4~50U）；肌酸磷酸激酶（CPK）：5060U/dL（0~200U/dL）；CPK–Mb放免法＞250mg/mL；肌电图示：主动收缩时呈干扰相肌电图，运动单位电位减低，时程缩短。现服强的松每天10mg已半月余。此为痿证，治宜健脾益肾以实四末。

处方：生黄芪、穿山龙各30g，炒白术、炒薏苡仁各

20g，鹿衔草、茯苓各 15g，山萸肉、全当归、淫羊藿各 10g，炙蜂房 6g，红枣 5 枚。14 剂。

另：益肾蠲痹丸 4g×42 包，每次 2g，1 日 3 次，饭后服。

二诊：10 月 2 日：药后无变化，亦无不适，唯盗汗较多，苔薄，脉细软，此症难以速效，只宜徐图，嘱强的松逐减其量。原法继进之。

上方加怀山药 30g，川百合 15g。续服 30 剂。

另：益肾蠲痹丸 4g×42 包，每次 2g，1 日 3 次，饭后服。

三诊：11 月 10 日，强的松已减至每天 5mg，自觉疲劳，腓肠肌微胀痛，仍盗汗，苔薄少津，脉细，前法损益之。

初诊方加浮小麦 20g，枸杞子、丹参、红花各 10g。30 剂。

另：益肾蠲痹丸 4g×42 包，每次 2g，1 日 3 次，饭后服。

四诊：12 月 11 日，面色苍白，唇淡，苔薄少津，脉细，盗汗减而未已，余症同前。复查：血常规：RBC 4.0 × 10^{12}/L，Hb 11g/dL，PC 52 × 10^9/L，AST 25U，LDH 216U/dL，2-羟丁酸脱氢酶（HBD）143mIU/mL（53~131mIU/mL），CPK 1920U/L。因血小板减少，故于上方加生熟地各 12g，炙牛角䚡、油松节、仙鹤草各 20g。续 30 剂。

另：益肾蠲痹丸 4g×42 包，每次 2g，每天 3 次，饭后服。

五诊：2000 年元月 8 日：复检：AST 39U，PC > 10

万 /mm³，LDH 223U/dL，CPK 1498U/dL，HBD：231mIU/mL，CPK-MB34.7，肌红蛋白（－）。诸疗同前，盗汗已减，皮肤有少量紫斑出现，舌尖红，苔薄，脉同前。上方加煅牡蛎30g，续服30剂。

另：蕲蛇粉100g，每日3~4g，分2次吞服；益肾蠲痹丸4g×42包，每次2g，1日3次，饭后服。

六诊：2月4日，症情好转，行走有力，上下楼梯不需搀扶，肥大的肌肉尚未消退，盗汗已止。

处方：生黄芪、穿山龙各30g，怀山药、生白术各20g，鹿衔草、补骨脂各15g，淫羊藿、当归、川芎、生白芍各10g，炙僵蚕、炙蜂房、乌梢蛇各8g，甘草4g。60剂。

另：蕲蛇粉200g，每日3~4g，分2次吞服；益肾蠲痹丸4g×84包，服法同前。

七诊：4月8日，病情进一步好转，脉舌同前，已能参加学校体育活动。守前法继续巩固之。

【按】古人对小儿痿症论述甚少，肌营养不良症殆属中医"痿症"中之"肌痿"范畴。现代医学证实本病属遗传性基因缺陷性疾病，按中医论之，则为禀赋不足。早期临床除肌痿无力症外，可供辨的症较少，治疗宜辨证与辨病相结合，以健脾益肾为原则。辨证则用健脾，以脾主肌肉也，辨病则用益肾，因肾为禀赋之本也。本病非自身免疫性疾病，前医予强的松治疗似属欠当。出现盗汗之症是强的松的副作用，故加怀山药、川百合以养阴敛汗。三诊强的松减量后改用浮小麦收敛盗汗，并加入活血化瘀之丹参、红花，一以改善腓肠肌之胀痛，二在大队培补药中掺入少量活血之品可有补而不滞、相得益彰之功。四诊时，患儿面色少华，复查发现血小板减少，故加地黄、牛角鳃、油松节、仙鹤草以提升血小板。五诊在血小板升至正常后出现紫斑，殆为患儿毛细血管脆性增加，故增入煅牡蛎，利用其所含较多钙盐，改变毛细血管渗透压，以增强毛细血管之抵抗力。六诊以后患儿症状日见改善，不仅得力于蕲蛇粉温养之功，亦系前用益肾培元之药力至此方显其功。该患儿服药104剂后，复查血生化，相关指标均趋于正常，近期疗效较好。说明中药对此病确有疗效。但必须长期坚持服药，才有可能彻底治愈。

据笔者经验：蕲蛇粉配益气通络之品，对各类痿证均有振颓起废之效。如配西洋参或北沙参用于气阴两亏者；配生黄芪或党参用于脾肺气虚者；配怀山药、茯苓、白术用于脾肾不足者；配桑寄生、熟地黄等用于肝肾虚损者。诸法均可加入强壮腰膝、活血通络之品如穿山龙、怀牛膝、川续断、鸡血藤等，以增强疗效。如症情危重可酌加适量制马钱子，可以提高疗效。

10. 肾炎合并类风湿性关节炎

潘某，女，47岁，沪外经公司职员。

初诊：1998年1月4日，患者于1996年10月出现血尿，继而日晒后面部出现红斑，经检查：尿蛋白（＋＋），RBC（＋＋＋），多方求治一年而未效。近3个月又出现双手指关节肿痛，晨僵明显，两膝、肘、肩关节疼痛，得温稍减，小便频急无涩痛，大便正常，口干，颜面浮肿，舌质紫暗中裂，边有齿印，苔薄白带黄，脉细弦。今查检：尿常规：尿蛋白（＋＋），白细胞（＋＋），红细胞（＋）；ESR 50mm/h，免疫球蛋白正常，CIC（－）；B超：双肾质回声增强。

辨证属肝肾不足，气血失充，精微不固，络脉痹阻，治宜两顾。

处方：穿山龙50g，威灵仙、鸡血藤、生黄芪、鹿衔草、油松节各30g，扦扦活、生地黄各20g，乌梢蛇、徐长卿、淫羊藿各15g，炙僵蚕、炙土鳖虫、广地龙、炙蜂房、全当归各10g，制川乌8g，甘草6g。30剂。

扶正蠲痹胶囊2号4瓶，每次服4粒，每天3次，饭后服。

益肾蠲痹丸4g×90包，每次4g，每日3次，饭后服。

【按】本患者虽经西医院排除系统性红斑狼疮（SLE），诊为慢性肾炎，但因其面部有光敏现象，仍须避免日光直晒，选药时应不选用具有光敏效应的药（如白芷、补骨脂之类）。笔者在治疗肾炎时，每喜扦扦活与六月雪配对，以加强清利解毒之功，此处因有舌质中裂、口干之阴伤现象，又有关节冷痛、晨僵之阳微瘀阻络脉之症，故暂不宜清利作用较强的六月雪，而单用具活血化瘀、接骨定痛、消蛋白作用的扦扦活，改配以补肾强骨、祛风除湿，兼能入肾止尿血、治五淋之鹿衔草，具止血而不留瘀、祛湿通淋而不过利伤阴之功，二药同用组成兼治肾炎及类风湿性关节炎肝肾阴亏夹湿型的药对。徐长卿乃我所喜用之药，此处用之一取其温经定痛消肿，另其含丹皮酚具显著抗过敏作用，且性辛温而不似丹皮之凉血有影响主症之嫌。

二诊：1998年2月11日，关节晨僵疼痛稍缓解，面部日晒后耐受力增强，精神欠佳，苔薄白，脉细弦，辅检：血糖9.7 mmol/L（空腹120min），CRP 11.3mg/L，ENA总抗体（＋）。症情夹杂，治宜兼顾：上方加鬼箭羽20g，30剂。

扶正蠲痹胶囊2号4瓶，每次服4粒，每天3次，饭后服。

益肾蠲痹丸4g×90包，每次4g，每日3次，饭后服。

【按】患者出现血糖升高，并非真正的糖尿病，此乃类风湿性关节炎与肾炎导致的糖耐量降低现象，临时加用鬼箭羽一味消息之，不宜作为主症治疗，待日后前述二症好转，血糖自然会下降至正常。笔者经验：各类全身性疾病发展严重时，都有可能出现糖耐量降低之兼症。据现代研究报道，冠心病、高血脂等老年性疾病病程长者可有90%以上伴糖耐量降低。

三诊：1989年3月6日，斜位看电视后突感头昏伴呕吐、心悸。午后头昏平卧后缓解，偶尔出现手颤、头摇、步态不稳现象，自服尼莫地平、都可喜后头昏加重，脉舌如前。辅检：尿Rt：RBC 2~3个/AHP，CH 7.5mmol/L（2.9~6.0mmol/L），TG 2.6mmol/（0.22~1.2mmol/L），此肾虚骨痹，气血失充，续当原法佐以蠲痹通络，补益气血。

上方加葛根、威灵仙各20g，炙升柴各4g，川芎、姜半夏各10g，15剂。

扶正蠲痹胶囊2号2瓶，每次服4粒，每天3次，饭后服。

益肾蠲痹丸4g×42包，每次4g，每日3次，饭后服。建议：拍颈椎片进一步检查。

【按】此诊又见诸多症状，可能系颈椎增生压迫基底动脉，致小脑供血不足而出现的共济失调症状，故加入升提之升、柴、芎、葛，以升清阳，增加脑供血。高血脂可能原本已有，暂不作处理。

四诊：1998年4月15日，药后头昏、头摇、手颤、步态不稳等症均减，唯头麻、肢麻、颈项掣胀。关节肿痛已大减，但日晒后红斑增强，余无不适，舌脉如前，辅检：尿

R（+）：蛋白（−），KET（+），RBC（−），WBC（+）；BP 120/78mmHg。MRI：C_{3-4}椎间盘后突（轻度），C_{5-6}椎间盘向后偏右方突出（轻度），C_{2-3}椎间盘膨隆。前法继进之。

处方：威灵仙、穿山龙各50g，豨莶草、泽兰、泽泻、葛根、鸡血藤、鹿衔草各30g，鬼箭羽20g，乌梢蛇、生地黄、熟地黄各15g，炙蜂房、炙土鳖虫、炙僵蚕、广地龙、当归各10g，甘草6g。30剂。

扶正蠲痹胶囊2号4瓶，每次服4粒，每天3次，饭后服。

益肾蠲痹丸4g×90包，每次4g，每日3次，饭后服。

【按】此诊虑升、柴、芎之辛散有碍面部红斑，故去之。威灵仙宣通十二经络，与葛根相配可使脑供血大增，用于各型颈椎病均可见效。故重用为主药。

五诊：1998年5月13日，诸症均减，唯手指末端肿痛，足底麻木，口干少津，苔薄黄燥，脉细涩，尿Rt：PRO（−），KET（+），WBC（+），BLU（−）。前法继进。上方加生黄芪30g，川石斛10g，30剂。

扶正蠲痹胶囊2号4瓶，每次服4粒，每天3次，饭后服。

益肾蠲痹丸4g×90包，每次4g，每日3次，饭后服。

六诊：1998年6月12日，诸症均减，手已能握拳，唯手指末端肿痛，胸闷心悸，口干欲饮，苔黄腻微燥，脉细小弦。上方加薤白头、麦冬各10g，合欢皮15g，30剂

扶正蠲痹胶囊2号4瓶，每次服4粒，每天3次，饭后服。

益肾蠲痹丸4g×90包，每次4g，每日3次，饭后服。

七诊：1998年7月14日，尿频，胃微胀，两手指肿胀

已退，神疲乏力，胸闷，苔薄白，脉细小弦，辅检：尿 RT：PRO（＋），WBC（＋），续当原法巩固。

处方：怀山药、鸡血藤、威灵仙各 30g，生黄芪 20g，太子参、徐长卿、制首乌、合欢皮、枸杞子、菟丝子、丹参各 15g，乌梢蛇、炙蜂房、炙土鳖虫、炙僵蚕、广地龙、全当归、川石斛、白槿花各 10g，凤凰衣 8g，甘草 6g，30 剂。

扶正蠲痹胶囊 2 号 4 瓶，每次服 4 粒，每天 3 次，饭后服。

益肾蠲痹丸 4g×90 包，每次 4g，每日 3 次，饭后服。

八诊：1998 年 8 月 21 日，胃脘灼痛饱胀，双手晨僵，颈项掣痛，舌质红，苔薄白，脉细弦，原法出入。蒲公英、鸡血藤、怀山药、威灵仙各 30g，葛根、生黄芪各 20g，海蛤壳、骨碎补、徐长卿各 15g，川楝子、杞菊、乌梢蛇、炙蜂房、炙土鳖虫、炙僵蚕、广地龙、全当归各 10g，凤凰衣、莪术各 8g，甘草 6g。30 剂。

扶正蠲痹胶囊 2 号 4 瓶，每次服 4 粒，每天 3 次，饭后服。

益肾蠲痹丸 4g×90 包，每次 4g，每日 3 次，饭后服。

九诊：1998 年 9 月 23 日，近日工作较忙，疲劳后症状加重，口干而苦，口角溃疡，纳呆，下肢微肿，苔薄黄微燥，脉细弦。尿 Rt：PRO（＋），BLU（＋），WBC（＋）。仍前法出入。

处方：穿山龙 50g，生黄芪、六月雪、扦扦活、仙鹤草、威仙灵、鸡血藤各 30g，决明子、谷麦芽、泽泻各 15g，乌梢蛇、炙蜂房、炙土鳖虫、炙僵蚕、广地龙、全当归各 10g，凤凰衣、姜半夏各 8g，30 剂。

扶正蠲痹胶囊 2 号 4 瓶，每次服 4 粒，每天 3 次，饭后服。

益肾蠲痹丸 4g×90 包，每次 4g，每日 3 次，饭后服。

十诊：1998 年 10 月 30 日，口苦减而未已，口角溃疡未作，咽痛（既往有声带损害史），苔薄白中腻，脉细弦。辅检：ESR 19mm/h，TG 3.4mmol/L，mp < 12mg/L，尿蛋白 24 小时定量正常。上方加玉蝴蝶 8g，30 剂。

扶正蠲痹胶囊 2 号 4 瓶，每次服 4 粒，每天 3 次，饭后服。

益肾蠲痹丸 4g×90 包，每次 4g，每日 3 次，饭后服。

十一诊：症情稳定，大便欠畅，舌脉如前，辅检均正常。9 月 23 日方加全瓜蒌 20g，30 剂。

扶正蠲痹胶囊 2 号 4 瓶，每次服 4 粒，每天 3 次，饭后服。

益肾蠲痹丸 4g×90 包，每次 4g，每日 3 次，饭后服。

本患者于十一诊以后症情缓解，一直保持稳定，以前方稍作加减，又连续服用共约 100 剂。复查所有指标均正常，症状消失殆尽。嘱其服丸药巩固半年。

【按】慢性病患者每多病情夹杂，用药矛盾处颇多，且在长期治疗过程中症情亦变化莫测，本例二诊出现血糖升高，三诊出现颈椎病证候群，六诊又见胸闷心悸，七诊、八诊主症稍缓，而又胃脘不适，如风起之云、狂澜之海，一波未平、一波又起，医者如不能从复杂的病机中抓住主要矛盾，则难免手忙脚乱。吾于此坚持"有成法而无成方"之说，根据病情之变化及时调整处方，力争做到配伍适当，用药相宜，如徒持效方，不加变化，胶柱鼓瑟，不仅没有疗效，甚或节外生枝，促其危殆，以致不救。现代常有某方某药治某病报道多例，有效率百分之多少云云，固有先进可取之处，然读者必须看到，此只为主要方法之介绍，报道者用于临床时亦绝不是一成不变者。古人曾有"甚者独行，兼者并行"之说，然于临床遇到既"甚"又"兼"的情况该如何办？笔者认为应"独行"加"并行"，故本例用药量既大，用药味且多，又加之二种成药同时服用，看似庞杂，但只有如此斡旋，方能逐步使其向愈。所谓"有斯症，用斯药"，随证施治也。

扶正蠲痹胶囊乃采用鲜动物药蕲蛇、全蝎、蜈蚣、地龙等，以低温冷冻干燥技术而制成，有蠲痹通络、祛风定痛之功。1 号适用于偏阳虚者，2 号适用于偏阴虚者，较之已死干燥之生药，疗效有所提高。

11. 血痹（营养不良性神经炎）

王某，女，52 岁，农民。

2000 年 4 月 3 日初诊：四肢及全身肌肤麻木 4~5 年，呈游走性，时瘙痒。面色萎黄，神疲，舌质淡胖而带紫暗，苔薄白微腻，脉细涩。此血痹兼有生风之兆，治宜益气通脉，兼顾祛风止痒。

处方：生黄芪、豨莶草、鸡血藤各 30g，白鲜皮、地肤子各 20g，川桂枝、炒白芍、全当归、红花各 10g，甘草 6g，大枣 7 枚，生姜 3 片，7 剂。

二诊：4 月 10 日，诸症减而未已，精神较前振作，苔薄，舌质仍淡暗，脉细涩，仍以前法加减。

上方加党参 15g，生黄芪改为 45g。14 剂。

嘱：多食鸡汤，加强营养，以善其后。经随访已愈。

【按】疼痛为血痹之实症，多见于周围血管性疾病如脉管炎等；痒、麻、不仁为血痹之虚症，是肌肤及末梢神经缺少滋养所出现的症状。西医多按营养不良性多发性神经炎治疗，有效有不效，何也？虽为营养不良性神经炎，但由于病程长者已形成络脉瘀阻的病理改变，大致相当于微循环障碍，此病理改变如不消除，难以发挥疗效。所以此病的中医治疗能从病因、病理两方面同时改善，乃整体观点之优势。

既是血痹，其治既不可从风痹表散，又不能从历节治以攻邪，唯宜用黄芪桂枝五物汤以益卫和营，增强体力，煦燠肌肤，因患者病久瘀象明显，故加鸡血藤、当归、红花、豨莶草以养血活血，通络除痹，并寓有治血以除风之意。能一诊取效，再诊病除，其效如桴鼓，均得益于辨证之的当也。

12. 寒湿痹（筋痹、梨状肌综合征、坐骨神经痛）

葛某，女，53岁，农民。

2000年2月6日初诊：右侧臀部及下肢疼痛一年，行走不利，间歇性跛行，局部肌肉酸痛。辅检：腰部CT正常。经西医诊为梨状肌综合征，建议中医治疗。舌正红，苔薄白，脉小弦，此寒湿凝于经脉，筋经痹阻不利之咎，治宜祛寒湿，通络脉，利筋经。

（1）伸筋草、鸡血藤、威灵仙、炒延胡索各30g，宣木瓜、生白芍各15g，乌梢蛇、广地龙、炙蜂房、土鳖虫、全当归、川桂枝、制川乌各10g，甘草6g。14剂。

（2）痹痛宁胶囊0.3×210粒，每服5粒，每日3次，饭后服。

2月20日二诊：诸症减轻，效不更方。

（1）上方14剂。

（2）痹痛宁胶囊0.3×210粒，每服5粒，每日3次，饭后服。

随访已愈。

【按】梨状肌综合征为梨状肌的无菌性炎症，致该肌肿胀压迫坐骨神经及周围组织，引起一系列相应症状，西医虽诊断明确，但病因不清，中医认为多系久坐寒湿之地，局部受寒湿侵袭，孙络瘀阻，邪留不去，入舍于分肉，迫及筋经，而致筋经痹阻，以局部肌肉酸痛及坐骨神经掣痛，间歇性跛行为主症。

13. 寒湿痹（筋痹、肩周炎）

汤某，女，43岁，干部。

2000年5月20日初诊：双肩关节疼痛已半年，左轻右重，逐渐加剧，上抬受限，局部皮肤凉感无汗，遇寒痛剧，余无所苦。舌稍淡，苔薄白，脉细弦，此寒凝络脉，筋经痹阻，治宜宣痹定痛，温经和络。

（1）生黄芪、鸡血藤、炒延胡索各30g，葛根20g，徐长卿15g，制川乌、川芎、当归、制没药、片姜黄、海桐皮各10g，甘草6g。14剂。

（2）痹痛宁胶囊0.3g×210粒，每服5粒，每日3次，饭后服。

6月8日二诊：疼痛缓解，活动已利，原法继进。

（1）上方14剂。

（2）痹痛宁胶囊0.3g×210粒，每服5粒，每日3次，饭后服。

嘱其加强功能锻炼，避风寒。随访已愈。

【按】肩周炎、膝关节退变、梨状肌综合征，均为临床常见病，按病因分类，辨证均属中医寒湿痹范畴，但根据部位特点，结合辨病，治疗应有所区别：

（1）臀部肌肉丰厚，受寒湿之邪易滞留于肌肉而致肌肉之络脉痹阻，由于梨状肌之解剖特点，易于压迫坐骨神经而引起症状，故西医以此肌名而命病名。因其局部肌肉亦有酸痛，不仅坐骨神经之掣痛，古人称之为筋痹，实为肌、筋同痹，故治疗上应兼顾。我每取威灵仙、鸡血藤、川桂枝、制川乌，温通经脉，逐寒祛湿，温分肉，散留邪；配以乌梢蛇之温养，土鳖虫之搜剔，则瘀去新生，分肉得养，而不再肿胀酸痛矣；再取伸筋草、宣木瓜、生白芍、露蜂房以舒筋活络，解除筋经掣痛之症状，地龙一味，有总领诸药入膀胱经络之长，故多能应手而效。

（2）膝关节皮薄肉少，骨关节浅露，受寒湿之邪易留着于骨，且随年龄增长，骨质退变增生，压迫周围组织而肿痛作，故此症摄片多见骨质增生如山尖状。此为骨痹显而易见。我治此症，常用补肾壮骨之骨碎补、补骨脂、桑寄生之类为主，配以川乌、桂枝、独活、千年健温经散寒，祛风除湿；如有肿胀，酌加活血消肿之品，如泽兰、泽泻等，再以牛膝为引，伍油松节滑利关节，多能收效，然取效后须常服益肾蠲痹丸延缓骨质退变，协助骨质之修复。另有一种，膝关节红、肿、热、痛，此多系湿热下注，外为寒凉所痹，或寒湿郁久化热，此为湿热痹，治疗应以四妙散加土茯苓、泽兰、泽泻、薏苡仁、天仙藤、忍冬藤、木瓜、蚕沙之类，以清热利湿，滑利关节。二者应予区别。

（3）肩关节皮肉较臀部薄，又较膝部厚，但筋经著于骨上，浅露皮下，寒邪易直袭筋经，以致筋经收引，活动不利，上不能抬举，下不能任重，我喜选用制没药、片姜黄、海桐皮以宣痹定痛；制川乌、川桂枝以温经散寒；全当归、生黄芪、鸡血藤以补气行血；葛根走气分，川芎行血中之气，二者引血上行，直达病所，诸药合用，每收佳效。

总而言之，寒湿痹公认的治疗原则为温经散寒除湿，故川乌、桂枝、鸡血藤、威灵仙等为恒用之品，取血得温则行、得寒则凝之意。然病程长者，血凝洇日久而成顽瘀也；瘀留不去，新血不生，微循环受阻，局部组织失其濡养，日久变性，病位于肌，则肌肉组织先充血肿胀，继而萎缩，终成痿证；病位于筋经，先为收引，屈伸不利，久之弹性减退、韧带钙化或纤维化；病位于骨，则骨内微循环受阻，骨代谢紊乱，促其退变疏松于内，增生于外，故老年骨质增生者多与骨质疏松并见。当此之际，单用温经祛湿药则疗效不佳，或暂时治愈，不久复发。吾每参用虫蚁搜剔之品，取其祛风之功，以搜剔络道之留瘀，此均为余习用之品。唯引经之药需根据病情，灵活变化，方得其要。

关于寒湿痹之病因，顾名思义，多认为是寒与湿外袭，实则未必尽如此。我认为寒湿痹病因病机应分为两大类：一为通常所说之寒、湿外袭经络而成，此不赘言；二为单纯由寒所袭，因寒致瘀，因瘀成湿，此非外感湿邪，实为湿从内生也。有关瘀可生湿之论述颇多，多见于脏腑病机（如臌胀等）；我特于此提出：瘀、湿相关学说以气血理论为依据，气血于人身无处不至，不唯脏腑，经络亦可瘀、湿相生，为医不可不知。近来已有学者将传统之风、寒、暑、湿、燥、火六淫致病扩展成风、寒、暑、湿、燥、火、毒、瘀八淫致病，确有其道理，故此我提议将"寒湿痹"更名为"寒瘀湿痹"，以期切合临床指导用药之实际。

14. 便血（慢性溃疡性结肠炎）

管某，女，25岁，职员。

1998年11月7日初诊：患者1997年便血，经一院住院治疗后血止，肠镜检查：肠腔小溃疡。2个月前大便每两至三天出血1次，近1个月每天便血，呈血丝状，色鲜红与暗红杂见。刻下神疲乏力，面色苍白，前医与服中药即唇肿腹痛，苔薄质淡胖，脉细小弦。此脾气亏虚，不能固摄，治宜益气和血，佐以运脾固摄。

处方：仙鹤草30g，煅花蕊石20g，徐长卿15g，白槿花、地榆炭、血余炭、枸杞子、诃子肉各10g，甘草6g。7剂。

11月14日二诊：药后便血好转，大便烂，便初有血丝，日1次，脐周冷痛，面色少华，苔薄腻，脉细，续当前法治之。

上方加炒白术10g，怀山药30g，党参12g。10剂。

11月28日三诊：便血逐步减少，唯面色少华，苔薄脉细软，前法损益。

仙鹤草、怀山药各30g，煅花蕊石、炙黄芪各20g，党参、熟地黄各15g，补骨脂、血余炭、地榆炭、诃子肉各10g，甘草6g。14剂。

12月12日四诊：症情稳定，大便成形，仍夹有黏液及血丝，苔薄白，脉细小弦，前法继进。

上方加徐长卿15g，白槿花、桔梗各10g。14剂。

12月26日五诊：药后偶见黏液，苔薄白，脉细小弦，效不更方。

（1）上方28剂。

（2）云南白药4盒，每服2粒，每日3次，空腹服。

1999年1月23日六诊：加服云南白药后便血已止，黏液亦少，唯纳谷欠香，面色少华，神疲乏力，舌脉如前。原法出入。

怀山药、仙鹤草各30g，炙黄芪20g，炒白术、谷麦芽、太子参、潞党参、云茯苓各15g，白槿花、补骨脂各10g，乌梅炭8g，广木香6g，甘草4g。40剂。

3月20日七诊：病情稳定，一直未出现便血，面色已转红润，纳谷渐馨，苔薄白，脉细小弦，前法继进。

怀山药、仙鹤草各30g，炒白术、谷麦芽、潞党参各15g，白槿花、补骨脂、乌梅炭各10g，广木香6g，甘草4g。20剂。

6月9日八诊：因自觉病情已愈故停药，近几日便血又发，夹有黏液，大便溏烂，苔薄舌红，脉细，前法治之。

（1）上方加凤尾草20g，地榆炭10g，槟榔3g，槐花炭15g。14剂。

（2）白头翁、秦皮、地榆炭、槐花炭各15g，地锦草30g，川黄柏、炒乌梅各10g。7剂。每日煎取200mL，加入锡类散1支，保留灌肠，每日1次。

7月8日九诊：大便仍夹有血丝，脐部隐痛，苔薄脉细，续予健脾止血之剂。

（1）怀山药、仙鹤草各30g，煅花蕊石20g，潞党参、白槿花各12g，补骨脂、地榆炭各10g，乌梅炭8g，广木香、甘草各6g。14剂。

（2）白头翁、秦皮、地榆炭、槐花炭、生白芍各15g，地锦草30g，川黄柏、炒乌梅各10g。7剂。每日煎取200mL，加入锡类散1支搅匀，保留灌肠，每日1次。

7月22日十诊：症情同前，服药时症状减轻，但停药后，症又复见，舌质红，苔薄白，脉缓，前法继进。

（1）怀山药、仙鹤草各30g，煅花蕊石20g，槐花炭、白及各15g，地榆炭、藕节炭、诃子肉各10g，甘草6g。14剂。

8月8日十一诊：大便夹有血丝、黏液，量减而未已，腹隐痛，神疲乏力，苔薄白，脉细弦，此中虚故也。前法继进。

（1）上方加生黄芪 30g，生白芍 15g。14 剂。

（2）复方扶芳藤合剂 4 盒，每服 1 支，每日 2 次。

9 月 22 日十二诊：诸症减而未已，偶有鲜红色血丝，舌质红，苔薄白，脉细滑，原法出入。

（1）仙鹤草、煅花蕊石各 30g，北沙参、生白及、生白芍、槐花炭、藕节炭、乌梅炭各 15g，补骨脂、诃子肉，桔梗、白槿花各 10g，炒子芩、石榴皮各 8g，甘草 6g。14 剂。

（2）复方扶芳藤合剂 4 盒，每服 1 支，每日 2 次。

10 月 9 日十三诊：近来症情稳定，大便欠爽，成形，苔薄脉细，法当善后巩固之。

（1）仙鹤草、怀山药、煅花蕊石各 30g，槐花炭、潞党参、乌梅炭各 15g，白槿花 10g，石榴皮、凤凰衣各 8g，甘草 6g。14 剂。

此后症情一直稳定，上方加炒白芍 15g，连续服用 30 余剂，完全康复，至今未复发。

【按】扶芳藤合剂即"百年乐"口服液，广西中医学院制药厂生产，有滋补强壮作用。

15. 腹痛（急性胃肠炎）

沈某，女，60 岁，退休工人。

2000 年 4 月 2 日初诊：腹痛伴大便黏液一个月，痛即欲便，便后痛减，每日大便 3~4 次，纳可，苔薄黄，质衬紫，脉小弦。辅检：大便常规：黏液（＋＋），WBC（＋），RBC（＋），隐血（＋＋）。胃肠镜检：①胃窦炎；②轻度小肠炎。此湿热蕴脾，肝强脾弱，治宜清化湿热，抑肝扶脾。

处方：仙鹤草、败酱草、生白芍、炒延胡索各 30g，焦楂曲、白槿花各 20g，炒白术、川楝子、乌梅炭各 15g，桔梗、炒防风、炒子芩各 10g，陈皮 8g，广木香、甘草各 6g。7 剂。

4 月 9 日二诊：腹痛减而未已，大便日行一次，质溏，黏液已除，纳可，舌正红，苔中灰腻，多汗，原法继进。

上方加煅龙牡各 30g，葛根 15g，川黄连 3g。7 剂。

4 月 16 日三诊：诸症均除，脉舌平，偶有腹痛，前法巩固。

上方 7 剂。随访已愈。

【按】以上两病例均为肠道之炎症，一轻一重，一急一缓，症虽不同，我均以自拟仙桔汤为主方化裁治愈。仙桔汤方治疗各种肠道疾患的经验，我早已公之于众，在此不再赘述，然我要提醒读者的是不要死抱仙桔汤一成不变地用于临床，再好的方子也未必能符合千变万化的病情，古人有云："药贵合宜，治当应变。"泥其常者，人参可以杀人；通其变者，乌头可以活命。孙真人所谓："随时增损，物无定方"（《图书集成医部全录·卷五百二·总论二续医说》）。真知言哉！"医者，意也。"善读书者，要当知一反三，以常御变，始得参悟玄机，领略奥妙，熔古今于一炉，运变化于一心。故曰：知方知法者，方能万举万当；知方而不知法者，是谓妄行。

21 世纪中医的任务及展望

中国的中医药学，历史悠久，博大精深，蕴藏丰富，经过几千年的不断充实、完善，形成了独具特色的理论与实践体系，在预防、保健、治疗、康复等方面积累了极为宝贵的经验，成为传统医学中的一枝奇葩。当代著名科学家钱学森院士说："21 世纪医学的主宰者，是中医中药。"当前全世界医药领域的有识之士，鉴于化学药品的毒副作用，都在呼吁"回归自然"，积极研究中医中药，出现了世界性的"中医热"。作为 21 世纪的中医工作者，一定要奋发努力，迎头赶上，才能适应新的形势，充分发挥中医药的优势，使中医药走向世界，为全人类健康服务。我们的责任很大，任重而道远，一定要团结协作，万众一心，才能走出一条新路，上一个新的台阶，为岐黄之术争气，为中华民族争光。兹就中医药 21 世纪的任务及展望谈谈个人不成熟的意见，并请明哲指正。

一、任务

1. 继承中国传统文化的思维方式是钥匙

先哲们在长期实践中创立了秦汉时期的元气论[1]、《周易》的象论[2]以及"非概念非逻辑性"的"整体性直觉领悟"[3]等都是中国古代特有的哲学思想，也是我们祖先最擅长的思维方式[4]。这些哲学思想都已为当时的医者取来为我所用，成为说理工具，融化在中医学理论之中。所以有人曾说："没有中国古代哲学，就没有中医药学。"是很有道理的。由此而创立的中医基本理论，是能指导实践，契合临床应用，并与现代自然科学某些学科相接近的：如"人与天地相应"之与生态学；子午流注学说、五运六气学说之与时间生物学；中医病理学之与体质人类学、遗传学等；而且从中医病因病机学中引申出来的"整体制约论"，比现代医学所遵循的"局部定位论"更符合实际一些。这些思维方式是打开中国传统文化宝库的钥匙，必须认真继承和运用。

2. 灵活运用中医固有的理论及辨治经验是基础

中医药学的基础理论，主要蕴藏在经典著作中，所以要熟读精研，由于《内经》《伤寒杂病论》《神农本草经》等著作，文简、意博、理奥、趣深，要先通读原文，理解全书主要精神，辨别精华与糟粕；然后熟读警句，掌握精髓，所谓"书读百遍，其义自见"。对后世历代名著，要进行泛览，择其善者而从之。要善于独立思考，触类旁通，引申扩展。中医理论核心是"天人合一的整体观"，它贯穿于阴阳五行学说、藏象学说、经络学说等之中，如果偏离了整体观这一核心，就会只注意局部，而忽视整体，就与因人（人体医学）、因时（时间医学）、因地（地理医学）等对待疾病的整体观相违背。《内经》是把最为先进的哲学、天文、地理、气象、历学和数学等与医学紧密相结合，融为一体而成的。由于它广泛吸收、渗透、移植和交融，从而形成独具特色的中医基本理论体系，促进了中医药的发展。这种不断发展，提高自我的精神，是值得我们学习和继承的。

"土移方易"，是根据个体、时间、地理的不同，用药处方就不一样。国外没有地理医学，事实很重要。在国外处方用药，剂量要因人、因时、因地而异。例如：我在日本讲学时，曾有日本朋友邀为诊病，当时用量已较国内为轻，但仍有人服后腹泻者（方中并无泻药），后一剂药改为2天服，即不腹泻，而且效果较好，说明剂量还是大了一些。究其原因，一是他们不常服中药，对药物很敏感；二是他们所用中药，多购自中国的野生药材，不是人工种植的，药力较强。又在新加坡讲学，同行医家邀为会诊，所用剂量较国内为小，即可奏效。因该国地处亚热带，四季如夏，一雨成秋，感冒殊少风寒型，只有风热、风燥，用药也就不同。

中医理论是指导实践的规矩准绳，处处闪烁着光芒。例如"肝开窍于目"，视神经萎缩、眼底病变，用养肝明目之药，常收佳效。视神经萎缩，致盲率高，疗效差，但根据"肝开窍于目"的理论，用养肝、明目、去翳之品如枸杞子、苍术、千里光、六月雪、凤尾草等，不仅能对眼底黄斑部病变疗效好，还有明显激活萎缩的视神经作用，可促进眼底微循环，加速代谢，使缺血、缺氧的视神经纤维修复再生而获效。"脾主肌肉"，重症肌无力症用大量白术、黄芪等补脾益气之品有效。"四季脾王不受邪"，现在知道脾有免疫作用。"肺与大肠相表里"，肺炎用大量大黄加于辨治方药中，大大提高疗效。"六腑以通为用"，胰腺炎等急腹症用清里通下与活血化瘀药煎汁内服或灌肠，每奏殊功。灌肠法是体内清洗的"人体排毒法"，能改善体内环境，排出、解除体内毒素，进行体内清洗，是当前祛病养生的新观念，将是 21 世纪的热门行业。美国加州地区有 60 多家的洗肠诊所。我用灌肠法治疗尿毒症、胰腺炎、盆腔炎、癌症等有著效。《内经·疟论》曰："日下一节"，从大椎往下按压，可以测知疟疾已发作几次，在压痛点两旁按揉，可以控制疟疾的发作。《灵枢·五色》曰："面王以下者，膀胱、子处也"，说明人中部位色泽、形态的变化，可以诊察生殖系统的病变，同时在此针刺留针，对妇科下腹部手术，还有针麻之效。"阙上者，咽喉也。"在印堂上一寸向下斜刺留针，治疗白喉，止痛快，消肿速，白腐脱落平均不超过 3 天，退热平均 2 天，观察137 例，痊愈 133 例，治愈率达 97.1%。骨质疏松症，根据"肾主骨"的理论，用补肾药（淫羊藿、仙茅、肉苁蓉、熟地黄、补骨脂、菟丝子）能使血钙水平上升，调整体内激素平衡，抑制破骨细胞增殖分化，使骨密度升高而治愈。天南星前人谓其专走经络，善止骨痛，以之治疗类风湿性关节肿痛有著效。因其基本病变是滑膜炎，滑膜组织有大量病理性细胞集聚，其病变似与痰瘀凝结经隧骨骱相吻合，南星善于开泄，善去经络风痰故效。《本经》谓莶间子主"五脏瘀血，腹中水气"。《别录》谓其"疗心下坚，膈中寒热"。具体地指出它擅治肝硬化腹水，我配合辨治之药，屡用得效。《本经》称泽泻："久服耳目聪明，不饥延年，轻身，面生光，能行水上。"说明它有降脂减肥，延缓衰老之功。片言只字，都具深意，值得深入探索。

其次从临床实践中体察，灵活掌握辨证论治的精粹，为我所用。中医辨证论治基本内容是四诊八纲，而要辨证，首先认症，四诊是认证识病的重要手段；望闻问切四者不可缺一，古人云："四诊合参，庶可万全。"四诊是中医的基本功，是医者认症识病水平的体现。中医的生命和前途在于疗效，而疗效决定于辨证，只有正确全面的辨证，通过八纲的分析，才能提出完善的论治，从而取得较好的疗效。而要真正领悟掌握四诊的真实技巧，除书本基础理论外，只有通过长期的临床实践，细心揣摩，深刻领悟其中的奥妙，掌握辨证识病的诀窍，从而进一步抓住辨证论治规律，在这种感性认识层次上领悟，才是最深刻、最全面的继承，才能成为一名高明的好医生。匡调元教授指出："所谓'后继乏术'，不乏抄书之术，是乏凭四诊八纲，辨证施治而能治病救人之术。"可谓击中时弊，一语中的。当前对望诊、脉诊具有真实功夫者已属寥寥，应引起重视。

3. 实现中医现代化是 21 世纪中医的任务

中医药学是一门科学，是应当随时代的发展而不断充

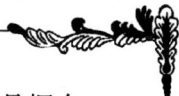

实、创新的，因此，中医药必须实现现代化，这是摆在21世纪中医面前不可推卸的重要任务之一。

实现中医药现代化，固然需要相应的物质条件的充实，但最为关键的还是要建立在扎实的临床基础上，并辅以相关学科的研究，多学科的横向联系与协作，从而确立自我主体，而不是削弱、消融自己的理论体系，更不是单纯用现代医学来论证、解释或取代自己。近代著名学者蔡元培先生关于学术研究曾有中肯的评述："研究也者，非徒输入欧化，而必于欧化之中，为更进之发明；非徒保存国粹，而必以科学方法揭国粹之真相。"对我们当前中医药学术研究，是颇有启发的。因此，中医理论现代化的模式，我很赞同颜德馨教授指出的是"继承、发扬、渗透、创新的结合"，也就是结合中华传统文化的内涵，保持原有中医基础理论和临床应用特色，充分吸收和运用现代科学技术成果，包括与之相关的自然科学、人文科学等学科成果，以达到创新的目的。目前中医药的科技成果，都是这样诞生的。不管怎样，作为中医理论基础的经典著作要学习，历代医家之经验精华要吸收，更重要的、最现实的是深入临床实际，所以有学者说："没有临床实践就没有中医药学，因为中医药学不是从解剖室和试管里分析出来的。"我完全同意这个认识，"实践出真知"，这是真理。

最近中国科学院遗传研究所人类基因组中心杨焕明教授提出基因组学作为中医现代化的切入点、突破口，是很有卓见的，因为基因病说与中医的"内邪说"有相似之处，中医药的特点是"辨证"，而人类基因组已提供了上万种"遗传标记"，此基因组的多样性，是从个体的特异性加以分析的。既然中医学精华之一是视个体而辨证，基因组多样性研究将

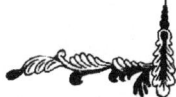

为中医药的研究提供现代基因组学依据，因此，基因组学可能是重新认识中医学，并使成为现代化的突破口。基因学不仅可以诊断、治疗疾病，还可通过基因筛选中药药材，找寻特效药，真是前途无量，大有可为。

中药现代化也比较复杂，不能一提现代化，就丢弃中药的四气五味、升降浮沉与归经；倘若中药的研究，单纯从它的化学结构和有效单体成分提取入手，那就将走向"废医存药"的错误道路上去，自毁前程。例如麻黄素不等于麻黄，麻黄不仅平喘，还能发汗解表，利水消肿。麻黄素只是生物碱的一部分，并不能代替整个麻黄。麻黄配桂枝则发汗解表；配干姜则温肺化饮；配杏仁能止咳平喘；配白术则渗湿利水；配附子则温经散寒；配石膏则能泄肺中之热。因此，中医强调复方配伍的组合作用，根据药物的性味、遵循君臣佐使组方原则，结合患者的病情而立法用药。复方具有协同加强、相互制约等复杂关系，它具有多途径、多靶点动态地呈现综合药物的特点，其作用常具有调整性和双向性。例如1999年西安医科大学药学系"抗肝癌山豆根五味汤药物代谢动力学研究"已得出重要参数，表明同量的苦参碱在复方中的药效达到高峰时间、有效吸收等，都优于单味和单体药物，证实苦参碱在复方中因协同作用而发挥了更大的抗癌效果。如单服山豆根、苦参时，血浓度2小时才达到高峰，但服五味复方（山豆根、苦参、紫草、丹参、茯苓）时，45分钟即可达到高峰，而且人体对苦参碱有效吸收率，比单味药增加19.7倍，这就充分说明复方配伍独特的优越作用。所以中药现代化的关键，主要是弄清中药复方的功能主治、疗效机理、配伍规律，这样必将促进中医药理论内涵的发展，从而在理论和方法上产生一个飞跃。当然卓效的单味药也应

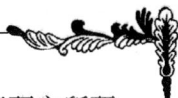

研究，中药剂型改革也要进行，四川省重庆市中医研究所研制的中药大型输液，日本的复方微型颗粒，都可参考。

1999 年德国《药用植物杂志》发表长篇系统的研究论文，指出中药的有效成分大多是低分子抗氧化剂，它们多数是由高分子多聚物经胃液热处理后释放出来的分子片断，有较高的生物利用度。特别是在胃酸很强的胃液作用后，才能释放出强有力的抗氧化活性，显示其良好的疗效。临床观察表明：凡是取得较佳疗效的病例，患者胃液中的胃酸和胃蛋白酶都是较高的，而疗效不佳，甚至无效的病例，患者的胃液情况，正好相反。这和中医的"有一分胃气，便有一分生机"的理论，是不谋而合的。

北京雷秀颖博士将世界上最先进的"超临界优选萃取技术"引入中药提取之中，使困扰人类几千年从药用植物中提取单体成分的难题得到突破，从而解决了提取过程中有效物质的损失，有害物质的残留侵入问题，实现了中药定性、定量生产，为中医药现代化，走向国际市场，创造条件。

中国是中草药的大国，但是我国出口的中药材、中成药，仅占国际市场的 2% 份额（6 亿美元）。由于无法定性、定量，不能出口，目前仅能出口丹参滴丸等少数几种。日本救心丹一种就超过我国的总额，韩国人参一项也与我国相等。

中药"归经"也很有价值，所谓归经，是指药物主要作用于某脏某腑之病的疗效最佳，所以如治肝病多选入肝经之药，就可以提高疗效。日本汉方医学家间中喜雄博士曾怀疑归经不可信，1985 年访问日本时，他就此提出询问，我告知中国已用同位素标记示踪法及微量元素检测法证明药物归经的客观存在及其价值，彼欣然释疑，并表示钦敬之意。

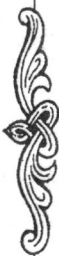

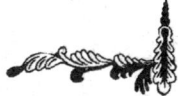

以上三项任务，艰巨而光荣，愿共勉之，使中医药在21世纪为人类健康作更多服务。

二、展望

回顾历史，信心倍增；展望未来，前程似锦。中医药学在21世纪医坛上将肩负重任，走向世界，为人类防病保健，攻克疑难杂证，发挥卓越的作用。

1. 中医药在国际上的地位正在迅速提高

西方国家官方对中医药的重视，越来越明确。如美国国会于1992年批准在国立卫生研究院成立替代医学办公室，把研究传统医学的费用，正式纳入政府财政预算。还有不少外国政府开始考虑对传统医药、中医药进行立法管理，如此必将为中医药进入世界医学主流体系打开通道。

世界卫生组织（WHO）对传统医学的认可和支持，为世界认识和接受中医药创造了有利条件。WHO总部成立传统医学规划署，在五大洲建立了26个传统医学合作中心，支持培训传统医学人才和开展传统医学科学研究。1980年，WHO宣布了43种病证为针灸适应症促进中国针灸登上了世界医学舞台。近几年来欧美国家重视对中药的研究，如美国国立卫生研究院、斯坦福大学等开展了对中药的研究，洛杉矶大学医学院还设立了中西医结合研究所，对应用中医药治疗艾滋病、肾病等进行了深入的研究。美国斯坦福大学医学院与北京朝阳医院合作开发治疗糖尿病的中药。1997年6月，美国在华盛顿召开全美医科大学教育会议，讨论将传统医药纳入大学教育，特邀中国国家中医药管理局官员出席会议。东南亚许多国家，都有中医师公会、中医学院和中医院，有很多从事中医药工作的人员；日本的汉方医又已复兴。这些都令人鼓舞。

2."回归自然"的呼声日益高涨

当前世界各国有识之士对化学药品的毒副作用，药源性疾病的日益增多深感忧虑，"回归自然"的呼声，随之高涨，多方寻求天然药物，特别是中国的传统医药最受欢迎与重视。我们要发挥中医药优势，促进中药剂型的改革，方便患者服用，走向世界。在具体上，一是筛选疗效确切、组合精当、药源丰富的通治药品。二是积极、广泛跨行业的大协作，研制适用于多种疑难病如肿瘤、心脑血管病、糖尿病、免疫性疾病等具有卓效的新药。如留美科学家杨振华女士发现 SBA 物质能摧毁癌细胞，不伤害正常细胞。西藏发现真菌 1000 多种，其中有 160 多种具有防癌、抗癌作用。波兰塔尔诺夫地区的叶林医生发现治疗艾滋病的药物，是罂粟科植物中的两种生物碱在起作用，是在于中断艾滋病病毒与病态的女性荷尔蒙之间的信息沟通，而达到治愈的目的，不是直接杀死艾滋病病毒。甘肃省用中药及藏药研制的一种"戒毒药"只需 3~6 天即可戒绝毒瘾。用云南中草药研制而成的康赛德"桂参止痛合剂"，能迅速止痛，并戒除毒瘾，在 2000 年 5 月 11 日"首届中国国际医药高新技术成果拍卖会"上，以 3600 万元卖出。美国斯坦福（Stanford）大学医学院公布了他们研究中药雷公藤的报告："中药调节和免疫系统并杀死癌细胞"（Form of Chinese Herb Found to Tempee Immune System and Kill Cancer Cells），门人朱步先作了摘译：美国斯坦福大学医学院的研究者发现一种被中国人长期使用于缓冲类风湿性关节炎的多年生植物（雷公藤）有更深的药用价值。他们发现这种草药的有效成分能够抑制过分活跃的免疫系统，阻止感染，杀死癌细胞。"这是对未来有重大影响的重要药物。"斯坦福大学的助理教授、两个课题的领导人 Peter Kao 博士说：20 多年来，人们知道雷公藤制剂有药用价值，但是为何在人体内作用并不详知。从雷公藤中提取的一种有效成分"Triptolide 屈妥赖得"（雷公藤内酯醇）与其 DNA（脱氧核糖核酸即遗传基因）目标相结合，能够阻止激活一种与 DNA 相结合的蛋白质 NF-KL；这种蛋白质是一种非常重要的分子，一旦被激活，就能够激活其他有免疫重要性的基因，从而加剧免疫反应。Kao 说："我们研究表明，Triptolide 比任何免疫抑制剂更强大……"可用来治疗器官移植患者、感染疾病（类风湿性关节炎）和一些自主免疫疾病（比如象组织骨化病）……他们发现，仅 Triptolide 就可以杀死癌细胞……这种药物就像一种从太平洋紫杉树皮中提纯的、现在非常流行的抗癌药——Poolitaxe（紫杉醇）一样，杀死癌细胞的途径与 P53 基因无关……能杀死对化疗药物有抗药性的癌细胞。朱步先医师还恳切地说："看来国内的科研要加快步伐了，不然我们的好东西就一点一点的被人家挖走了，我们真要愧对祖先了。国内对雷公藤碱研究较多，对雷公藤内酯醇的研究不知如何？一旦他们研究出某种成分起作用，就完全可以用化学方法合成出来，又是他们一大发现和专利了。据说紫杉醇的价格比黄金贵若干倍，那么雷公藤内酯醇的价格也可与其并驾齐驱了！希望有识之士奋起直追，则中医药振兴有望，科技兴国有望！"既生斯疾，必有斯药，问题是我们如何去探索、发现。三是寻找具有特效的单味药。如青蒿素的研制。井岗山地区有一老妪掌握一种草药能避孕，无任何副作用，如需复孕，还有一种解药，服后可以再孕，但就是秘而不传，致使湮没。同时要制订中药材质量规范标准和可控指标，生产出安全、高效，无毒、无"三致"（致畸、致癌、致突变），符合"三 G"[5]（GSP、GDP、GMP）规范的新一代中药产品，进入国际市场，为更多的患者服务。中国有一万多种药物资源，积累了 6 万多个中药方剂，我们应该为人类健康作出更大的贡献。我们要抓住机遇，团结协作，医疗、科研、教学齐头并进，多出人才，多出成果，力争使中医药学成为 21 世纪医坛的翘楚。

3. 心身医学要向中医药学寻找智慧

科学技术不断发展，物质文明日益丰富，人类的疾病谱有了较大的改变。烈性传染病已基本得到控制，由于人类社会的竞争日益加剧，由心理、社会和行为因素引起的心理生理性疾病的发病率，有逐步增加之趋势；现代医学也开始由单一的"生物医学模式"逐渐向"生物－心理－环境－社会医学模式"转换，而这种新的医学模式与传统中医学的基本思想颇为相似。《素问·疏五过论》[6]早就将患者和疾病产生的原因与心理、社会因素紧密结合在一起，强调对待疾病不仅应考虑患者的所苦，还应从其所处的环境、社会关系等方面查找病因，才能作出完整的辨治，取得较佳的疗效。这种"天人相应""形神合一"的整体观，是从人与环境的失衡以及人体内部平衡失调的角度去认识疾病，又强调人的整体性与平衡对保持健康的重要性，据此作出相应的治疗法则，必然更为全面正确。现代研究已经表明：有 30%～70% 的患者，其疾病与心理因素、生活环境、社会因素有关。所以近年来国际心身医学宣称："现代医学要向传统中医学寻找智慧"，这是客观、理智的抉择。

4. 治疗模式向康复模式转换，中医药将发挥所长

21 世纪人们对健康的要求更高了，不仅要消除疾病，

还要增强体质，延年益寿，愉快地工作与生活。中医药在这方面有许多天然药物和非药物的防病健身方法，能起到调节阴阳，平和气血，而达到祛病延年的目的。同时，多种慢性病、疑难病、老年病等的治疗，中医药也起着整体调整、心身并治、全面康复的良好作用，具有显著的优势。

综上所述，21世纪是医学与生命科学的新纪元，将是具有几千年历史的传统中医药与现代科学技术相互渗透、互补融汇，实现中医现代化，并使之走向世界的新时期。形势大好，任务繁重，前途光明，我们作为21世纪的中医工作者，肩负重任，要树立"创新、求实、献身"的精神，争取做一个名副其实的跨世纪的光荣的中医工作者，为人类健康作出应有的贡献。

【注释】

（1）元气论：元气亦名原气，包括元阴、元阳之气。禀受于先天而赖后天荣养而滋生，由先天之精所化，故名。它发源于肾（包括命门），藏于丹田，借三焦之道，通达全身，推动五脏六腑等一切器官组织的活动，为生化动力的源泉。《难经·三十六难》曰："命门者，诸神精之所舍，原气之所系也；男子以藏精，女子以系胞。"命门与肾上腺、性腺、肾脏和其他一些内分泌器官等功能有关。

（2）《周易》的象论：《周易》用卦爻等符号象征自然变化和人事休咎。《易·系辞下》曰："是故易者象也，象者像也。"孔颖达还言："谓卦为万物象者，法像万物，犹若乾卦之象，法像于天也。"

（3）整体性直觉领悟：这是中国传统文化与中医药学极为重要的思维方式，乃中国人比外国人高明的地方，也是优势所在。有一段时间中医药所擅长的"直觉领悟"被否定了，创造性被扼杀了。目前中西医结合主要用的演绎法，为中医理论寻找物质基础并不错，但要知道：演绎法富于说服力，但很少有创造性；归纳法具有创造性，但有较大的或然性，因此说服力随之下降；"直觉领悟"最有创造性，但最少说服力，可遇而不可求。阿基米德与爱因斯坦都肯定直觉领悟在科学研究中的重要意义，牛顿见苹果从树上落下而发现地心吸力，禅宗的顿悟，智莫大于心悟也。

（4）即中医学科特性的思维方式形象思维的特性和能力。古人常说"医者意也"。意是思维，就是思辨法、灵动性，是直觉，是顿悟，是灵感的总合，是瞬间意象的把握。中医学的思维方式是形象把握，逻辑论证。

（5）GSP 是 Good Supply Practice 的缩写，乃"良好药品供应规范"。

GDP 是 Good Dispehsing Practice 的缩写，乃"药房调剂质量管理规范"。

GMP 是 Good Manufacturing Practice 的缩写，乃"药品生产和质量管理规范"。

（6）《内经》早就把医学研究的对象和疾病产生的原因与心理、社会因素紧密地结合在一起。《素问·疏五过论》指出："凡欲诊病者，必问饮食居处，暴乐暴苦，始乐后苦，皆伤精气，精气竭绝，形体毁沮。"主张对于疾病，不但应考虑病者个体，还应当从其所处环境、精神情绪、社会关系等诸多方面探究病因。

年谱

1917 年	8 月 20 日出生于江苏省丹徒县儒里镇殷家村，乃朱熹公第二十八世裔孙。
1934 年	因病辍学，休学治疗，并自学语文，阅读中医入门书籍年余。体会到疾病缠身之苦，征得父亲昶昇公之同意，立志学医。
1935 年	2 月经亲戚介绍，至武进孟河御医世家拜马惠卿先生为师，开始学习中医。
1936 年	2 月考入苏州国医专科学校二年级下学期继续学习。
1937 年	9 月因"七七事变"开始，学校停办。
	11 月辗转至上海，由王慎轩校长出具证明，经章次公先生介绍至陈存仁总务主任处办理入学手续，插入上海中国医学院四年级，进行临床实习。承次公师推荐，上午去世界红十字会医院中医部为难民诊病，下午至章先生诊所侍诊抄方，

晚上跟随出诊，虽仅年余，得益最多，先生倡导的"发皇古义，融汇新知"的主张，对余启迪良深。

1938年　　12月上海中国医学院毕业。

1939年　　1月来南通开设诊所，家严以"济世活人，积德行善"勖之，对贫病施诊给药，故求诊者，日见增多。

1940年　　6月登革热流行，我用清瘟败毒大法，收效较显，来诊者甚多。

1942年　　为搜集民间单方、验方，推广廉便验之方药，使贫病能就地取材，方便服用，创办《民间医药月刊》，免费赠送医家及患者，甚受欢迎。

1943年　　委托药店代制丸、散剂，随时应用，患者深感满意。

1945年　　2月，因近几年先后有几位青年来诊所要求拜师学习中医，乃有创办中医专校之议，得到同道姚燧如、孙晏如、朱子青、曹向平、袁正刚及西医徐景良、孔受天等先生之支持，并邀聘业师章次公先生为校长，余任副校长，主持其事。学生20余人，由基础理论而临床各科，均自编教材，循序渐进，至1948年底结束，计18人获得毕业证书。

11月20日：父亲昶昇公因肺疾治疗乏效，不幸病逝，顿失慈父，悲恸之至。

1946年　　秋季，霍乱流行，曾与陈心园医师合办震旦医院收治患者，一年后结束。

为维护中医同仁合法权益，交流学术，增进团结，与喜仰之、王蕴宽、马鼎庵、汤承祖、曹向平、袁正刚诸同仁发起组建南通县中医师公会，公推喜仰之为理事长，我与曹向平为常务理事，开展业务活动。

1949 年　　　正月初一，新四军进城，南通获得解放，万民欢腾，群情激昂，九分区卫生部长周申晋同志，为团结医务人员，积极组织"南通市医学研究会"，分为西医、中医、助产士三个组，我为中医组组长。

出席市各界人民代表会议，接受党的教诲，提高思想觉悟。

1952 年　　　2月：与汤承祖、蒋仰三、陈继明、林衡诸同人，组织中西联合诊所，由个体转为集体，我任所长。

1953 年　　　市邮电局、搬运工会等机构聘请本所为特约医疗单位。市卫生工作者协会成立，我被选为副主任委员。

1954 年　　　为适应客观需要，联合诊所扩建为"联合中医院"，增加人员，设置病床，我任院长，汤承祖为副院长，开展医疗、预防为民服务的工作。

四月与市卫生局严毓清副局长等去郊区上新港访问蛇医季德胜，建立友好联系，有蛇伤患者，即邀请他来诊治，观察疗效。又去兴仁访问专治瘰疬的土医陈照老人，定期请他来城为患者诊治，统计疗效。

1955年　　　　中国人民政协南通市委员会成立，我为第
1~4届常委，第5~6届副主席。

　　　　　　6月：出席市二届工业劳模、先进生产者代
表大会。

1956年　　　　4月1日：南通市政府将联合中医院接收改
建为公立南通市中医院，任命我为院长，汤承
祖、顾黛为副院长，顾兼党支部书记，积极开展
预防、医疗、培训、科研工作。为培养中医人
才，举办第一期中医继承学习班，高年资医师任
教学工作。

　　　　　　5月31日：出席江苏省医务卫生技术人员
代表会议于南京，陈祖荫副厅长致开幕词，这次
会议主要是贯彻党的知识分子政策和中医政策，
惠浴宇省长作指示，俞铭璜部长作时事报告，各
地代表踊跃发言，我亦代表市中医院汇报情况，
提出建议，是一次深受教育和鼓舞，相互学习，
团结奋进的会议。

　　　　　　中国农工民主党江苏省委会主委季方副省长
来通发展成员，筹建南通市地方组织，由市委统
战部召开座谈会，建立筹备组，余为成员之一，
这是南通市最早的民主党派组织。

　　　　　　7月：中华医学会全国会员代表大会在北京
召开，我与徐立孙先生被推为中医界代表，前去
出席会议，会议期间，周恩来总理在中南海接见
与会代表，合影留念，并得与章次公老师朝夕聆
取教益。会后中医研究院鲁之俊院长邀请部分中
医代表去该院考察座谈，听取意见，我与任应

秋、钱今阳等十余人受邀参与座谈，提出建议，历时一周，始结束返回。

蛇医季德胜、瘰疬医陈照先后被聘来院工作。

10月11日：南通市第一期西医学习中医班开学典礼，我负责讲授中医基础理论课程。

1957年　　成立农工党南通市委会，我为副主委，联系中高级医卫、科技人士，发展成员，开展学习活动，被推选为市第2届人民代表。

1958年　　带队去农村，与农民同吃、同住、同劳动一个月。认识了治肺脓疡的土医成云龙，交上了朋友，请他到医院来会诊患者，观察疗效。他与季德胜、陈照后来成为中医院的"三枝花"，传为美谈。

被推选为省政协第3~4届委员，5~6届常委，7~8届仍为委员。

被推选为市第3届人民代表。

9月：江苏省卫生厅副厅长、南京中医学院院长张克威同志来院视察检查，我作工作汇报，他听后高兴地说："祖国医学的宝库，确有无限的宝藏，它具有'科学的预见，伟大的真理'，我们应该认真的发掘继承，弘扬光大才是。"

12月16日：南通专署卫生局召开中医代表座谈会，这是一次畅所欲言、激发中医工作者进一步继承发扬祖国医学遗产、做好中医工作的会议。

1959年　　为向中华人民共和国成立10周年献礼，组织有关人员编写《中医学入门》（32 万字）一书，由江苏人民出版社印行，发行量达数万册，为弘扬中医药学起到了一定的作用。

季德胜、陈照去北京出席全国医药卫生人员代表会议，被中国医学科学院授予特约研究员荣誉职称。

我院被评为"全国红旗单位"。

1960 年　继续集体编写《中医内科临证手册》《药性赋增注》等书，均由江苏人民出版社发行。

无黄疸型肝炎流行，市建立肝炎疗养院、所，参与查房、门诊。

1961 年　农村发现浮肿病、妇女子宫脱垂症，下乡参与防治工作。

7 月中旬，地区卫生局邀请厦门肝病专家康良石院长前来为肝炎患者会诊，命我陪同会诊。

1962 年　成立中华全国中医学会，我为理事之一。

江苏省成立分会，我为常务理事之一。市成立分会，我被推为理事长。

我被选举为市人民代表大会第 4 届代表。9 月 20 日：前往江苏省政治学校脱产学习时事、政治 110 天，系统阅读马列主义和毛泽东主席著作，听取了有关专题报告，参观了先进单位。

医院的门诊量日增，每日均在千余人次，最高达 1500 余人次。

1963 年　撰写"虫类药的临床研究"发表于《中医杂志》，连载 2 期。

与缪正来同志合作编著《汤头歌诀详解》发

行量达 40000 余册。

被选举为市人大第 5 届代表。

1964 年　　继续在《中医杂志》发表"虫类药的临床研究"，对虫类药的深入研究、推广应用，产生积极作用。同时连续发表临床报道多篇。

《传染性肝炎的综合疗法》一书出版。

1965 年　　响应毛泽东主席"把医疗卫生工作的重点放到农村去"的号召，市组织两个医疗队，南通大学附属医院一个队，我院与市人院合组成一个队，我为队长，去如东县巡迴医疗一年。4 月份傍晚出诊，路较狭窄，不慎跌倒，右肘鹰嘴突粉碎性骨折，经手术整复固定后 20 余天，为满足贫下中农要求，又带伤到农村继续工作。

1966 年　　被推选为市人大第 6 届代表。

1969 年　　在供应室折纱布、做棉球，读一点政治书。

1970 年　　边劳动，边做住院医师工作，倒也心安理得。

南通市组织医疗队去盐城地区参与治疗乙脑、恶性疟疾工作，我为队员之一。

1971 年　　又参加市医疗队，去海安县农村巡回医疗，为贫下中农服务近一年，工作虽辛苦，心情很愉快。

1972 年　　正常参与门诊医疗工作，没有行政职务，浩劫后获得一丝宁静，甚感欣慰。

1973 年　　任命为院防治组组长，抓业务工作，并为培训班授课。

1974 年　　10 月 12 日：市卫生局召开座谈会，要用马列主义来研究中医，要解决好中西医结合理论体系问题，开展中西医结合工作，搞好卫生革命。

10月31日：市卫生局成立中西医结合领导小组，我为领导成员之一。

11月28日：为对金荞麦进一步研究，成立金荞麦科研协作组，邀请一院、二院、防治院一同参加，以加速工作之进展。

12月9日：省召开中医座谈会，在毛主席革命路线指引下，进一步贯彻党的中医政策，搞好继承发扬工作。

12月19日：《江苏医药杂志》编委会成立，我为编委之一。

1975年　埋头工作，默默耕耘，自觉改造，自我安慰。

1977年　被江苏省卫生厅评为首批省名老中医。

1978年　党中央落实各项政策，先任命我为副院长，两周后又免去副院长之职，恢复院长职务。

3月：1977年在深入开展医疗卫生工作中，成绩显著，南通市革命委员会特发给奖状，以资鼓励。

6月：出席中央召开的全国医药卫生科学大会，这是"文革"后医卫界第一次全国性大会，领导亲切接见，大会畅谈大好形势，精神振奋，要将失去的10年宝贵时间补回来。

7月：在二军大工作的林晓同志转业来院担任党支部书记工作，他很有修养和工作经验，我们配合得很默契，愉快地分工合作。

9月：应中国人民解放军 157 医院之邀，为"全军活血化瘀学习班"讲课，幼女建平偕行，与姜春华、张海峰二学长在此畅聚交流，殊感愉快。由此自然地我们组成三人讲学组，此后几年应各地邀请讲学，为促进中医药学术交流提高，做了一点工作。

1979 年　　4月：在 1978 年度工作中，成绩显著，被市卫生局评为先进工作者，发给奖状。

9月6日：在上海举行章次公先生逝世 20 周年纪念座谈会，黄文东、姜春华、朱克闻、钱今阳、陈苏生诸先生及门人共 80 余人参加，缅怀一代宗师，我作老师生平介绍。

10月：参加全国民主党派代表会议，受到领导的亲切接见，内心激动，精神振奋，誓为祖国的"四化建设"争作贡献。

11月："全军活血化瘀学习班"第 2 届开办，又应邀前往讲学，随后并应邀去桂林一八一医院讲课，诊治疑难杂症。

11月：全国中医内科急症治疗学术交流会于重庆举行，诸同仁相互介绍经验，我亦作大会发言。胡熙明副司长到会讲话。

1980 年　　《章次公医案》由门人汇集，我执笔整理，朱步先、何绍奇二位协助，江苏科技出版社印行，首次即印 22000 册，为医案书籍印数量之最，且一销而罄，说明章公学术经验之可贵。

2月25日：市卫生局考核晋升领导小组成立，我为成员之一。

6月17日：慈母王淑慈老太太因冠心病逝世，儿孙悲恸哀悼。

10月省市八所中医院组织互查，考察观摩，相互学习，促进工作。

12月5日：应常州市中医学会之邀，作学术讲座。

12月中旬：中华全国中医学会江苏分会内科学会首届学术活动于太仓举行，与会者近300人，是历次学术活动出席人数最多的一次盛会，而且多为各地中医界的代表人士，交流内容，丰富多采，佳章叠呈，论点新颖，充分反映十一届三中全会后人们精神面貌的振奋活跃，中医前途有望也。会议结束前，并选举了委员会成员，推选我为主任委员，徐景藩、傅宗翰、周仲瑛、奚凤霖等为副主任委员，开展内科活动。

1981年

与姜春华、颜德馨、马云翔、曹向平等同志应浙江省乐清县中医学会之邀，前去讲学。

应邀至中国中医研究院研究生班讲课，受到方药中教授热情接待。

5月：《虫类药的应用》一书于1978年完成，今年始由江苏科技出版社印行，为系统介绍虫类药临床应用较早之专著，出版后各地反应较好，受到欢迎。

12月20日：南通科学技术协会四届委员会，我被选为副主席。

12月16—22日：中华全国中医学会内科学会成立暨首届学术交流会在武汉召开，我被选为委员。

12月26日：中国中西医结合研究会江苏分会聘选为顾问。

1982年

"对《金匮》两个方证之我见"论文获市科技论文二等奖。

3月9日：《医学百科全书》方剂学编委第2次会议在南京举行，对稿件进行统修，我与张肖敏医师同去参加。

3月：应卫生部中医司之邀，为《实用中医内科学》在上海延安饭店审稿三个月，绍奇、步先随往，参与统稿工作。

4月21日：应邀去连云港市中医学术交流会讲学，我作"章次公先生生平及学术思想介绍"，门人朱步先医师偕行。

5月19日：应卫生部中医司之邀去厦门宾馆参加审稿会议，与李老聪甫同志同居一室，得以畅叙，受益良多。我与邓铁涛教授负责肝胆疾病文稿，挂钩互审。

6月4日：省卫生厅在太仓市举办省中医院院长学习班，邀约讲课。

6月14日：省中医学会代表大会在南京举行，进行学术交流，并酝酿候选人名单，16日选举，盛天任副厅长为会长，我与江育仁教授等当选为副会长。

6月17日：《江苏中医杂志》编委会召开会议，拟将双月刊改为月刊，以加强学术交流。

6月27日：省仲景学术研讨会在常州举行，

沙星垣主任医师主持会议，我代表省中医学会讲话，大会交流，小组讨论，历时三日，颇极一时之盛。

8月16日：市科委举行颁奖大会，《虫类药的应用》一书获一等奖。

10月10日：农工党市委会组织医务界成员去五山公社义诊，共诊治154人，我亦参加。

12月2日：中华医学会纪念孙思邈逝世1300周年学术会议在西安召开，我作"论《千金方》的学术成就和学术思想"的大会发言，会后并至孙公故乡耀县谒墓，以瞻仰一代医圣。

12月17日：全国中医内科急症经验交流会在上海举行，群贤毕至，少长咸集，极一时之盛，对开展急症工作起了较大的推动作用。

12月，被南通市卫生局评为1982年度市优秀卫生工作者。

1983年　　　应吉林省中医学会之邀，前去讲课。

4月：被市科学技术协会评为1982年度科协活动积极分子，发给奖状，以资鼓励。

5月：为解答青年中医询问如何学好中医，在《江苏中医杂志》4卷5期发表"给有志于学习中医的青年同志的一封信"。

7月：去烟台参加全国中医学会热病学术交流会。

我的用药经验由朱步先、何绍奇等整理，连续在《上海中医药杂志》发表，受到读者欢迎。

10月5日：参加农工党省委会咨询服务队

（智力支边）赴云南红河哈尼族、彝族自治州作中医学术报告 8 次，诊治患者数百人，与该地区中医工作者缔结了深厚的友谊，促进了各民族的大团结。

1984 年

　　2 月 2 日：对江育仁同志草拟之振兴中医之提纲，提出补充意见。

　　为了新旧交替，3 月我退居二线，任技术顾问，张肖敏同志任院长。

　　与学会林光武、程聚生诸同仁共同筹建明代著名外科医学家陈实功先生的纪念碑于剑山之麓，揭碑仪式时，余宣读碑文。

　　近几年与日本东洋医学国际研究财团桑木崇秀会长及日本北海道中医学术研究会中尾断二会长通信联系，研讨中医学术，为进一步加强研修，增进友谊，得到市科协及卫生局的支持，乃于 3 月 22 日～26 日邀请日本 10 位汉方医学家来通访问，桑木、中尾二先生与我同作学术报告，相互交流，颇为融洽，为南通医药界与国外交流敞开大门。

　　4 月 26 日：黄火青同志在南京中山陵 5 号国宾馆召开小型座谈会，听取对中医药振兴之意见，我与江育仁、傅宗翰、徐景藩、周仲瑛等同志参加，老首长对中医药之继承发扬事十分关切，令人心感与振奋。

　　5 月 10 日：陈实功学术思想研讨会，今日在南通市举行，各省市代表踊跃参加，全国及省中医学会亦甚重视，我作陈公学术思想及著作内容介绍，会议期间代表们瞻谒了陈公的纪念碑。

5月27日：全国中医学术会议在芜湖召开，与胡熙明副司长及董建华、路志正、王为兰、吉良晨、谢海洲、徐景藩诸教授畅谈交流，十分愉快。

5月28日：去宣城地区医院会诊，下午作急重症经验介绍，强调开展急症研究之重要性，听众达300余人。

5月29日：在芜湖市中医学会作学术讲座。

7月应青海省中医学会之邀，前往讲学，长女胜华偕行。

9月应贵阳中医学院之邀，前去讲学。

10月在长沙参加中医内科学会学术交流会，为主席团成员之一。

11月6日：为南京中医学院主办的"《伤寒论》师资进修班"讲课。

11月26日：吴鞠通学术研讨会在淮阴举行，市党政领导均来参加开幕式，我代表省中医学会致开幕词，随后大会交流，分组讨论，内容丰富，是一次盛会，对开展急症工作起到推动作用。

1985年　　1月21日：在文峰饭店召开"益肾蠲痹丸临床验证协作会"，王局长主持，到会36个单位，讨论热烈，一致同意，达成协议。此事除各方面支持外，琬华为此奔走联系，颇为辛苦，办事不易也。

1月30日：全国中华中医学会第二届代表

大会在北京开幕，黄火青、钱学森等领导参加，崔月犁部长作工作报告，分组讨论，2月1日选举，我仍为理事，2月3日闭幕。

4月10日～17日：洛阳市卫生局举办"中医临床及发展信息讲习会"，邀请前往讲学。

4月：中国农工民主党中央委员会颁给"在实现四化、振兴中华的伟大事业中，成绩显著，特予表彰"的证书。

5月28日～31日：全国中医学会内科分会第三次痹证专题学术讨论会在北京召开，交流了经验，修订了科研协作方案。

6月：应湖南省九嶷山学院中医系之邀，与门人朱步先、朱建华同去讲学。

省脾胃病学习班在南通市举办，我作"脾胃学说的形成、发展与临床应用"之讲题。

秋季应安徽省中医学会之邀，与董建华、路志正、焦树德三教授前往合肥讲学。

8月5日：为江苏省中医急症学习班讲课。

日本东洋医学国际研究财团等三个团体邀余回访，可带一助手，乃推荐邵荣世讲师一同前往，于11月先后在东京、札幌两地讲学交流，参观有关病院，讲稿并印成《现代中医临床新选》一书，印2000册，一销而罄。

1986年　　　参与《中国医学百科全书》医史学撰稿。

4月9～12日：在杭州参加卫生部中医司召开之中医诊断、疗效标准论证会，制定部分病种之标准初稿。

6月7日：在温州市中医院作讲座。

6月10日：市振兴中医大会开幕，省市领导参加，我代表省、市中医学会表态，决心团结奋进，为振兴中医事业，多作贡献。

8月18日：去南京，参加"中医学术发展战略讨论会"，提出建议。

9月5日：偕琬华去北京，与中医研究院基础理论研究所谈益肾蠲痹丸科研协作事，顺利达成合作协议。

9月16日：参加省中医学会常委会，晚与江育仁、傅宗翰等同志建议成立省中医管理局提案，以加强中医药工作之管理与发展。

10月15日～19日：中医内科学会第二届年会在成都举行，交流学术，换届选举，余仍为委员，与诸位老友新交畅叙，甚感快慰。

11月25日：南通市中医学会年会，进行学术交流，并邀上海王翘楚、朱南荪、陆鸿元等专家（均南通籍）作学术报告，甚为精采，受到一致好评。

12月9日～16日：应广西中医学院之邀，前往讲学，次男又春偕行。

12月经卫生部同意，组织编写的《中国当代医学家荟萃》一书，江苏省卫生厅共推荐10名专家入选，我为其中之一。

1987年　　1月受卫生厅科技处之委托，对1987年卫生重点医学科技项目进行评审。

《中国医学百科全书》方剂学编委会聘为委

员，参与审稿，并与张肖敏同志合写部分稿件。

"顽痹（类风湿性关节炎）从肾论治的研究"课题（与中国中医研究院基础理论研究所合作）邀请路志正、焦树德等专家在南通进行评审鉴定，上报后，获省科技进步4等奖，市科技进步2等奖。

6月参加中国中医研究院基础理论研究所吕爱平硕士论文答辩会，余为副主任委员。

12月中央卫生部授予"全国卫生文明建设先进工作者"称号。

12月国务院批准为"杰出高级专家"，暂缓退休，继续从事中医研究和著述工作。获此殊荣，深感党恩。

1988年　　　3月15日：去镇江市参加省卫生系统高级职称评审工作。

4月5日：去南京省卫生厅评审科研成果。

4月20日：偕琬华去昆明参加中国中西医结合研究会风湿病学术交流会，在大会宣读论文。

"益肾蠲痹丸治疗顽痹（类风湿性关节炎）临床与实验的研究"成果鉴定会，由江苏省中医管理局组织，于11月20日在南通举行，由余及朱琬华、齐鸣、王乃琪、王安民、吕爱平等汇报临床观察、实验研究等有关材料，经王绵之主任委员、陈廉副主任委员及王德修、周仲瑛、徐景藩、李济仁、陈之才、袁正刚等委员组成的鉴定会的评议，认为本课题设计周密，方法合理，数据可靠，科学性强，居国内先进水平，一致同意通过技术鉴定，建议申报部级成果。

5月16日～19日：举办"科研方法、思路学习班"，邀请王翘楚、张慰丰二位教授主讲，我作"如何写医学论文"讲题，学员一致认为收获较大。

5月24日～26日：国家中医药管理局在扬州召开"中医诊断、疗效标准试行方案论证会"，应邀前去参加，张洪贵副局长主持会议，分组讨论修订，基本完成。

6月15日：市中医学会年会在如皋召开，进行学术交流，并改选理事会，我为名誉理事长，张肖敏任理事长。

6月26日～30日：应江西中医学院之邀，为"高级医师提高班"讲课，并为老友张海峰教授之研究生徐云生主持论文答辩会。

10月：《虫类药的应用》一书，第2次印刷4600册，以应读者之需。

11月30日：朱建平、朱琬华、朱建华与南京中医学院计算机研究中心协作编制"朱良春痹证诊疗系统"软件，获省科技进步奖。

11月24日～12月1日：应邀去广州为"中医药新进展研修班"讲课审稿，随后又去深圳、珠海讲课、会诊。

1989年　　　益肾蠲痹丸于8月由卫生部新药评审委员会评审通过，颁给新药证书。随后转让给清江制药厂及华南制药厂生产供应。

　　10月全国痹证、脾胃病专业委员会成立暨第5次学术研讨会于庐山召开,我为领导成员之一,琬华为委员。

　　由门人及子女共同整理的《朱良春用药经验》一书,11月由上海中医学院出版社印行,受到同仁们欢迎。1990年第2次印刷,1991年第3次印刷,以应需求。

1990年

　　"益肾蠲痹丸治疗顽痹的临床与实验研究"(与中国中医研院基础理论研究所合作)获国家中医药管理局科技进步3等奖。

　　3月29日:与裘沛然、王柏耐、颜德馨、凌耀星等教授应金山县王文济主任之邀,参加《金山医学精粹》鉴定会,讨论热烈,一致肯定其继承整理之功绩,并提出进一步修订之意见,建议上报成果奖。

　　4月4日:早年门人陈九皋院长,由台湾回乡探亲,统战部、党派、学会联合召开座谈会欢迎,交谈颇为融洽,他建议可搞"科学中药"以方便使用,考虑合作进行。

　　7月5日~9日:在召开的"全国中医药科技工作会议"上荣誉表彰一批成绩突出的著名中医药专家,省卫生厅对南通市推荐我与成云龙二人列入。

　　8月:江苏省中医学会、针灸学会、中西医结合研究会、农工党省委会联合开展为亚运会义诊集资活动,张华强为组长,管仲伟与我为副组长;后因我又应邀在北京亚运会义诊,省学会委托我代表江苏省向亚运会呈送集资款。此时，突接市委吴镕书记电话，要我立即回通，参与费孝通副委员长来通视察的接待工作，乃即返回。

9月12日：中国中医药文化博览会在北京举行，邀往义诊，国内外患者求诊者甚多，李铁映国务委员亲来慰问。

9月13日：参加李建生同志研制的"动物药鲜用论证会"，经过讨论，获得一致好评，我与谢海洲教授为指导者。

10月22日：为日本东洋医学国际研究财团创立25周年，邀往作特别演讲，女儿建平同行，在东京邂逅日本汉方大师矢数道明先生，互致问候，并互赠学术资料，合影留念。会后中尾断二会长邀往札幌作讲座，并会诊疑难病。同时西尾市友人寺部正雄会长又顺邀前往访问参观，并作保健讲座。

11月国家两部一局确定全国500名老中医带徒，搞好继承工作，我为其中之一，学术继承者为朱建华主治医师，时间为3年。

11月23日：为南京中医学院"中医养生康复师资班"讲"气虚血瘀乃衰老之主要原因"，强调气行血活，平衡和调，可以延缓衰老，健康长寿。

1991年　　近几年应各地邀请，先后去贵阳、西宁、昆明、个旧、蒙自、长春、北京、上海、成都、江油、温州、乐清、宁波、深圳、珠海、广州、桂林、南宁、厦门、洛阳、长沙、南昌、合肥、屯溪等地讲学，与各地同人交流，教学相长，得益不少。

7月1日：国务院颁给政府特殊津贴证书，党的温暖与嘉勉，令人铭感。

9月在北京为"首届痹病学术提高班"讲课，并与风湿病专家张乃峥教授探讨中西药治疗之得失。

9月16日：在1991年抗洪救灾斗争中表现突出，被评为积极分子，市委、市政府颁给荣誉证书。

10月18日：与女儿琬华参加在北京召开的"首届国际传统医药大会"，"益肾蠲痹丸治疗类风关的临床与实验研究"论文在专题会宣读，受到好评。

12月30日：去上海中山医院看望姜春华学长，彼因长期糖尿病而引起肾衰，晤面时彼甚感欣慰，但病势已深，恐难逆转，深感黯然，慰勉而别。

1992年　　4月：应厦门国际中医培训中心之邀，为"国际中医痹证讲习班"讲课，女儿建华、琬华参与讲课。

门人及子女为更好地继承整理老中医经验，加强协作交流，倡议创立"良春中医药临床研究所"，得到国内外专家、学者的支持，经市卫生局批准，于11月29日成立，市领导及各界人士200余人参加成立大会，给予祝贺。琬华辞去公职，任所长，负责具体工作。

1993 年　　　　3 月 10 日～11 日：省中医管理局聘为科学技术委员会委员，并参加 1993—1994 年度省中医药科研项目评审会，在江浦举行。

10 月：江苏省人民政府授予中医药系统先进工作者称号。

11 月 25 日：在镇江举行乡先贤蒋宝素先生学术思想研讨会，并撰写碑文，立碑于镇江市中医院内，以作永久纪念。立碑之事，朱庚成院长设计造像，书法家李宗海先生写碑，沙一鸥主任、任南新院长具体落实，功不可没也。

12 月 4 日：举行研究所成立一周年纪念会，市领导及医卫界同道出席者达 200 余人，日本寺部经司社长特专程前来祝贺，并赠送医疗仪器，沈鹏千副书记颁给感谢状。

1994 年　　　　"益肾蠲痹丸治疗类风关的临床和实验研究"于 4 月获世界传统医学大会（美国）优秀成果大赛"生命力杯"二等奖。

6 月 15 日：日本寺部株式会社新屋竣工，举行庆典，正雄会长邀约参加仪式，我作为外宾代表致祝贺辞，女儿建华同行。次日为会社员工作防病保健之讲座。

对《虫类药的应用》作了修订和补充，由山西科技出版社于 7 月印行。

9 月 19 日：应厦门国际中医培训交流中心之邀，前去讲学、应诊，蒋熙医师偕行，协助工作。

11 月 14 日：南京中医学院聘任为兼职教授。

1995 年　　　　研究所为扩大设施，除自筹款外，并向银行贷款于 3 月下旬购置环西路华威园 6 号楼 400 多平方米为新所，经装潢后于 10 月 22 日迁入，扩展了工作环境，方便了患者就诊，使研究所上了一个新台阶。

应日本西尾市企业法人会及寺部正雄先生之邀，偕长子晓春于 3 月 26 日~4 月 5 日前往西尾市，为企业法人会作保健讲座，并去市立医院参观交流，据介绍该院使用汉方成药竟占全部使用药的 50%，可见日本医疗机构对汉方医药的重视与应用，值得我们参考。

7 月 17 日：接到省中医管理局公函：为加快我省中医药科技进步，决定年内召开全省中医科技工作会议，希望提出建议或意见，当即根据一己之见，写了建议，以供参考。

8 月：寺部正雄先生获知我所贷款购房，彼即热情赞助，以减少贷款利息之负担，深厚友情，令人心感。

11 月 14 日：中国中医风湿病学会成立暨第 7 届全国风湿病学术交流会在无锡召开，余为领导组成员之一，与路志正、焦树德二老在开幕式致词，祝贺学会成立，将使中医风湿病的研究、协作、交流向前迈进一大步。

1996 年　　　　1 月 17 日：与长女胜华应日本寺部株式会社之邀，启程去西尾市看望寺部正雄先生，并为之诊病。22 日：日本朱子学研究专家冈岛良平先生（88 岁高龄）来访，畅谈朱熹公学术思想，彼对文公博览群书、广注典籍、集理学之大成，十分敬佩赞仰。23日告别回国。

近数月一直在整理文稿，拟选历年所写医学论文50篇，汇为《医学微言》一书，作为从医60年之纪念。3月9日将全稿寄北京人民卫生出版社印行。

4月中旬：应厦门国际中医培训中心之邀，次男又春一同前往讲课，学员近40人，学习情绪颇浓。

5月19日：省第3届中国风湿病学术交流会在苏州召开，我受省中医学会之委托，代表省学会致词，并与同仁座谈交流。

6月22日：接到中国中医药研究促进会聘书，继续聘为常务理事。

9月12日：接到《医学微言》样稿，校对后寄出。

拙文"中医药的现状与前景"一稿，发表于《江苏中医杂志》9月号，引起诸多同仁共鸣。

10月22日～25日：首届国际中医风湿病会议在北京召开，我为主席团成员之一，并作特别演讲。会议决定成立"国际中医风湿病学会"，琬华为委员，我为顾问。

我与缪正来同志主编之《新编汤头歌诀》于10月由科学技术文献出版社印行。

12月4日：去东台市参加省第八届医史学术交流会，并作专题发言。

1997年　　南通市专家协会聘选为理事。

　　中国中医药学会内科学会4月份在成都举行第6次学术年会，并进行改选，余继续被选为委员。

　　4月16日～30日：在厦门国际中医培训中心，与上海王翘楚教授及吴坚讲师为"中医内科疑难病提高班"讲课，学员达50余人，海外学员占50%，学习认真，达到预期效果。

　　5月：香港阮爱莲医师来通进修。

　　5月15日：《亚洲医药杂志》聘为编委（香港）。

　　7月19日：新加坡丁珊瑚医师来通作短期进修。

　　8月24日～26日：去北京出席全国中医药学会第3届会员代表大会。

　　9月：中国中医研究院基础理论研究所聘为技术顾问。

　　9月3日：由南通市政协、市委统战部、市卫生局联合主办"祝贺朱良春先生从医60周年座谈会"于天南大酒店会议厅举行，中央、省、市领导及专家题词，国家中医药管理局、省、市领导及医界同人、好友200余人前来祝贺。《医学微言》在此首发，市委常委施景钤秘书长、国家中医药管理局诸国本副局长、省人大常委会唐念慈副主任、南京中医药大学项平校长、中国中医研究院基础理论研究所孟庆云所长、北京广安门医院谢海洲教授等致词祝贺，程亚民市长颁给奖励证书；我将积蓄之5万元献给南京中医药大学，作为奖学基金，以奖励品学兼优之学生，聊表心意。

9月9日：全国政协医卫组王绵之副组长、于生龙副局长、刘弼臣教授等来通视察中医药建设情况，省政协通知参与陪同，对我市中医工作，是一次促进和鞭策。

10月22日：为纪念"国际传统医药日"，研究所邀请6位专家义诊一天，前来就诊患者颇多。

11月25日：去无锡市参加"97国际中医药文化博览会"，论文在大会交流，旧雨新交，畅谈甚欢。

11月21日：市文联、农工党联合举行"徐立孙先生百岁诞辰纪念会"，我作诗两首，缅怀这位对教育、音乐、医学和统战工作作出卓越贡献的长者。

11月：南通市老年康复协会继续聘为顾问。

1998年

1月20日：我的经验方"双降散"（降脂、降粘）由南通医学院附院中医科朱建华主任为课题负责人，组织有关人员进行实验研究、临床观察，今日在南京举行鉴定会，周仲瑛教授主持，经过评审，顺利通过。

3月28日：去厦门国际中医培训中心为"辨证论治专题学习班"讲课，同时邀请缪正来、何绍奇二位教授参加。

5月27日：应中国癌症基金会鲜药研究中心之邀，前往北京参加鲜动物药应用研讨会，并作专题发言。

6月10日：日本奈良县ロ一マソ医师偕夫人、女儿来访，研修虫类药应用的有关问题，一一给予讲解，彼感到收获较大，以后还要前来请教。

6月30日：为单书健主任编著之《古今名医临证金鉴》大型丛书写序言。

7月7日：《朱良春用药经验集》（增订本）由湖南科技出版社印行。

7月8日：接到新加坡陈美娥医务所寄来邀请函，邀约前去访问、讲学，即向市卫生局汇报，同意前往，并嘱医院协助办理签证手续。

9月14日：接到上海市中西医结合医院公函：上海市卫生局杏林工程"希望之星"学员，拟派冯蓓蕾医师前来跟随实习半年，经与院方洽谈，同意接收。

10月14日：福建省福清市郑承雄医师前来进修。

10月18日：上海市中西医结合医院派车来接，19日下午举行冯蓓蕾、陈丽芬二位医师分别拜我及王翘楚教授为师之仪式，卫生局及医院领导致词，并颁给聘书；随后我与王老作学术讲座，受到欢迎。

10月20日：应王翘楚教授之邀，参加"失眠症医疗协作中心交流会"，我与张镜人、颜德馨、王翘楚诸公作专题发言，与会同仁，讨论热烈。

11月6日：南通制药厂举行"蛇医季德胜同志百岁诞辰纪念"，我作简要发言以缅怀之。

11月8日：日本口一マ医师再次前来研修虫类药应用的有关问题，我详为作答，他感到又有新的收获。

11月13日：季德胜蛇药应用研究会在长城饭店召开，北京傅世垣、孟庆云、张苣峡，南京孟奇等专家来通参加会议，研讨蛇药扩大应用范围，各地交流资料反映，扩治之病种达20多种，值得进一步探讨总结。

11月24日：新加坡返签之证件寄来，即去外办联系，发给出境证，订购机票。

11月30日：晨与蒋熙医师由通去沪，下午3时40分起飞，8时15分抵达新加坡，萧和平夫妇、赵景富夫妇、丁珊瑚、苏炳亮医师等来接。

12月1日：与陈美娥、赵景富医师，研究活动日程，拟每周会诊2次，小型讲座1次，大型讲座待与新加坡中医师公会、中医学院联系后再定。

12月3日：陈美娥医师陪同拜候中医师公会梁世海会长，谈甚融洽，赠给拙作，彼亦回赠资料。

12月4日：会诊由陈美娥医师安排，多为疑难杂症。小型讲座由赵景富医师组织，以讲药对及小品方为主，切合实用，颇受欢迎。

12月12日：著名记者洪才翔主任来访，畅谈中医药的特色，次日《联合晚报》以"中国国家级中医朱良春教授专访"为题，大篇幅报道。由于谈到糖尿病的食疗内容，引起患者的极大兴趣，报社电话不绝，随后作了补充解答。

12月18日：萧和平夫妇建议去马来西亚一游，即去办理签证，由李爱国医师陪同前往，拜访了马来西亚中医学院饶、黄二位院长，畅谈交流，互赠资料。随后又与吉隆坡中医学院李国良院长等叙谈，并陪同游览皇宫、双塔、云顶等名胜之后而返。

12月26日：受社会人士之邀，书法家邱少华会长、赵景富、陈美娥医师之积极组织，下午在金门会馆作"怎样防病、保健、延缓衰老"大型讲座，《新明日报》《联合早报》均作了报道，因此前来听讲者达400余人，极一时之盛。特别是泰国企业家包春龄夫妇因赵景富医师告知，也赶来听讲，并为录像。

12月27日：受新加坡中医师公会、中医学院邀请在公会大礼堂作"跨世纪中医的任务及展望"的报告，会员及师生踊跃参加，结束时洪两院长，颁给特大精美奖匾。

12月28日：顺利、愉快地结束了为期1月的访问交流，今日回国，赵景富夫妇、萧和平夫妇亲送至机场，互道珍重，依依惜别。

12月：被列为1998年《南通年鉴》新闻人物之一。

1999年　　　1月5日：中国中医研究院基础理论研究所

吕爱平博士来通，谈及对免疫缺损性疾病中之狼疮、类风关已立题研究，邀作顾问，提供经验方药。

1月11日：上海市中西医结合医院冯蓓蕾医师来通进修半年。

1月24日：今年11月是章次公先生逝世40周年，为缅怀其硕学盛德，拟搜集其遗著、医案，辑为《章次公医术经验集》，以继承其学术经验，弘扬中医事业。

2月9日：接到新加坡陈美娥医师来电，谓多数患者服药后都有好转，三位肾衰患者，原作血透每周2次以维持，服药1个月，复查肾功能，肌酐、尿素氮、尿酸均有明显下降，已早停血透，西医也建议他们继续服中药治疗。

2月27日：近日除门诊外，一直忙于整理《章集》之稿，已初见眉目，估计3月底可以完成。

3月10日：中医研究院文献研究所为编印《全国名老中医风采录》，派摄影师前来拍摄生活照。下午市卫生局召集市县中医院各有关代表，嘱作"新世纪中医的任务"讲座，以推动中医工作之发展。

3月12日：为《章次公医术经验集》出版事与湖南科技出版社张碧金总编联系，迅速得到答复，同意接受出版，并保证9月前见书，盛情令人心感。

3月15日：南通市档案馆开幕，我的资料

被列为名人档案，周福元书记授予奖励证书。

3月22日：惊悉陈敏章部长不幸病逝，哲人其萎，令人痛惜，即发唁电悼念。

3月26日：将《章集》全稿寄湖南科技出版社，封面由赵朴初先生题签。

4月20日：去南京中医药大学，参加奖学金颁奖大会，项平校长、左言富书记等参加，受奖者计7人，我并赠给著书各一套，以资鼓励。晚应学生部之邀，为高年级学生作讲座。

4月27日：参加"省中医条例"征求意见座谈会，省人大常委会医卫工作委员会负责人及卫生厅周珉厅长听取意见，我作简要发言。

4月28日：中国中医药科技出版社来约稿，写《经验辑要》，容考虑后再定。

5月15日：上海颜德馨教授偕夫人应邀来通畅叙，我与曹向平教授等参与接待，回忆半个多世纪之前的同窗情境，犹历历在目，但人已鬓发斑白，垂垂老矣。

5月31日：接国家中医药管理局医政司主办之"全国名老中医学术经验研究班"公函，邀约讲课，当即复信，同意前往。

6月15日：与琬华去北京，然后去香港参加第二届国际中医风湿病学术研讨会，以交流中医药治疗风湿病之经验，我为顾问，并作特别演讲，琬华为组委会委员，并作大会交流。

7月8日：接到颜德馨同志来函，邀约前去哈尔滨参加中医座谈会，商讨中医兴革事宜。

7月14日：接到《用药经验》再版样书。

7月19日：偕建华同去上海，与裘沛然、张镜人、颜德馨诸公一同乘东航去哈尔滨，市委方存忠秘书长等来接；邓铁涛、刘炳凡、任继学、周仲瑛、张琪诸教授已先抵达，老友重逢，畅叙甚快。

7月20日：在蓬莱酒店会议室座谈，出席者共12人，商谈中医如何振兴，走什么道路，定什么方向。发言踊跃，言多中肯。下午在省中医院举行义诊，求诊者甚多。晚餐后继续讨论。

7月21日：黑龙江省中医管理局邀约与会的老中医作学术研讨，与哈市同仁交流。

7月22日：参观黑龙江中医学院，占地400多亩，建筑面积达30多万平方米，是中医学院中面积最大者。标本室丰富多彩，生药圃品种较多，有利于直观教学。

8月18日：接到国家中医药管理局通知，邀往长春，为"全国老中医学术经验继承班"讲课，时间为9月8日。

9月6日：与建华一同去长春，与邓铁涛、任继学、颜德馨诸老畅叙。

9月7日：为长春中医学院附院医师作讲座。长春中医学院聘为客座教授。

9月8日：上午参观长春中医学院药物研究中心，王本祥博士接待介绍，甚有启发。下午为继承班讲课，学员多为副高以上职称、技术骨干，共200余人，秩序好，气氛浓，是一好现象，中医前途有望也。

9月27日：接到《章集》样稿，立即加紧校阅，一周后寄出。

10月6日：章师纪念座谈会决定在上海举行，致函颜德馨兄，请其与上海市中医学会联系，拟请该会代为安排会场，代发通知，以利进行。

10月21日：新加坡臧慧莉医师来通作短期进修。

10月22日：市卫生局召开国际传统医药日纪念座谈会，我作当前中医药工作的形势与存在问题的发言，提出建议。

11月1日：与琬华、蒋熙、吴坚一同去连云港参加省风湿病学术交流会。

11月2日：上午交流会开幕，张华强会长赶来参加，我作专题讲座，随后大会交流，专业队组比较薄弱，需加强充实与提高。

11月8日：与琬华、又春去上海，明日参加章师逝世40周年纪念座谈会。

11月9日：下午2时在明东大酒店会议厅举行"章次公先生逝世40周年纪念座谈会"，章师生前友好及学生共70余人参加，施杞会长主持，首由我介绍章师生平，然后上海市中医界代表人士裘沛然、颜德馨、沈自尹、童瑶等专家以及原上海市委组织部周克部长讲话，市委统战部、民政局、卫生局、上海和南京中医药大学等单位均派代表参加，家乡镇江市卫生局委派代表前来，国家中医药管理局、北京谢海洲、英国朱步先等发来纪念函电，各单位赠送花篮甚多，齐集一堂，共同缅怀一代宗师章公的硕学盛德，一致表示要进一步继承其学术经验，为振兴中医药事业，做更多的工作。最后其长子章鸿慈教授代表家属致谢词，同时将《章次公学术经验集》举行首发式，分赠与会同志。

11月19日：福建省建阳市第二医院叶义远医师前来进修。

11月28日：安徽芜湖中医学校马璇卿医师前来进修。

12月23日：应市红十字会之邀，前去义诊半日。

12月29日：完成"经验药对及小品方"一文，约3万余字。

2000年

1月2日：中午约请老同学颜德馨夫妇、赵容海、李树仁、姚守诚诸同窗，畅叙60年前情境，犹历历在目，十分愉快。下午即行返回。

1月3日：接到中国中医药出版社函，谓经有关部门研究推荐入编《中国百年百名中医临床家丛书》，要求组织编写，早日完稿。我因去年已接中国中医科技出版社《经验专辑》之稿约，精力有限，难以应命，故即复函缓谢之。

1月5日：收到长沙刘炳凡同志新著《黄帝内经临证指要》，阐述精深，内容宏富，九十高龄，仍笔耕不止，令人敬佩，当即以《章次公医术经验集》回赠之。

1月12日：为刘炳凡同志从医70年纪念题词，调寄诉衷情以祝之。"精研经典谱新章，奋笔阐岐黄。七旬攻关克难，业绩自辉煌。活字典，脾胃王，拯膏肓。思维敏捷，老而弥坚，期颐在望。"

1月29日：接到中国中医药出版社芮立新编辑来信："如果《中国百年百名中医临床家丛书》没有朱老的名字，那将是一种很大的遗憾。所以由衷地希望您能接受我们的约稿。"如此企盼，只有接受了。

2月3日：接到《用药经验》第3次印刷之样书，封面色彩改得太深沉了，令人看了不舒服。

2月24日：幼女建平为提高业务水平，做好继承工作，辞去公职来研究所工作，琬华将添一得力助手。

3月1日：今日南通市为庆祝"江苏省发展中医条例"颁布，举行义诊，研究所乃写大幅标语，以示祝贺。

3月6日：上海市卫生局委托市中医文献馆主办"高层次人才学术讲习班"，张云鹏主任来电话邀约5月份前去讲课，乐意接受。

3月8日：新疆石河子中级法院程继德庭长，公余之暇，对中医很感兴趣，已自学多年，此次专程前来拜师请益，畅谈甚快，难得之有心人也。

3月10日：近日除上专诊，给各地友人、

患者复信外，集中精力，为上海讲习班写稿。

4月7日：农工党上海市委会李根渊、郭玉玲二位副主委、朱冰玲秘书长来所交流，并商谈合作事，市卫生局柯观副局长参加。

4月11日：接到中国癌症基金会鲜药研究委员会聘书，聘为主任委员，共同积极为鲜动物药应用开发做一点工作。

4月19日：与市政协医卫组一同去启东调研农村卫生工作，经过2天听、看、问，印象不错，农民受益也。

4月29日：谢海洲同志从医60年纪念，发贺电致意。

4月30日：接到"21世纪中医网络教育中心"公函，聘为第一批指导老师，该中心由国家中医药管理局牵头组织，北京中医药大学等单位领导、专家参加，为广泛培育中医人才而努力。

5月11日：接黄煌教授来函，建议筹办章次公先生学术研讨会，彼认为"章先生的学术思想，具有求实创新的科学之光，他代表了一个中医新时代的开始。我们今天不仅不能忘记他，更重要的是发扬他的这种科学精神，尤其是当前中医界充满着浮夸的不良学风之际，提倡章次公先生的学术思想，更有现实意义"。容与医史学会商酌进行。

5月14日：我的经验方"痛风冲剂"与中国中医研究院基础理论研究所及安徽神鹿制药集团联合开发签约仪式，今日在研究所举行，吕爱平所长、杨红旗副总经理及琬华共同签署，市科委厉永茂主任，市卫生局缪宝迎副局长、医药局季荣生局长等参加；适门人朱步先夫妇回国探亲，前来访候，亦一同参加，但愿早日进行二期临床，申报新药，为痛风患者带来福音。

5月15日：与琬华一同至沪，张云鹏教授来接，明日讲课。

5月16日：上午为培养中医高层次人才学术专题研究班讲"虫类药在内科疾病中的应用经验举隅"，张云鹏主任主持。

5月17日：因发音不扬历时已久，上午利用时间去五官科医院作电子喉镜检查，诊为声带肥厚，嘱雾化吸入，并禁声休息为是。下午应岳阳中西结合医院之邀讲课，严隽陶院长主持，希望谈如何开展中医学术研究，如何中西医结合，即席发言，限于时间，谈得不够全面，讲毕胡军副院长陪同进餐，当晚返回。

5月23日：接到《用药经验》第4次印刷样书。

5月28日：颜德馨教授来函：国家中医药管理局委托同济大学医学院附属铁路医院举办"心脑血管疾病诊治学习班"，邀作讲课，时间为10月份。

6月9日：为接受中国中医药出版社之约稿，近日一直抓紧时间集中资料，初步整理，编排目录，然后寄给何绍奇同志，由彼统一整理。

6月29日：下午与邵院长一同去南京参加

省内科学会改选及学术交流，与老友欢聚，叙谈甚畅。

7月6日：马璇卿医师学习结束，在进修期间，勤奋学习，虚心求知，并积极整理资料，撰写心得体会，可造之才也。

7月15日：获悉建华申报正高，蒋熙、又春、淑范申报副高，已获评审通过。

7月20日：家乡丹徒县卫生局编写《丹徒县卫生志》，函索材料，当即寄去。

7月30日：刘炳凡同志病逝，中医界又失去一位德高望重的长者，令人悲恸。

8月19日：张云鹏主任来电话："9月下旬有4位学员来跟随临床一周。"

8月26日：解放军大连高等医学专科学校附院袁洪亮主任陪夫人前来求诊，并拜师请益。

8月28日：绍奇同志对稿件进行梳理，已基本完成。年谱因过去资料散失，回忆追记，疏漏甚多，殊难完整。

8月30日：为帮助一名考取南京中医药大学的学生袁美娟，因父亲患癌症，母亲下岗，家境困窘，无力入学，向社会呼吁求助，即着琬华联系，给予7000元入学费，聊以支助。

9月2日：南通市红十字会邀为会诊服务中心特约中医专家。

9月24日：上海市中医人才高级研究班学员沈小珩、余小萍、苏励、吴敏四位正、副主任医师来随诊一周，上午带教，下午讲课答疑。

9月27日：由史载祥同志介绍，英国蒋熙德博士（V.G.Scheid）来访，他对孟河学派进行研究数年，已搜集不少资料，我为其提供马培之后裔情况，并赠给资料，拟明年再来叙谈。

10月5日：新加坡亲友邀往度假旅游，与蒋熙、琬华、蒋恬同去，下午3时50分起飞，历时近5小时始行抵达，萧和平夫妇、赵景富夫妇、臧慧莉医师等来接，情谊令人心感。

10月6日：新加坡最近流行"手足口病"，多侵犯幼儿，已死数人，陈美娥硕士询问中医治法，根据症情，是疫毒夹湿热为患，当解疫毒，化湿热，或可收效。

10月12日：为《新加坡中医杂志》题词，杜雪美主编索稿，容后处理。

10月13日：赵景富医师陪同去宇暄中医院及东海岸康复医院参观，陈镜洲博士及董金华董事经理接待畅谈，颇有启发。晚丁珊瑚夫妇又设宴招待于高尔夫俱乐部。

10月15日："新加坡－南京中医药学术研讨会"在卫生部会议大厅举行，邀为贵宾参加，与总理公署暨卫生部政务次长曾士生先生畅谈中医工作，他希望坡、中两国多交流、勤协作。

10月18日：晨8时出发，萧和平夫妇及丁珊瑚医师亲送至机场，依依惜别。晚八时抵家，一路平顺，是一次轻松愉快的度假旅游。

10月23日：上海同济大学医学院附属铁路医院受国家中医药管理局继续医学教育委员会委

托，举办"心脑血管疾病诊治学习班"，我受邀约讲课，今日下午与琬华同去上海。颜德馨教授晚宴接待，邓铁涛教授亦已前来，欢聚畅叙。

10月24日：上午学习班行开学式，颜德馨教授致辞，邓铁涛教授讲课。当晚上海市中医学会以施杞会长为首的各学科带头人、专家教授，设宴招待邓老及我，欢聚一堂，畅谈中医事业大好形势，气氛热烈融洽。

10月25日：上午讲"参用虫类药治疗心脑血管病的经验"，下午返回。

10月28日：广东省中医院举办"全国名老中医临床经验高级讲习班"，今日应邀前往讲课，琬华偕行。

10月29日：上午举行开幕式，佘靖副部长、李兰芳副省长等到会祝贺，勉励学员认真学习，勤于实践，做好继承发扬工作。并举行省中医院主编的《中医专科专病丛书》首发式，还聘请参与讲课的10位专家为广州中医药大学第二临床医学院的客座教授。

10月30日：上午讲"虫类药治疗疑难杂证的经验体会"，晚召开小型座谈会，讨论中医教改问题，拟上书中央提出建议。

11月1日：去省中医院内4区肿瘤病区会诊，临床带教学员。

11月3日：广东省中医院以吕玉波院长为首的领导班子，团结协作，勤奋治院，严于律己，成绩显著，令人钦佩，诚中医界之楷模也。

今日下午返回南通。

11月10日：接到上海中医药大学匡调元教授来信，对《上海中医药杂志》10期发表之拙作，表示赞同，他说："目前中医后生似已离中医越来越远，再不指点迷津，后果令人不安！作为中医界的老前辈，您讲话是能起作用的。"情意殷殷，令人感动。并寄来新作，很有见地，一片丹心系岐黄。

11月24日：为参加"第二届巴黎国际中医学术研讨会"，今与琬华同去北京，以便明日集中去法国。

11月25日～26日：研讨会在法国议院"玫迪西斯"礼堂举行，与会者达200余人，国家中医药管理局原副局长于生龙、法国针灸学会会长吉尔·安德列司为大会主席，我为主席团成员之一，并被邀作简短致词。随后中法两国专家作学术报告，我与琬华亦在大会发言。以风湿病、消化系统病及艾滋病为主，突出非药物疗法，颇多精辟之论。会议期间中国驻法国大使馆科技参赞亦来看望中国代表，甚感温暖。会议时间虽短，但中法两国医务人员频繁接触，交流经验，建立了深厚的友情与合作关系。

作者赘言

中国中医药出版社组织编写具有历史意义的《中国百年百名中医临床家丛书》，这是继承整理近百年来中医临床经验的巨著和善举，值得赞颂。承该社芮编辑专函约稿，谓系有关领导部门推荐，本应慨然允诺，奈已接受《经验辑要》之约，内容近似，难以从命，即复函婉却之。嗣后芮编辑又来信："像您这样有成就的医家，在《中国百年百名中医临床家丛书》中没有朱老的名字，那将是一种很大的遗憾，所以我由衷地希望您能接受我们的稿约。"辞意殷殷，令人感动。因为要求完稿的时间比较紧迫，只有将《经验辑要》之约协商推迟，着手整理此稿。

中医之生命在于学术，学术之根源本于临床，而临床水平之检测在于疗效，所以临床疗效是迄今为止一切医学的核心问题，也是中医学强大生命力之所在。本丛书出版之重要意义，也正在此。乃集中精力，匆促完稿以应命。谬误之处，还希同仁指正是幸。

在搜集资料整理中，门人及子女何绍奇、朱步先、朱胜华、朱建华、蒋熙、朱琬华、朱又春、陈淑范、朱建平以及再门人马璇卿等，均积极参与，绍奇君全面梳理编排，致力尤多，书此誌念。

八四叟朱良春于南通市师耆斋

时在庚辰冬月